THE RETINOSCOPY BOOK

검영법 실무

An Introductory Manual
for Eye Care Professionals

Fifth Edition

도서출판 대학서림

THE RETINOSCOPY BOOK

An Introductory Manual for Eye Care Professionals

Fifth Edition

John M. Corboy, MD
Former Associate Clinical Professor of Surgery (Ophthalmology)
Jhon A. Burns School of Medicine
University of Hawaii
Honolulu, Hawaii

Former Faculty Joint Commission on Allied Health
Personal in Ophthalmology

With:
David Norath, COT
Ron Stone, CRA
Richard Reffner, COT

SLACK
INCORPORATION

An innovated information, and management company
6900 Grove Road·Thorofare, NJ 08086

www.Healio.com/books

ISBN: 978-1-55642-623-0

Medical Illustration by: Susie Young Anderson
Visually Speaking
3746 Pukalani Place
Honolulu, Hawaii 96816

Corboy, John M.
The Retinoscopy Book : an introductory manual for eye care professionals / John Coboy, with David Norath ... [et al.].-- 5th ed.
p ; cm.
Includes bibliographical reference and index.
ISBN 1-55642-623-2 (pbk. : alk. paper)
1. Retinoscopy--Handbooks, manuals, etc.
[DNLM: 1. Refractive Error--diagnosis. 2.
Optometry—instrumentation. 3. Optometry—methods. 4. Refraction.
Ocular. WW 300 C792r 2003] I. Title.
RE928.C672 2003
617.7'55--dc21
2003002379

Printed in the United States of America.
Published by: SLACK Incorporated6900 Grove RoadThorofare, NJ 08086 USAFax: 856-853-5991www.slackbooks.com

Last digit is print number: 10 9 8 7 6 5 4 3 2

바치는 글

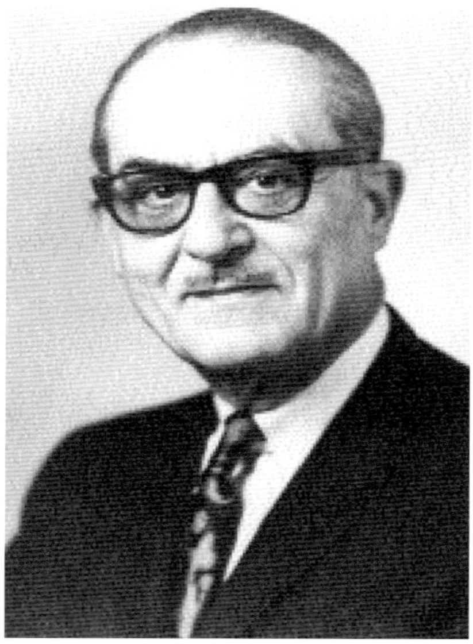

선조명 검영법의 아버지이며,
검영기의 개발자이고,
일생을 검영법 교육에 헌신한,
Jack C. Copeland를 기억하며,
이 책을 바친다.

5판 머리말

이 책이 처음 출판된 이후 24년 동안 안과 전문의, 안과 수련의 및 옵토메트리스트를 위한 교육도구로써 지속적으로 성공하게 되어 매우 기뻤다.

자동굴절계의 발전이 있었지만, 임상에서 이러한 기술의 숙달을 대체할 수 있는 것은 없었다. 우리는 다른 무엇보다도 "검영법"을 계속 소중하게 여기며 적절하게 보완해 왔다.

굴절수술의 인기로 인해, 수술 후 때때로 나타나는 특이한 반사를 평가할 필요성이 있었다. CRA의 수석 기술자인 Ron Stone은 이 기술을 보여주는 새로운 장과 장비 유지보수에 필요한 단원을 제공했다.

최근 몇 년 동안 마이너스 원주렌즈를 사용하는 굴절검사를 수행하는 빈도가 점차 증가했지만 그 이유는 알 수 없다. COT인 Dave J. Norath는 이 판에서 마이너스 원주렌즈를 이용하는 기술을 추가했다. Dave는 오목거울 검영법에 대한 유용한 장을 추가했다.

우리는 검사의자의 머리받침대에 모형안을 장착하는 방법에 대한 유용성에 깊은 인상을 받았으며, 이로부터 포롭터에 내장된 렌즈를 사용하여 검영법을 실습할 수 있도록 이 책에 소개하였다. 이를 통해 별도의 시험렌즈를 사용할 필요가 없으며 처음부터 검사자에게 보다 "실제적인" 임상경험을 제공한다. Rich Reffner(COT; chief ophthalmic technician)는 이에 대한 방법을 보여주는 섹션을 친절하게 작성했고 설명했다.

검영기 시장은 지난 판 이후로 많이 바뀌었다. 개량된 사진 및 가격을 제공한 제조사에 감사드린다.

수년 동안 검영법 및 굴절검사 과정을 지원한 Fran Schoen 및 Joint Commission on Allied Health Personnel in Ophthalmology 직원들과 이 신판을 권유한 출판사 SLACK Incorporated에게 감사의 말씀을 전한다.

마지막으로 수십 년 동안 이 책에 대한 즐거움과 만족감을 표현한 수백 명의 검영법 수강생들에게 감사의 뜻을 표한다. 글을 쓰는 과정은 훌륭한 스승이다. 책이 완성될 때까지 처음에 알고 있던 것보다 훨씬 더 많은 것을 배웠다. 이 새로운 개정판이 더 가치가 있음이 입증되기 바란다.

매우 감사하다 (Mahalo nui loa).

John M. Corboy, MD
Kaunakakai, Molokai
2003

초판 머리말

현대 안과의가 매일 사용하는 어떠한 기술도 검영법만큼 주목받지 못했다. 굴절검사 및 광학교재는 검영법에 대해 거의 언급하지 않으며 많은 초보자는 처음에 검영기와 함께 제공되는 지침에 의존한다. 학생들 대부분은 일정의 입문과정을 듣고, 몇 달 혹은 몇 년의 시행착오를 겪은 후 측정에 대한 자신감과 기술을 발전시킨다.

과정의 질은 현저하게 다른데, 굴절검사를 가르치는 선생님이 충분하지 않고 (검영법은 훨씬 더 적은 편이다), 충분히 이용가능하며, 흥미롭고, 기본사항을 명확하게 제시할 수 없기 때문이다. 숙련된 검영법 기술자에게 비교적 이해하기 쉬운 일부 설명서는 때때로 초보자에게는 거의 이해할 수 없는 것처럼 보인다.

여기서 내 의도는 적은 분량으로 검영법에 대한 포괄적인 소개를 포함하고, 모형안과 시범사례만으로 독학하는 학생조차도 스스로 길을 찾을 수 있도록 하는 것이다. 이 책은 탁월한 강사를 대신할 수 없지만, 강사가 없는 사람에게는 도움이 될 것이다.

검영법에 대한 내 첫인상은 Washington 대학의 안과수련의 과정에 있었을 때, 스승이었던 Jack Copeland의 짧은 검영법 과정을 수강했던 1966년부터 시작되었다. 그는 복잡한 모든 것을 알고 있었으나 우리 중 대부분은 기본사항을 거의 이해하지 못했다.

결과적으로, 나는 McMillan 도서관에서 밤늦게까지 공부하며 스스로 검영법을 익히기 시작했다. 그곳에서, 나는 모형안과 함께 동행과 역행으로 표시된 반사광선을 나타내는 원뿔형 모식도를 그리기 시작했다.

나중에 검영법을 가르쳐달라고 요청받았을 때, 내 자신의 실력향상을 위해 발전시킨 방법으로 강의계획서를 작성하여, 학생들이 내가 겪은 첫 번째 좌절에서 벗어날 수 있도록 했다.

나는 검영기가 안과에서 가장 유용한 도구로 세극등에 이어 두 번째라고 확신한다. 자동굴절검사의 이론적인 보증에도 불구하고, 검영법에서 기술의 숙달은 인내심이 필수적이다.

버전스 공식 및 기타 친숙하지 않은 광학적 원리에 크게 의존하는 설명은 일반적으로 초보 검영법 사용자에게 권장하지 않는다. "만약 '동행'이 있으면 플러스렌즈를 가입하고..."와 같은 친숙한 요리책 같은 접근방식도 많은 의문에 대한 답을 주지 못하며, 이해의 틀을 구축하지 못한다.

내 방법은 초보자를 혼란스럽게 만드는 계산 및 광선 그림은 피하면서, 우리가 보고 수행해야하는 이유를 그림으로 제시하고자 시도한 것이다. 이후 공식을 도출할 시간은 충분하겠지만, 내 과정에서는 12번째 시간까지 피검사자의 굴절검사를 수행해야 한다.

확실히, 단일방정식이나 Snell 법칙에 대한 인식 없이 광학적 원리를 가르치기란 쉽지 않다; 이러한 단순한 접근법은 순수학자나 경험자들에게는 비판을 받을 수 있는 잘못된 방법일 수 있으나 의도한 것과 같이 초보자에게는 지속적인 도움을 제공할 수 있을 것이다.

검영법을 시작하는 사람들이 다양한 준비상태에 이르렀을지 몰라도 나는 대부분의 광학적 지식에는 제한적이라고 가정하는 편이 좋다고 생각한다. 교실에서 선생님은 학생의 수준에 맞추어 발표를 조정한다; 이 책에서 나는 가장 수준이 낮은 학생들을 가르칠 의무가 있기 때문에 설명과 정의를 상세하게 기술하였다. 좀더 쉽게 이해할 수 있는 독자에게는 약간 지루한 반복이 요구될 수 있다.

많은 변형이 존재하는 검영법 기술에서 나는 내가 가장 잘 알고 있는 것과 일반적으로 받아들여지는 주로 플러스 원주렌즈를 이용한 선조명 검영법에 충실했다. 나는 독자들이 여기서 가르치는 입문기술이 간결하고 단순하다는 것을 인정하고, 나중에 더 발전된 방법, 특히 추정 기술에 대한 숙련도를 발전시키도록 노력해야 한다는 것을 깨닫기 바란다.

이 책을 사용하여 스스로 가르치길 바란다. 5장부터는 모형안과 시험렌즈 케이스가 필요하다; 대부분의 학생들은 전자는 구매하고 후자는 친절한 지역 클리닉으로부터 빌린다.

이 책의 제작에 기여한 사람들에게 감사드리고 싶다; 나의 멘토인 Jay Enoch, Ben Milder, James Lebensohn은 "통상적인" 굴절검사의 재미와 도전을 가르쳐주었다; Jay Enoch는 가르칠 수 없는 가르침을 시도해 보라고 권고했다; Jack Hartstein은 나를 이끌어 주었다; 이러한 방법이 유용하다고 생각하는 안과 수련의들은 그 방법을 표지 사이에 끼워놓도록 독려했다; 내 예술가인 Susie Young Anderson은 수많은 마감일에도 기꺼이 매달려서 내 스케치를 이처럼 훌륭한 삽화로 만들었다.

나는 단어다루기를 좋아하는 친구이자 편집자인 Paul "Doc" Berry에게 많은 신세를 지고 있다; 환자 사진가인 Steve Michael에게; 삽화가인 Corky Trindad에게; 그리고 관점을 제공한 Barney Copeland와 Walter Gager에게; Dick Cole, Linda Burger, Arnold Stenner, Darv Guthmiller, Dion Bradshaw에게; 귀중한 도움을 준 Bruce Walters, Jerry Nelson 및 기타 제조업체의 대표들에게; 원고를 작성한 Cecilia Tamondong, Pam Koerner Dooley 및 Mac McClain에게; 나를 참고 견뎌

준 내 사무실 관리자인 Jackie Gould Fry에게; 한없이 지지해준 내 아내 Mary Jo에게; 그리고 그들이 없었다면 아무것도 성취할 수 없었던 "친구 Bill Wilson과 Doctor Bob"에게 감사드리고 싶다.

나는 여러분이 이 책을 통해 배운다는 것을 즐기기 바라며, 차후 내용에 대한 명확한 설명을 위한 당신의 제안을 환영한다.

알로하 (Aloha)!

John M. Corboy, MD
Wahiawa, Hawai
1979

머리말

안과학 분야의 컴퓨터 기술이 빠르게 발전하고 있는 이 시대에, 19세기로 거슬러 올라가는 기술에 대한 현실적인 접근방식을 보는 것이 새삼스럽다. John Corboy는 생리광학을 다루는 모든 사람의 진단기기 중 귀중한 부분에 대한 실용적인 논문을 작성했다. 검영법 (skiametry)은 굴절검사자 (refractionist)에게 외과의사의 메스만큼 중요하다.

1920년대 초 선조명 검영법의 아버지 Jack Copeland가 버전스를 변형시킬 수 있는 선조명 검영기를 처음 소개했을 때, 그는 사용법을 설명한 논문을 함께 제공했으며 이로써 선조명 검영법의 기초를 마련했다. 이후 45년 동안, 그는 세계를 여행하면서 그의 기술을 가르치고 연마했다. Copeland는 빠르고 정확한 "새로운" 타각적 굴절검사법으로 굴절검사자들에게 영향을 미쳤다. Copeland는 죽기 직전까지 그가 관찰하고 가르친 모든 세부기술을 활용하도록 설계된 새로운 검영기를 개발했다. 불행히도, 그는 자신의 업적을 기록하지 않았으며 그의 논문은 기기의 전체범위를 가르치거나 검영기의 잠재력을 드러내기에 부족했다.

검영법을 처음 배우는 사람은 기기 사용에 대한 기본교육이 없고 기기에 의해 동공에 생성된 반사광의 의미를 모르기 때문에 반사광의 다양하고 미묘한 차이가 갖는 중요성을 인식하지 못할 수 있다. 어떤 경우는 검영법을 처음부터 잘못 배운 강사에 의해 해마다 검영법의 기본 기술이 전승되기도 한다. 또 다른 경우는 강사가 이 다재다능한 기기의 모든 사용법을 배우는데 충분한 시간을 들이지 않는다.

뛰어난 검영법 기술자가 되기 위해서 생리광학이나 수리광학에 대한 정통적인 지식이 반드시 요구되는 것은 아니다. 필수적인 것은 처음부터 검영기의 올바른 사용법과 그 기능에 대한 정확한 지식을 습득하는 것이다. 이러한 기본적인 내용을 배우고, 결정을 통해 반사광의 해석을 완벽하게 숙달하고 신중하게 연습하여, 높은 정확도와 신뢰도로 피검사자의 굴절이상을 측정할 수 있다. 이러한 기본적인 사항을 습득한 다음 단호하고 사려 깊은 연습을 통해 반사광의 해석능력을 완전하게 숙달하는 굴절검사자는 높은 수준의 정확도와 자신감을 갖추고 모든 피검자의 굴절이상을 측정할 수 있다. Dr. Corboy는 여기에서 이러한 기본적인 정보를 제시하고, 포괄적이며 읽기 쉽고 저렴한 교재를 통해 검영법의 다른 고급기술, 요컨대 임상검영법의 완전한 과정을 설명했다.

Walter E. Gager, MD

역자의 글

옵토메트리스트 업무의 근간은 굴절검사이며, 오늘날 타각적 굴절검사 관련 분야는 광학 및 컴퓨터 기술의 발전에 따라 높은 수준의 정밀도를 가진 많은 장치가 개발되어 사용되고 있다. 하지만 굴절검사 과정에서 숙련된 검영법을 대체할 수 있는 유용한 검사는 없다. 높은 수준의 정확도와 자신을 갖고 각기 다른 특성을 가진 모든 피검사자의 굴절이상을 측정할 수 있으려면 검영법을 처음 배울 때부터 올바른 사용법과 그 기능에 대해 정확한 지식을 습득해야 한다.

이러한 이론적인 기본 지식을 바탕으로 훈련용 모형안을 활용한 단호하고 사려 깊은 연습 과정을 통해 반사광의 해석 능력이 완전하게 숙련될 수 있는 수준에 도달하여야 한다. 다행스럽게도 검영법은 지식의 습득과 숙련까지 그 원리와 과정이 비교적 간단하고 명쾌하며 이해하기가 쉽다.

이 책은 검영법의 용도와 발전사, 검영기의 구조와 사용법, 빛의 굴절과 눈의 굴절이상 및 비정시의 교정에 관한 광학적 고찰, 검사거리의 보정렌즈 및 중화점의 해석과 찾기 등 기본적인 개념, 검영법 훈련을 위한 모형안의 구조와 준비사항, 경도 및 고도 구면 굴절이상의 중화점 찾기, 난시안의 종류와 경선의 중화점 찾기, 난시 교정을 위한 원주 축과 굴절력의 정밀 확인, 마이너스 원주렌즈 검영법, 오목거울 검영법, 자각식 굴절검사법과 연계한 임상 검영법을 포함하여 모형안을 이용하는 단계적인 훈련을 통해 검영법의 마스터에 이르기까지 검영법 실습 지침을 제시했다.

이 책의 번역 과정에서 검영법과 관련된 옵토메트리 및 시과학 관련 용어를 면밀하게 검토하여 적용하였으며, 원저자가 의도하는 바를 벗어나거나 의미가 혼동되지 않도록 노력하였고, 필요한 경우 한글과 영문을 병행하여 표기하였다.

오랜 시간에 걸쳐 본 교재가 완성될 수 있도록 성심성의껏 작업에 참여한 교수님들께 심심한 감사를 드립니다.

이번 작업이 작게나마 검영법 소개에 있어 디딤돌이 되기를 기원하고, 이 책을 통해 검영법을 숙련하여 최상의 굴절검사 서비스를 제공하려고 노력하는 독자 여러분들에게 깊이 감사드리며 많은 조언과 의견을 바랍니다. 또한 원저자를 비롯하여 이 책이 출판될 수 있도록 애써주신 대학서림 관계자 여러분께도 감사의 말씀을 전합니다.

2024년 3월
역자 일동

01
검영법 용도 및 발전사

"책을 읽는 것만으로 검영법을 배울 수는 없다..."
Jack C. Copeland

검영법은 눈의 굴절력을 타각적으로 측정하는 방법이다. 우리는 눈 내부를 조명하고 망막으로부터 반사된 광선을 관찰하기 위하여 검영기를 사용한다. 이렇게 반사된 광선은 안광학계를 통과하면서 변하게 되고, 출사광선이 어떻게 변화하는지 검사하여 눈의 굴절력을 판단한다.

우리가 검영법을 타각적이라고 하는 이유는 눈에서 뇌로 전달되는 정보를 무시하고 눈을 단순한 광학기기로 평가하기 때문이다. 따라서 검영법은 피검사자의 시력이나 판단에 의존하지 않는다.

굴절상태를 타각적으로 결정한 다음, 피검사자에게 소견을 물어서 검사결과를 확인할 수 있다. 이것은 구체적으로 검영법이라고 하는 것을 벗어난 절차이다. 피검사자가 검영법으로 결정된 교정렌즈를 수용하는 경우, 자각적으로 측정값을 확인한다. 반면에 타각적 측정값과 자각적 반응이 일치하지 않으면, 두 가지 검사결과를 다시 확인할 수 있다.

검영법은 대략적인 교정렌즈를 빠르게 결정하여 굴절검사에 소요되는 시간과 오차를 줄여서, 피검사자에게 교정굴절력이 정확한지 확인해야 하는 판단과정을 최소화한다.

타각적 검사법인 검영법은 어린아이나 정신박약자와 같이 의사소통이 어렵거나 불가능한 상황에서 매우 유용하다. 시력이 나쁜 어린이 그리고 안경을 잃어버린 외국인 또는 청각장애인이나 나이가 아주 많은 사람의 굴절상태를 검사할 때 검영법은 굴절상태와 관련된 문제를 해결할 수 있는 유일한 방법을 제공한다.

검영기의 반사광을 평가하여 각막과 수정체의 수차 및 눈 내부 매질의 혼탁 여부를 발견할 수 있다.

예술과 같은 검영법 (RETINOSCOPY AS ART)

타각적 측정값을 얻기 위해 반사광을 주관적으로 해석하기 때문에, 검영법은 일종의 예술과 대등하고, 다른 예술과 마찬가지로 처음에 어려움이 있지만 숙련되도록 노력하면 그만한 보상이 주어진다. 능숙한 검영법은 굴절검사에 소요되는 많은 시간을 단축시키고 많은 좌절로부터 구해줄 것이며, 검사자와 피검사자 모두를 크게 만족시킬 수 있다.

검영법은 연습을 통해 굴절이상을 정확하게 측정할 수 있도록 하며, 이 기술이 숙련되기 훨씬 이전부터, 굴절검사를 실시할 때마다 유용한 시작점이라는 사실을 깨닫게 될 것이다. 검영법으로 선택된 교정렌즈를 피검사자가 정확하다고 인정할수록, 기술이 숙련되고 있음을 느끼게 되고, 측정값에 자신감을 갖게 될 것이다.

검영법의 발전 (EVOLUTION OF RETINOSCOPY)

검영법의 발견과 발전의 역사는 관찰력과 노력 그리고 행운이 결합된 흥미로운 이야기이다. 오늘날 매일 사용하는 기술은 생리광학 분야에서 선구자의 공헌으로부터 유래되었다.[1]

1859년에 William Bowman 경은 Helmholtz가 개발한 새로운 검안경 (ophthalmoscope)으로 난시안을 관찰할 때 보았던 독특한 선모양의 망막반사에 대해 보고하였다. Bowman이 원추각막에서 난시를 발견할 수 있는 기술을 설명하기 전까지, 굴절이상은 순수하게 자각적인 방법으로 평가되었다.

1873년 프랑스 안과의사인 Cuignet는 간단한 거울검안경 (mirror ophthalmoscope; 램프의 불빛을 눈에 반사시키는)을 사용하여 처음으로 굴절이상을 타각적으로 진단하였다. Cuignet는

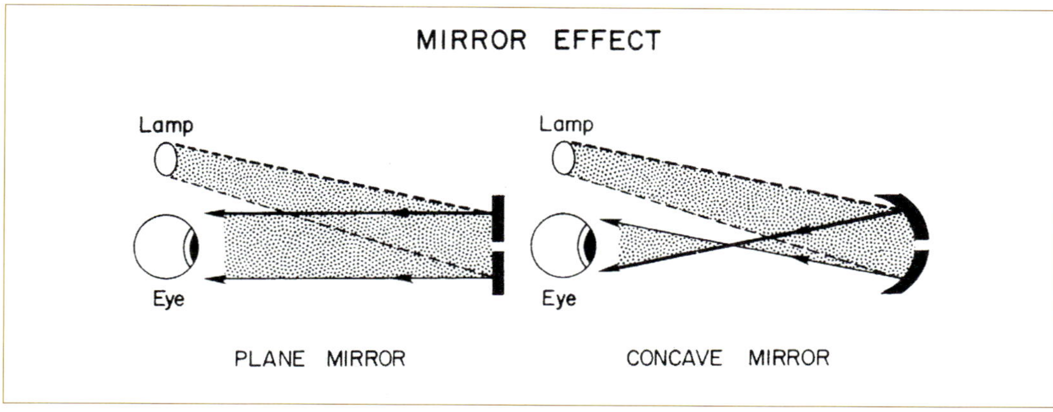

그림 1-1. 거울검영법. 평면거울은 기본적으로 평행하고 교차되지 않는 광선을 방출한다. 오목거울은 광선을 수렴시켜 한 점에서 교차한 다음 발산하도록 한다. 이것은 보통 반전된 움직임을 만든다.

거울 중앙의 관찰구를 통해 굴절이상이 다른 사람들 사이에서 반사된 빛이 각기 다르게 보이는 신기한 현상을 관찰하였다 (그림 1-1).

Cuignet는 평면거울에서 반사된 빛이 동공을 가로질러 움직일 때, 망막에서 반사된 빛도 움직이는 것을 발견하였다; 때로는 같은 방향으로, 그러나 종종 반대 방향으로 움직였다. 반사광의 크기와 밝기뿐 아니라 움직임의 속도가 개인에 따라 차이가 있었다. 때로는 각 경선에서 움직임의 방향이 달랐다. 다시 말하면, Cuignet가 입사광을 수평방향으로 움직일 때 반사광이 같은 방향으로 움직였지만, 입사광을 수직방향으로 움직였을 때에는 반사광이 반대 방향으로 움직였다.

Cuignet는 반사광이 각막에서 보이는 것으로 생각하여, 이 기술을 keratoscopie라고 했다. 그의 실수에도 불구하고, 거울을 이용하여 굴절이상을 정성적으로 평가하여, 근시나 원시 또는 난시로 분류할 수 있었다. 따라서 우리는 Cuignet를 검영법의 대부로서 존중한다.

종종 볼 수 있는 것처럼, 학문적인 결점을 찾아내고 이 기술을 전파한 제자가 있었다. Cuignet의 학생이었던 Mengin은 반사광의 실체가 망막이라는 Landolt의 주장을 받아들였다. 1878년 Mengin은 이 새로운 기술의 대중화를 위해 도움을 준 명확하고 간단한 성명을 발표하였다.

한편 또 다른 프랑스 사람인 Parent는 렌즈를 사용하여 굴절이상을 실제로 측정할 수 있는 광학적 원리를 알게 되었다. 1880년 그는 정량적인 타각적 굴절검사의 해석을 발표하였다. Parent는 망막의 역할을 강조하기 위해 retinoscopie라고 칭할 것으로 주장하였으나, 후에 언어학자의 제안으로 skiascopie (skia는 음영을 의미함)라고 칭하기로 선택하였다. dioptroscopy, puil-loscopy (korescopy), umbrascopy 그리고 scotoscopy를 포함하여 많은 다른 명칭이 제안되었지만 채택되지 않았다.

영국에서는 retinoscopy라는 용어가 일반적으로 사용되었지만 정확하지 않으며, 망막은 투명하기 때문에 실제로 검영기로 볼 수 있는 반사광의 근원은 아니다. 그럼에도 불구하고 오랫동안 사용되어 나름대로 자리를 잡았다. 더 적절한 단어인 skiascopy는 나머지 나라에서 사용되었다. 가끔 retinascope로 언급되는 기기를 볼 수 있다.

새로운 이론의 소개 (NEW THEORIES INTRODUCED)

Priestly-Smith, Donders, Gullstrand, Wolff 및 다른 사람들이 더 진보된 해석과 이론을 제안하였고, 1903년 Duane이 처음으로 난시안의 검영법을 위해 원주렌즈의 사용법을 주장하였다. 순수이론주의자들은 종종 검영법의 실용성을 설명하는데 이론광학의 미세한 사항까지 논쟁하는 것을 좋아했다. 현재 대다수가 알고 있는 사항의 기초를 이루는 Landolt의 원점이론 (Landolt's far point theory)은 Wolff의 관찰자-동공이론 (observer-pupil theory)과 Haass의 광운동이론 (photokinetic theory)에 의해 도전을 받았다.[2]

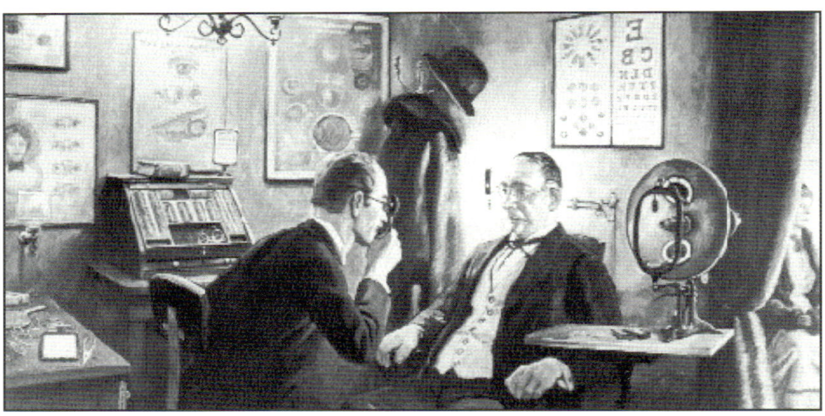

그림 1-2. 100여년 이전의 검영법. 검사자가 거울검영기를 이용하여 가스등으로부터 나온 빛을 눈에 입사시키고 관찰구 (peephole)를 통해 안저반사를 관찰하고 있다 (사진제공: American Optical Co).

가스등 (그림 1-2)은 후에 백열등으로 대체되었다. 오래지 않아 아주 작은 전구가 개발되고 기기 내부에 설치되어 빛을 방출하는 검영기 (lominus retinoscope)가 개발되었다. 이처럼 전기를 이용한 놀라운 기기는 현대의 검영기와 아주 유사하게 광점 (spot of light)을 투영시킨다. 후에 동일한 기기로부터 버전스를 변화시킬 수 있도록 고안하여 평면거울 효과와 오목거울 효과를 만들 수 있게 되었다.

점조명 검영기 (spot retinoscope)는 1970년대까지 큰 변화가 없었다. 이러한 기기는 제한점을 갖지만 현재에도 사용되고 있다. 경우에 따라서 점조명 검영기를 사용하여 기본적인 원리를 습득하고, 이후에 선조명 검영기를 사용하여 특정기술을 습득하도록 권고하기도 한다. 이는 Model T로 다이버 훈련을 시작하는 것과 비슷하다. 선조명 검영기는 더 정확하므로, 초보자에게는 실제로 더 단순하며 빠르게 검사할 수 있는 것이 더 좋다.

이처럼 반사식 검영기가 빛을 출사시키는 검영기로 대체되는 시기에, 다른 기기와 검사기술 역시 진보되기 시작하였다. 개발 시초로부터 안광학의 창시자는 난시에서 선모양의 안저반사를 발견하였다. 1세기 전쯤 Jackson, Wolff 및 다른 사람들은 이 반사광의 질을 향상시키는 것이 중요하다고 역설하였다. 그들은 다양한 슬릿형태의 거울을 사용하여 선조명을 만들었으며, 결과적으로 선조명 검영기 (streak retinoscope)가 탄생되었다.

선조명 반사는 난시안의 굴절검사를 더 간단하게 만들었다. 후에 양주경선의 반사광을 더 쉽게 비교할 수 있도록 슬릿을 회전시킬 수 있는 전기식 검영기가 고안되었다.

COPELAND의 기여 (COPELAND'S CONTRIBUTIONS)

1920년경 검영법을 변화시킨 뜻밖의 사건이 발생하였다. 젊은 천재 광학도인 Jack C. Copeland가 다음과 같이 난시 반사를 연구하였다;

> "Jack은 Wolff가 고안한 유럽형 원조인 점조명 검영기를 사용하던 중 검영기를 바닥에 떨어뜨려 전구의 필라멘트가 손상된 것을 관찰했다. 그가 실습하고 있던 모형안을 대상으로 다시 검사를 하던 중, 반사광이 이전과 차이가 있는 것을 발견하고 이를 해결하기 위한 연구를 시작했다. 이러한 우연한 관찰로부터 요즘 배우고 있는 선조명 검영법이 소개되었다."
>
> - Walter E. Gager, M.D.(사견)

구부러진 필라멘트로 생성된 선조명 반사를 이용한 연구로부터, Copeland는 빛이 선모양으로 방출되는 독창적인 전구를 발명했다. 그런 다음 전구를 회전시킬 수 있는 기기를 고안하여, 눈의 모든 경선을 향해 선조를 회전시킬 수 있었다. Copeland의 선조명 검영기는 또한 출사버전스를 변화시키고, 반사광의 수차를 보정하기 위해 거울의 관찰구가 수직방향으로 긴 타원형이 되도록 개선하였다. 1972년 특허를 받은 원조 모델이 선조명 검영법을 대중화시키고 검영법의 혁신을 이루었다 (그림 1-3).

Copeland 검영기의 대다수 구성요소는 이전 원리를 물려받았지만, 그의 발명품은 모든 중요한 요소를 하나의 기기에 독특하게 조합시켜, 이후 40년간 개선되지 않다가, Copeland 자신에 의해 개선되었다.

선조명 검영기는 눈의 각 경선의 굴절이상을 측정하고 주경선의 굴절이상을 빠르게 비교할 수 있도록 해준다. 선조명 검영기로 난시교정 원주렌즈의 축과 굴절력을 정확하게 결정할 수 있다. 지난 60년간 미국에서 판매된 검영기의 대부분은 선조명식이었다.

Copeland는 기기만 제공한 것이 아니라 타각적 굴절검사법의 완전한 체제를 개발하고 대중화시켰다. Copeland가 소개한 선조명 검영법은 플러스 원주렌즈를 이용하는 검영법이다. 즉, 플

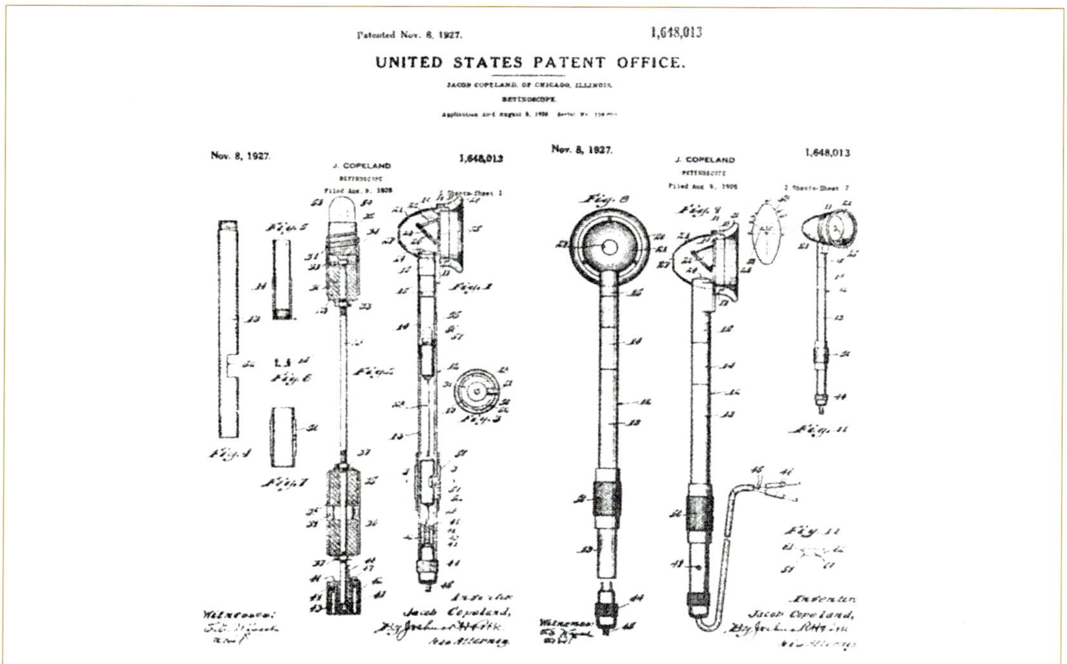

그림 1-3. Copeland의 원조 선조명 검영기

러스 원주렌즈로 난시를 측정하고 교정한다. 뒤에 언급하겠지만, 이 기술을 변형시켜 마이너스 원주렌즈를 적용할 수 있다 (10장 참조).

미국에서 가장 흔히 볼 수 있는 검영기는 70년 동안 Bausch & Lomb사에서 생산된 (거울만 약간 변형시킨) Copeland의 원조 검영기이다. 1968년부터 Optec 360 (Stereo Optical Co, Chicago, III)이라는 이름으로 판매되었던 이 기기는 5가지 결점을 가졌으나, Copeland가 후속 모델에서 이를 개선시켰다 (2장 참조, 그림 2-1). 일부 제조업체들은 원조 디자인을 변경하여 각기 장점을 갖도록 했다. 다음 장에서 여러 가지 유형의 검영기를 설명하겠다.

Copeland는 1973년 사망하기 직전까지 45년 이상 미국에서 검영법에 관한 가장 유명한 강사로, 1,000회 이상의 교육과정과 세미나를 실시하였다 (그림 1-4). 검영법의 기본적인 내용은 Copeland 검영기와 함께 제공되는 교육 책자에 포함되어 있다. 또한 Sloane이 저술한 굴절검사 매뉴얼에도 한 단원으로 수록되어 있다.[3]

굴절검사의 소요시간을 고려하여 검사자는 매일 검영기를 사용하지만 검영법에 대해 기술된 내용은 놀랄 정도로 거의 없다. Copeland가 자신의 기술을 설명한 내용은, 검영법에 숙련된 사람이라면 이해하기 쉽지만, 초보자는 항상 이해하기 힘들다. 광학에 대한 기본지식이 거의 없는

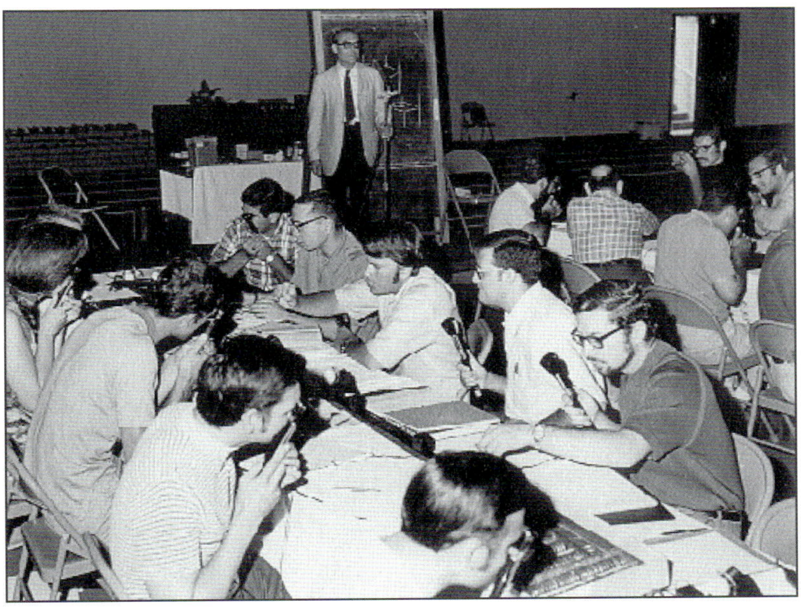

그림 1-4. Copeland는 세상을 뜨기 직전까지 검영법 강의에 혼신의 노력을 기울였다 (사진제공; Walter E. Gager, MD).

초보자는 검영법을 배우는 데 어려움을 느낄 것이다. 기기는 낯설고, 용어가 새로우며, 주관적으로 판단해야 하고, 반사광은 빨리 움직이며 그림자를 만들 것이다.

다른 사람들의 기여 (OTHER CONTRIBUTIONS)

Weinstock과 Wirtschafter는 Copeland가 자신의 검사법을 체계화한 내용을 분석하여, 1972년 검영법에 대한 순차적인 접근법을 발표하였다.[4] 그들의 방법은 체계적이며 계획적인 접근을 좋아하는 사람들이 관심을 가질 수 있는 교재에 자세하게 수록되었다.[5]

이제 적외선을 이용하여 검영법을 수행하고, 굴절상태를 계산하며, 검사결과를 출력하는 자동굴절계가 이용되고 있다. 이들의 부피나 비용 그리고 일관적이지 못한 특성이 모두 줄어들고 있어 점점 더 인기를 얻고있다. 전자기기는 굴절검사를 아주 빠르게 할 수 있다. 예를 들어 매질이 혼탁하거나 각막형상이 불규칙한 상태처럼 검영법이 유용하지 못할 때, 이들 전자기기 역시 유용하지 못하다. 그럼에도 불구하고 일부 피검사자들에게 굴절검사의 일부분을 신속하게 수행할 수 있다.[6]

그러나 검영법 자체만으로 (검사자나 기기에 의해 수행되는 것과 관계없이) 렌즈를 처방할 수 없다는 점을 명심하기 바란다. 검영법은 피검사자가 무엇을 보는지 또는 피검사자가 볼 수 있는지 여부를 알려주지 않는다. 검영법은 굴절상태의 타각적인 평가이기 때문에 특징적이고 예측가능한 오류가 발생될 수 있다. 적절한 굴절검사는 타각적 측정과 피검사자에 의한 자각적 확인이 조합된다. 검영법에 숙련된 사람은 보통 몇 분 만에 검영법을 마치고, 자각적으로 확인하는데 더 많은 시간이 소요되므로, 대다수의 피검사자들에게서 자동굴절계는 많은 시간을 절약하지 못한다. 그리고 자동굴절계가 검영기처럼 휴대하기 편하고, 저렴하며, 문제가 없어질 때까지는 검영기를 능숙하게 사용할 수 있는 검사자가 필요할 것이다. 내 사무실에서 대다수 자동굴절계의 성능을 평가한 결과는 만족스럽지 못하였으며, 나는 아직도 검영법에 능숙한 검사자를 더 선호한다.

참고문헌 (REFERENCES)

1. Millodot M. A centerary of retinoscopy. J Am Optometric Assoc. 1973;44:1057-1059.
2. Kettesy A. Uber die theorein der skiaskopic anlasslich ihress 100 jahrigen bestehens. Klinische Monatsblauer fur Augenheilkunde. 1973;162:26-33.
3. Copeland JC. Streak Retinoscopy. In: Sloane AE, ed. Manual of Refraction, 2nd ed. Boston, Mass: Little, Brown, and Co; 1970:83,102,106.
4. Weinstock SM, Wirtschafter JD. A decision-oriented flow chart for teaching and performing retinoscopy. Trans Am Acad Ophthalmol Otolaryngol. 1973;77:732-738.
5. Weinstock SM, Wirtschafter JD. A Decision-oriented Manual of Retinoscopy. Springfield, III: Charles C. Thomas; 1976;6,99.
6. Rubin ML, Volk D, Saffir A, et al. Symposium automatic refractions. Trans Am Acad Ophthalmol and Otolaryngol. 1975;79:481-512S.

02
검영기 사용법

"검영기에는 눈에 보이는 것보다 더 작은 것이 있다..."
Paul ("DOC") Berry

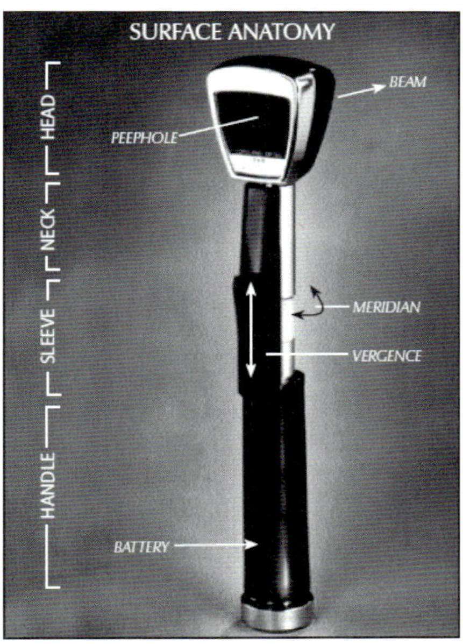

그림 2-1. 모든 선조명 검영기에 공통으로 포함된 외부 구성요소.

오늘날 사용하는 검영기의 대다수는 Copeland가 개발한 선조명 투영계를 사용한다. 단순화를 위해, 우리는 대중적인 선조명 검영기에 국한하여 논의하겠다.

모든 선조명 검영기의 공통적인 겉모습은 그림 2-1과 같다. 검사자는 관찰구를 통해 머리부의 반대쪽으로 방출되는 빛을 바라본다. 슬리브를 올리거나 내려서 빛의 버전스를 변화시키며, 슬리브를 돌려서 선조명을 회전시킬 수 있다. 손잡이는 전원을 공급한다.

지금부터 기기내부의 구조를 살펴보겠다. 기기를 투영계와 관찰계로 분리시켜 살펴보면 기기의 설계와 용도를 명백하게 알 수 있다.

투영계 (PROJECTION SYSTEM)

투영계는 망막을 비추며 다음과 같은 주요 성분으로 구성된다:

- **광원 (Light source)**: 선 필라멘트 전구는 선모양의 빛을 투영시킨다. 기기에 있는 슬리브를 돌리면 전구가 회전하고, 따라서 투영된 선조명이 회전한다. 슬리브를 돌려서 선조명을 회전시키는 것을 경선조정 (meridian control)이라 한다 (그림 2-2).

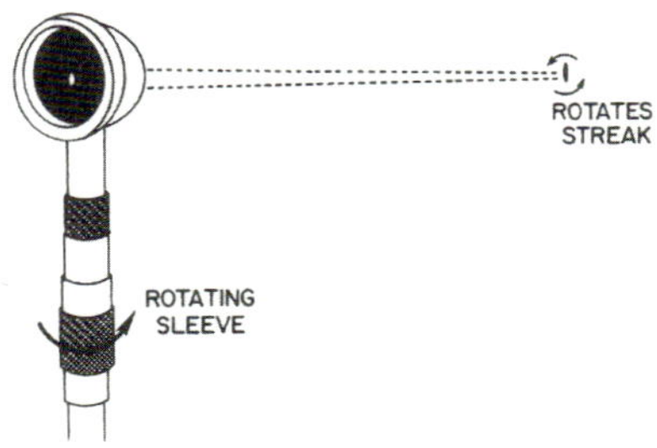

그림 2-2. 경선조정: 슬리브를 돌려서 투영된 선조명을 회전시킨다.

- **집광렌즈 (Condensing lens)**: 전구와 거울 사이에 놓여있는 렌즈로, 전구에서 거울로 향하는 빛을 집속시킨다 (그림 2-3).

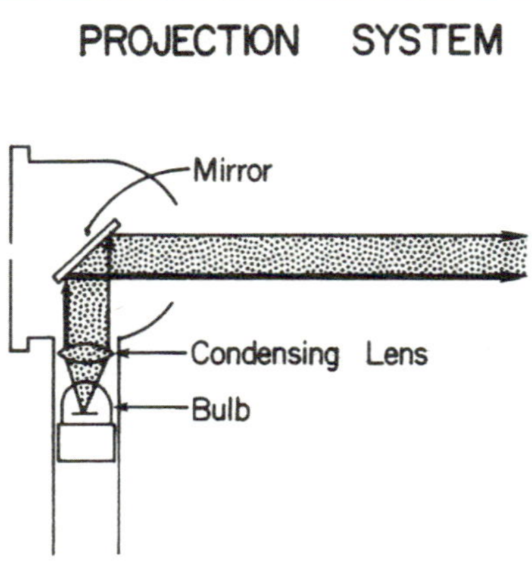

그림 2-3. 투영계: 검영기의 손잡이와 머리 부분을 통과하는 광선의 경로.

- **거울 (Mirror)**: 기기의 머리 부분에 있으며, 빛의 경로를 손잡이의 축과 직각으로 변화시켜서 빛이 기기의 머리 부분에서 피검사자의 눈으로 투영되도록 한다.
- **집속슬리브 (Focusing sleeve)**: 전구와 렌즈 사이의 거리를 변화시켜서 검영기로부터 수렴광 (평면거울 효과)이나 발산광 (오목거울 효과)이 투영되도록 한다. 따라서 슬리브를 버전스 조정기라고도 한다. 대다수의 검영기에서 슬리브는 전구를 위쪽이나 아래쪽으로 움직여서 버전스를 변화시킨다.
- **전원 (Current source)**: 배터리 (충전식이거나 교체식)가 내장된 손잡이로 전원이 공급된다.

간단하게 기기의 슬리브를 위쪽이나 아래쪽으로 움직여서 전구를 이동시킬 수 있다. 슬리브를 위로 올리면 평면거울 효과가 나타나고, 슬리브를 아래로 내리면 오목거울 효과가 나타난다. Copeland 기기 (Stereo Optical 사 제작, Chicago, III)는 이러한 시스템을 사용한다 (그림 2-4).

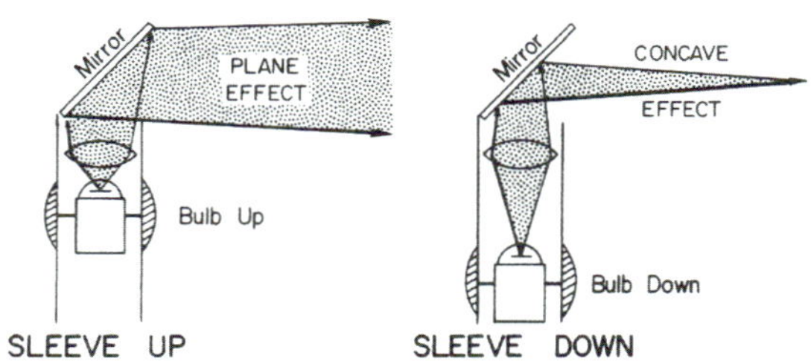

그림 2-4. Copeland형 검영기에서 볼 수 있는 것과 같이 렌즈의 위치가 고정되었을 때 버전스를 조정하는 방법.

다른 검영기는 전구가 아니라 렌즈를 움직여서 버전스를 변화시킨다. 이것 또한 슬리브를 위로 올리거나 아래로 내려서 조정한다.

모든 검영기에서 슬리브를 제일 위쪽으로부터 아래로 움직이거나 반대로 아래쪽에서 위쪽으로 움직여서 발산광 (평면거울)으로부터 평행광선 그리고 수렴광 (오목거울)으로 버전스를 점차적으로 변화시킬 수 있다.

그림을 비교하여 알 수 있는 것처럼, 전구의 위치가 고정된 기기는 렌즈의 위치가 고정된 기기와 반대효과를 갖는다 (슬리브를 올리면 오목거울 효과가 되고, 슬리브를 내리면 평면거울 효과가 나타난다). American Optical, Propper 그리고 Welch-Allyn 검영기는 전구의 위치가 고정되어 있다 (그림 2-5).

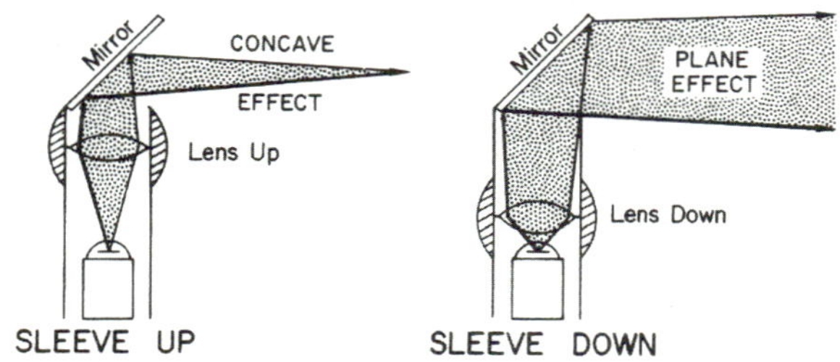

그림 2-5. Welch-Allyn 및 기타 회사에서 제조된 검영기에서 볼 수 있는 것과 같이 전구의 위치가 고정되었을 때 버전스를 조정하는 방법.

최근의 모든 검영기는 슬리브를 이용하여 경선조정 (선조명의 회전)과 버전스조정 (선조명의 버전스를 조정)을 할 수 있다.

이러한 점에서 평면거울 효과나 오목거울 효과를 별도로 이해할 필요는 없다. 평면거울은 단순히 대다수의 거울처럼 반사광이 초점을 맺지 않는 평행광이나 발산광을 반사시키고, 오목거울은 보통 기기로부터 35 cm 정도의 거리에 초점을 맺도록 반사광을 수렴시킨 다음 발산하도록 만든다는 점만 이해하면 된다 (1장 참조, 그림 1-1).

이 책에서는 별도의 언급이 없는 경우 평면거울 효과를 사용할 것이다. Bausch & Lomb Copeland 및 Copeland Optec 검영기는 슬리브를 위로 올렸을 때 평면거울 효과가 나타난다. 이 기기들은 가장 널리 사용되기 때문에 주기적으로 "슬리브가 위로 올라간 상태!"를 유지해야 한다. American Optical, Propper 및 Welch Allyn 검영기는 슬리브를 아래로 내렸을 때 평면거울 효과가 나타난다. 이들 기기를 사용하는 경우 본 교재에서 언급한 슬리브의 위치를 반대로 생각하면 어렵지 않다. 사용하는 검영기의 버전스 조정방식을 쉽게 확인할 수 있다. Copeland 기기처럼 슬리브가 아래에 있거나 위에 있을 때 (Welch Allyn 및 다른 기기들), 30 cm 거리에서 선조명을 손에 비추었을 때 필라멘트가 손바닥에 초점을 맺는지 여부를 관찰하여 간단하게 오목거울 효과를 확인할 수 있다.

POINT

투영계는 간단하다: 검영기가 망막 (엄밀하게 말하면, 색소상피층과 맥락막)을 조명시키는 빛을 방출하는 시스템이다. 슬리브를 돌려서 선조명을 회전시킬 수 있고, 슬리브를 올리거나 내려서 선조명을 발산광 또는 수렴광으로 변화시킬 수 있다.

관찰계 (OBSERVATION SYSTEM)

관찰계는 망막으로부터 반사된 빛을 검사자가 볼 수 있도록 한다 (그림 2-6). 조명된 망막에서 반사된 빛의 일부는 검영기에 입사하며, 거울에 있는 구멍[1]을 통과하여, 검영기의 머리 부분 뒤쪽에 있는 관찰구를 빠져나간다. 관찰구를 통해 바라보면서 검영기를 좌우로 흔들면서, 망막에 투사되는 선조명의 움직임을 관찰할 수 있다. 당연히 이 빛은 망막으로부터 반사되어 광학계로 작용하는 눈을 통과하여 밖으로 출사된다. 이러한 반사광이 피검사자의 안광학계에 대한 정보를 제공한다.

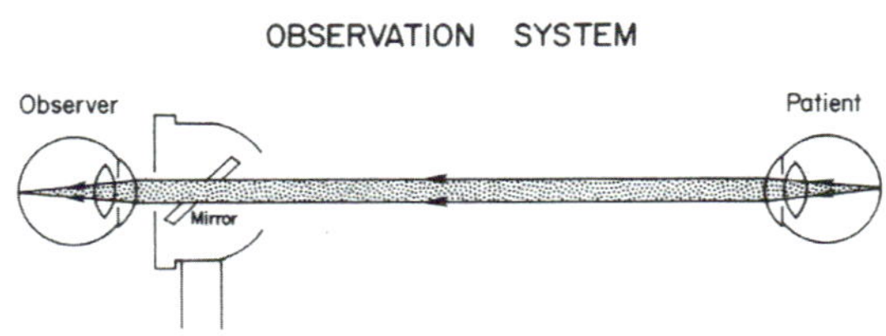

그림 2-6. 관찰계. 피검사자의 망막으로부터 나온 빛이 거울을 통과하여 검사자의 망막에 도달하는 경로

POINT

망막에서 반사된 빛의 움직임을 관찰하여 근시, 원시 또는 난시와 같은 굴절이상을 발견할 수 있다. 그런 다음 반사광의 경로에 렌즈를 놓아 굴절상태를 측정할 수 있다. 교정렌즈가 중화라는 상태를 만들 때, 렌즈의 굴절력이 굴절이상을 측정한 값이다.

1) 이를 광학적 조리개 (optical aperture)라고 한다; 거울 중앙부에는 은색피막이 없다. 일부 모델에서는 광속 분할기 (beam splinter)를 사용하여 동일한 목적을 달성한다. 각 시스템마다 장단점이 있다.

검영기 다루기 (HANDLING THE RETINOSCOPE)

검사자는 우세안으로 관찰구를 통해 반사광을 관찰하는 동안 우세한 손으로 검영기를 잡는 것이 가장 편안하게 느껴질 것이다. 이것은 보통 오른손으로 잡고 오른쪽 눈으로 관찰하는 상태를 말한다. 이 방법으로 시작하는 것이 옳다고 생각하지만, 주기적으로 왼쪽 눈 (그리고 왼쪽 손)을 사용하여 검영법을 수행하도록 권장한다. 양쪽 눈을 사용하여 검영기를 다루는 기술이 아주 가치 있고 임상적으로 중요한 이유에 대해서는 나중에 다루겠다. 일단 검영기를 다루는 상태에 익숙해지면, 의도적으로 연습시간의 절반은 비우세안을 사용하도록 노력한다. 나중에 나쁜 습관을 고치려는 것보다, 처음부터 좋은 습관을 기르는 것이 더 낫다.

검사자는 양쪽 눈을 뜨는 것이 좋다. 예를 들어 오른쪽 눈으로 검영법을 실시할 때 자연스럽게 왼쪽 눈을 감으려고 하겠지만, 왼쪽 눈을 감으면 피로할 뿐 아니라, 왼쪽 눈을 사용하려고 눈을 뜰 때 일시적으로 흐린 상태를 유발할 수 있다. 사용하지 않는 눈으로부터 상이 억제되는 상태를 유지하려면 방의 조명을 희미하게 한다.

기기를 한쪽 손으로 잡아야 하는지 아니면 양쪽 손으로 번갈아 가면서 잡아야 하는지 여부는 약간의 논란이 있다. 그러나 이는 단순히 사용법에 관한 것이므로 별도의 논의는 필요하지 않다. 중화를 찾기 위해 슬리브의 높이를 일정하게 유지할 때, 한쪽 손으로 검영기를 잡고 슬리브를 회전시킨다. 추정을 위해 Copeland의 나선형 회전법 (spiraling technique; 슬리브를 수직방향으로 움직이며 동시에 회전시키는 방법)을 수행할 때에는 양쪽 손을 모두 사용해야 한다 (9장 참조). 나선형 회전법에서는 오른쪽 손으로 검영기를 잡고 엄지손가락으로 슬리브를 잡아서 상하로 조절하며, 왼쪽 손으로는 슬리브를 돌린다 (그림 2-7A).

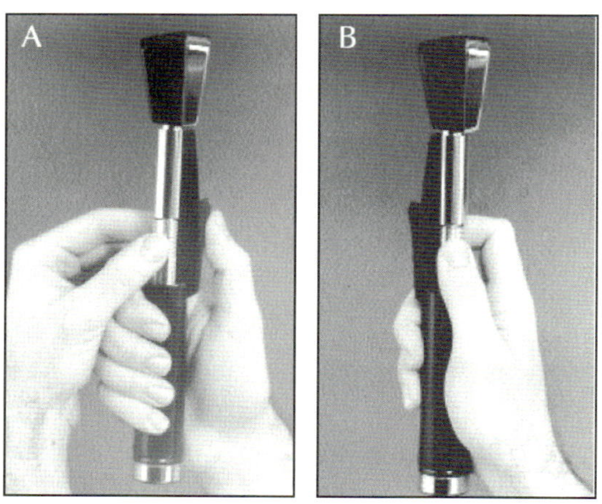

그림 2-7. Copeland Optec 360 검영기를 잡고 있는 모습. (A) 양쪽 손 사용법, (B) 한쪽 손만 사용하는 방법.

검영법에서 추정 기술을 자주 사용하지 않는 검사자는 보통 한쪽 손으로 기기를 잡는다. 엄지손가락으로 슬리브를 위쪽으로 올리면서 (평면거울 효과를 얻기 위해) 동시에 슬리브를 회전시킨다. 숙달되면 한쪽 손으로 조작할 수 있다 (그림 2-7B).

Copeland는 대다수의 검사자들이 추정 기술을 거의 사용하지 않는 점을 파악하고, 그의 새로운 모델에서는 슬리브를 위로 유지시키는 방법을 고안했다. 이것은 초보자가 한쪽 손을 사용하여 검영법을 간단하게 수행할 수 있도록 했으나, 더 정밀한 검사법을 배울 때 슬리브를 아래쪽으로 낮추는 것이 불편해졌다.

검영법의 소개에서 평면거울 (슬리브를 위쪽으로 올린 상태) 기술을 강조할 것이다. 슬리브의 높이에 주의를 기울이지 않으면 실수와 혼동이 유발될 것이다. 따라서 슬리브를 위쪽에 유지시키는 것 (평면거울 효과를 유지하는 것)이 중요하다 (물론 Welch Allyn, AO 또는 Propper 검영기를 사용할 때에는 슬리브가 아래쪽에 있을 때 평면거울 효과가 나타난다).

한쪽 손을 사용하여 엄지손가락으로 슬리브를 회전시키면서 검영법을 실시하는 방법을 배우기는 쉽지 않다. 요령을 습득한 후, 많은 초보자들은 같은 방법으로 잘 사용하지 않는 손을 사용하여 훈련하기를 싫어한다. 어느 한쪽 손을 사용하는 기술의 큰 장점은 팔로 정확한 검사거리를 측정하면서 다른 쪽 손으로 자유롭게 렌즈를 피검사자의 눈앞에 가깝게 가입시키거나 변화시킬 수 있다는 점이다 (그림 2-8).

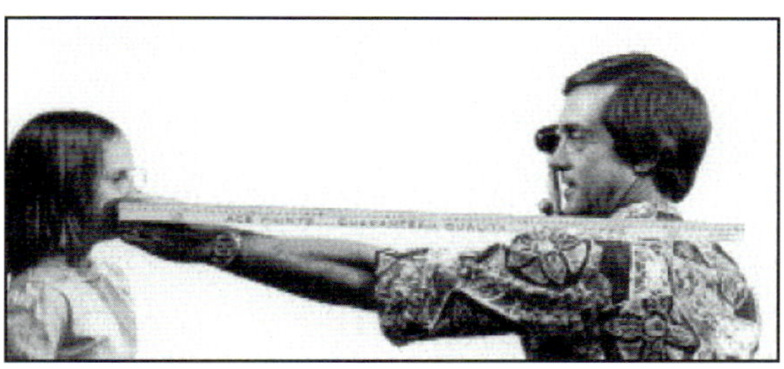

그림 2-8. 한쪽 손을 사용하여 검영법을 실시할 때 다른 쪽 손으로 자유롭게 렌즈를 가입시키고 검사거리를 측정할 수 있다.

양손잡이 및 눈의 교대 억제는 임상 검영법에서 매우 중요하기 때문에 오른쪽 손으로 기기를 잡고 오른쪽 눈으로 관찰하거나, 왼쪽 눈으로 검영기를 볼 때 왼쪽 손으로 기기를 잡는 습관을 들이는 것이 필요하다.

검영기가 움직이지 않도록 눈썹이나 안경테에 고정시켜서, 검영기를 다루는 동안 관찰구에 있는 망막반사광이 동공과 정렬된 상태를 유지시켜야 한다. 반대쪽 눈을 감지 않도록 주의하라!

검영법을 수행하는 동안 망막으로부터 반사된 빛의 움직임을 관찰한다. 투영된 선조명이 망막에서 움직이도록 하려면 검영기를 흔들어야 한다. 선조명은 항상 축과 수직방향으로 움직인다. 예를 들어, 선조명의 축을 수직으로 놓았다면 선조명을 좌우로 움직인다. 선조명의 축을 수평방향으로 놓았을 때에는 선조명을 상하로 움직인다 (그림 2-9).

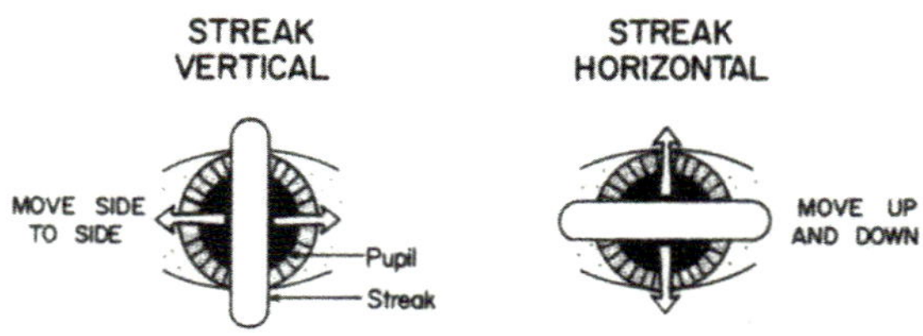

그림 2-9. 선조명이 축 (방향)과 수직방향으로 이동하는 모습, 선조명의 크기는 상당히 축소된 상태이다.

선조명은 피검사자의 동공을 가로지르도록 몇 밀리미터만 이동시키면 되며, 이 상태는 검영기를 살짝 흔드는 것만으로도 충분하다. 반사광이 보이는 상태를 놓치지 않으려면 이마로 기기를 지탱해야 하는 것을 기억하라. 관찰구를 통해 관찰할 때, 마치 상대방의 의견에 동의(혹은 반대)할 때처럼, 머리를 상하 또는 좌우로 끄덕이는 연습이 필요하다. 일부는 상체를 흔드는 것이 더 좋다고 한다.

POINT

요약: 오른쪽 눈앞에서 오른손으로 검영기를 잡고, 왼쪽 눈을 사용할 때는 왼쪽 손으로 검영기를 잡는다. 양쪽 눈을 뜨고 조명을 낮춘다. 검영기를 이마에 대고 머리나 몸통을 선조명의 축과 수직 방향으로 흔든다.

기기의 구성 (THE INSTRUMENTS)

Copeland는 부인의 부엌에서 여러 해 허송세월한 후 새로운 기기를 완성하였고, 1968년 Optec 360이라는 상표로 판매하였다. 이 모델은 스프링과 멈춤쇠로 완벽하게 회전시킬 수 있는 슬리브를 장착해서 경선과 버전스를 조정할 수 있으며, 무선으로 연결되어 헐거워질 수 없는 핀-베이스 (pin-base) 전구를 사용하고, 손잡이 안에 충전 배터리를 내장시켰다. 이 모든 사항으로 부피가 커졌다. Copeland는 개선된 모델을 좋아했지만, 원래 모델로 배웠던 많은 사람은 별로 좋아하지 않았다.

많은 학생은 위치를 반전시키기 위해 머리 부분을 돌릴 때 Optec이 사용하기 더 쉽다는 점을 발견했다. 엄지손가락을 자연스럽게 회전 슬리브에 대고, 머리 부분을 돌려서 간단하게 반전시킬 수 있다 (그림 2-10).

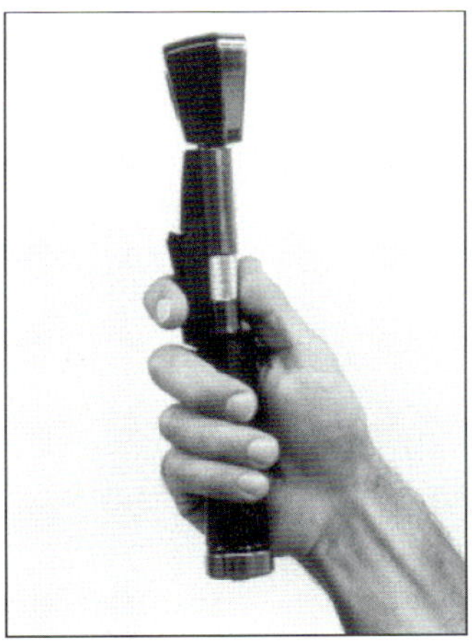

그림 2-10.
머리 부분을 뒤집은 상태의 Copeland Optec 검영기.

그림 2-11은 널리 사용하는 선조명 검영기를 나타낸 것이다. 이러한 검영기는 대부분 충전식 손잡이를 사용할 수 있으며, 이 경우 배터리 충전기가 필요하다 (Welch Allyn의 벽면 플러그 충전식 손잡이를 사용할 수 있는 경우는 제외). 이처럼 손잡이를 개조한 효과의 일부는 기기 설계자가 예상하지 못한 것이며, 균형을 유지하고 취급하는 데 부정적인 영향을 줄 수 있다.

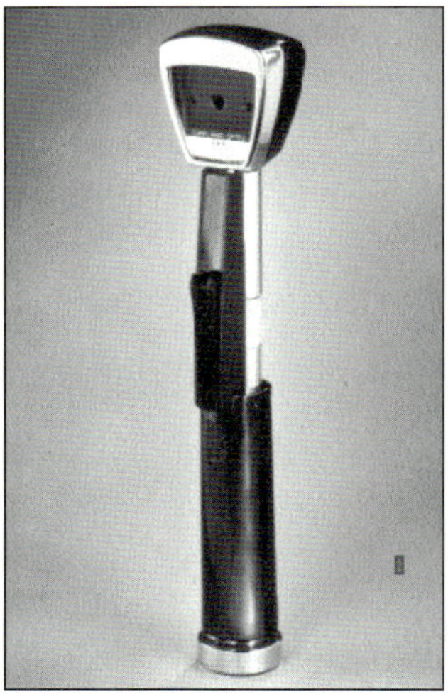

그림 2-11.
A. 4v Copeland-Optec 360 선조명검영기. 또한 3.6v Halogen Optec 360 Copeland 선조명검영기, 3.6v Halogen Optec 360 Copeland 선조명검영기 (광선 반사 제거용 온오프 편광필터 포함)도 이용할 수 있다. 균형이 잡힌 가벼운 손잡이. 고품질의 정밀광학계. 최대 출력을 위해 증가된 조도 및 그림자가 없는 조명. 배터리의 수명을 최대 20% 연장하여 유동성과 편의성을 향상시켰다. 선호하는 눈의 정렬을 위해 머리 부분의 전체를 조정할 수 있다. 노안보정용 +1.25 D 렌즈가 머리 부분의 용기에 내장형으로 조립된다 (선택사양). 선조명은 360° 연속해서 회전된다. 선조명의 넓이는 엄지 손가락으로 슬리브를 위아래로 매끄럽게 조작하여 제어된다. 파워 캡슐의 전자시스템이 개선되었으며, 움직이는 접점의 마모가 없다. 각각의 검영기는 평면거울 효과와 완전한 오목거울 효과가 있어서 고도 근시성 굴절이상을 쉽게 중화시킬 수 있다. 할로겐 또는 표준 전구 모델을 사용할 수 있다. 반사를 감소시키기 위한 편광필터를 사용할 수 있다 (Stereo Optical Company Inc. 사진 제공).

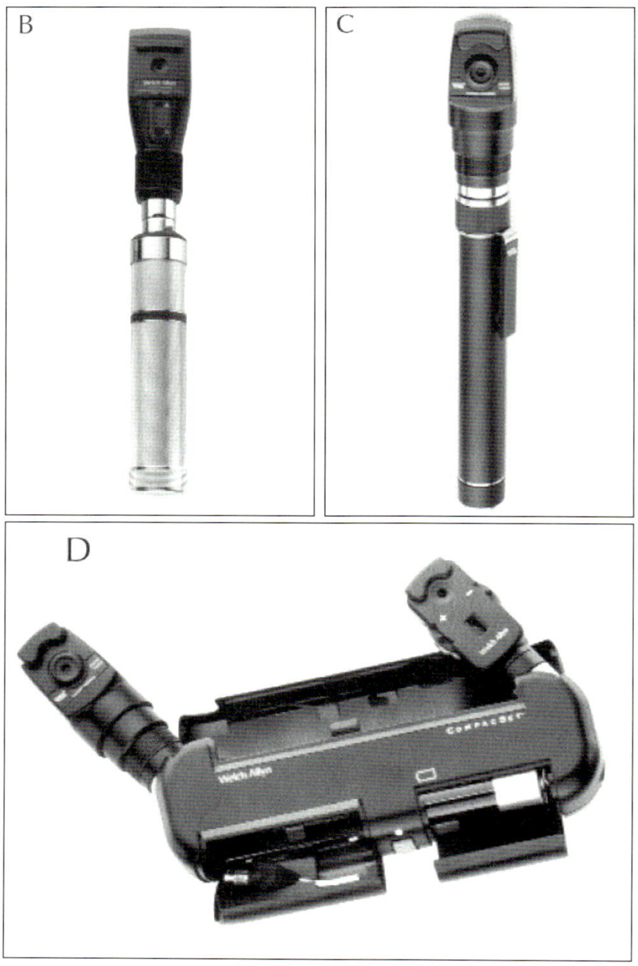

그림 2-11.
B, C 및 D. 3개의 Welch Allyn 검영기. 그림 B는 WA 17200 Halogen HPX 선조명검영기를 나타내며; 그림 C는 WA-16200 Pocket Scope 검영기를 나타내고; 그림 D는 2.5v Ophthalmic Compac-Set를 나타낸다. 점조명에서 선조명으로 교체할 수 있는 전구가 포함되어 있다. 내부 회전 슬리브는 검영기의 기동성을 향상시킨다. 편광필터를 사용할 수 있다. 고무 재질의 눈섭 받침대와 자석이 부착된 주시카드가 있다. WA-17200 Halogen HPX 선조명검영기가 가장 밝다 (사진제공; Welch Allyn).

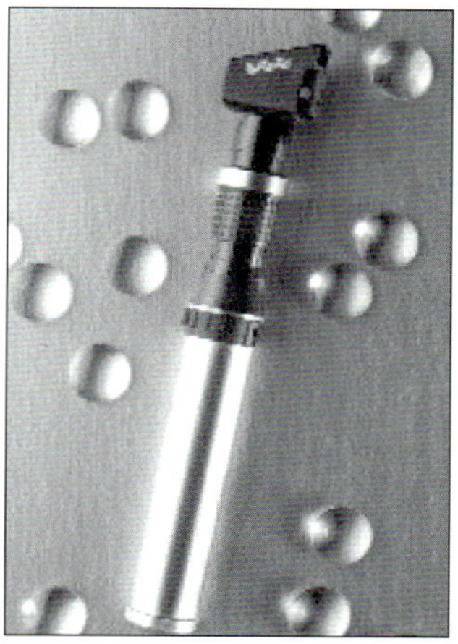

그림 2-11.

E. Keeler Professional Combi Retinoscope. 이 검영기는 360° 연속회전, 조리개 거울이나 절반-반사(semi-reflector) 관찰계를 선택할 수 있고, 눈썹 또는 안와 받침대가 있다 (사진제공; Keeler).

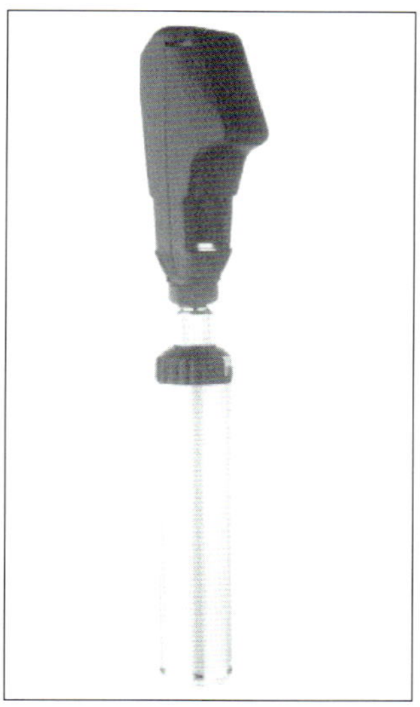

그림 2-11.

F. Heine 3.5v Beta 200 Streak/Spot Retinoscope #C-02.15.353. 이 검영기는 버전스 및 회전을 위한 한 개의 조정 슬리브가 있으며, 통합된 편광필터는 내부의 눈부심 및 미광을 제거한다. 또한 100% 방진덮개 및 HHL 제논 할로겐 전구가 있다. 전구를 교체하여 선조명에서 점조명으로 변환시킬 수 있으며 주시카드가 부착되어 있다 (사진제공; Heine USA, Ltd).

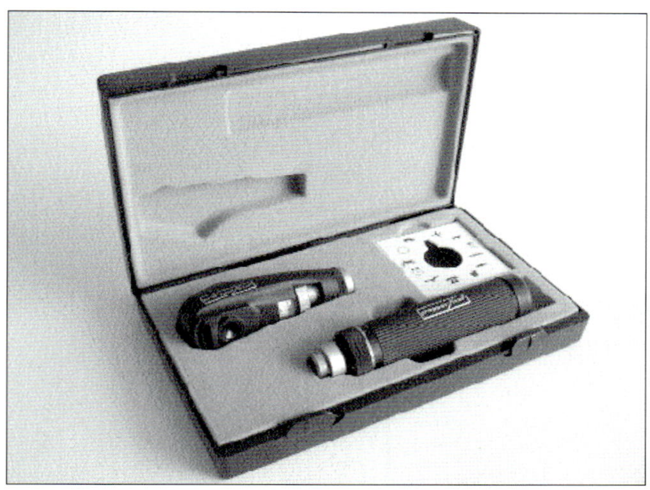

그림 2-11.

G. Propper Star Retinoscope Set #196900 3.5v 검영기. 이 검영기는 선조명 및 점조명 기능이 통합되어 있다. 독특한 거울디자인은 밝은 조명을 제공하며 거울의 다층코팅은 반사를 제거한다. 이 검영기는 2개의 조리개 (2 mm 및 4 mm)를 선택할 수 있으며 슬라이딩 먼지 덮개는 광학부품을 보호한다. 안경 착용자를 위한 2개의 이마받침대가 포함되어있다. 검영기의 머리 부분은 벽면콘센트나 충전기 형태의 3.5v 재충전식 손잡이에 적합하다 (사진제공; Propper Manufacturing).

예상되는 특징

모든 검영기는 손으로 잡을 수 있고 휴대용이다. 모두 평면거울 효과를 제공하지만, 모두 완전한 오목거울 효과를 제공하는 것은 아니다. 후자는 고도 근시자의 중화를 더 용이하게 한다. 검사실의 조명을 더 어둡게 조정하는 것이 어렵거나 불가능한 경우 할로렌 검영기를 사용하는 것이 더 좋다.

Stereo Optical (Optec)사, Welch Allyn사 및 Heine사의 검영기는 반사로 인한 눈부심을 줄일 수 있는 편광필터가 내장되어 있다. Keeler사는 최대 600 lux의 아주 밝은 할로겐 조명이 가능하다고 주장한다. Propper사의 독특한 거울디자인은 밝은 조명을 제공한다. Welch Allyn사는 병원 진료에 편리한 특별 주머니 크기의 검영기를 제작하고 있다.[1]

검영기를 사용하지 않을 때에는 항상 전원을 끈다. 전구가 과열되면 수명이 단축되고, 검영기가 수평방향으로 놓일 때 필라멘트가 휘어져 선조명이 왜곡될 수 있다.

검영법은 기술과 연습이 필요하다. 하룻밤 새 전문가가 되는 것을 기대하지 말라. 연습을 많이 할수록 굴절이상을 더욱 잘 평가할 수 있다.

검영기 생산업체 (RETINOSCOPE MANUFACTURERS)

Stereo Optical Company, Inc
800-344-9500
www.stereooptical.com

Heine USA, Ltd
800-367-4872
info@heine.com

Welch Allyn
800-535-6663
www.welchallyn.com

Propper Manufacturing
800-832-4300
www.propppermfg.com

Keeler
800-523-5620
www.keelerusa.com

참고문헌 (REFERENCES)

1. Norath D. Retinoscopes: The starting point of a good refraction. Available at http://www.visioncareproducts.com/12/retinoscopes.html. Accessed January 8, 2003.

03
광학적 고찰

"나의 최대 성취목표는 당신이 볼 수 있도록 만드는 것이다."
Film Director D.W. Griffith

굴절이상을 발견하고 교정하기 위한 검영기의 사용법을 이해하려면, 우선 몇 가지 기본적인 용어를 통일시킬 필요가 있다. 이것은 기본적인 정의를 검토하는 것이다. 의도적으로 방정식을 사용하지 않으므로 광학에 대한 진지한 논의가 뒤따를 것이라고 오해하지 않기 바란다. 이후에 인용된 참고문헌은 개념을 자세히 설명하고 있다.

주의 깊게 읽고 도표를 연구하기 바란다. 이는 빨리 이해할 수 있을 것이다!

빛의 굴절 (REFRACTION)

빛은 연못에 물결이 이는 것과 같이 파로 진행된다. 파면 (wavefront)은 표면에 수직한 광선으로 구성된다. 자연 광원은 항상 발산광을 방출하며, 이것을 음성버전스 (negative vergence)라고 부른다 (그림 3-1A). 렌즈가 빛을 수렴시킬 때, 양성버전스 (positive vergence)라고 부른다 (그림 3-1B). 파면의 곡률은 반경에 따라 달라지며, 광원에서 멀어질수록 곡률이 감소한다. 무한

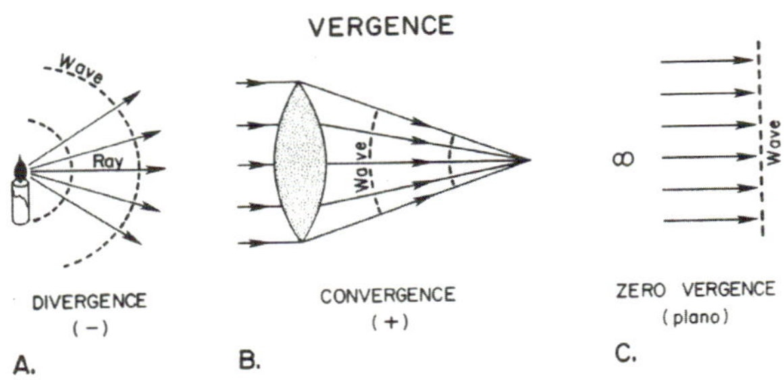

그림 3-1. 광원으로부터 나온 광선의 버전스는 파면의 곡률을 결정한다.

대거리에 있는 광원으로부터 오는 파면은 매우 편평해서 광선이 사실상 평행하며, 이 파는 제로 버전스 (plano)를 갖는다고 한다 (그림 3-1C).

디옵터는 버전스를 측정한 것이다. 파면의 곡률은 버전스를 결정하며, 디옵터 (D) 단위로 곡률을 측정한다. 곡률 또는 버전스는 거리에 반비례하며 변한다. 다시 말해서, 거리가 짧을수록 버전스는 더 커진다. 버전스는 거리에 따라 변하므로 (반비례), 거리를 측정하여 디옵터를 사용할 수 있다. 광원으로부터 1 m 떨어진 파는 1 D의 버전스를 가진다. 50 cm 거리에서는 버전스가 2 D이다. 반면 2 m 거리에서는 버전스가 0.5 D이며, 6 미터에서는 0 D라고 간주한다.

디옵터는 거리를 측정한 것이다. 버전스를 양성 또는 음성으로 나타내기 때문에, 디옵터 역시 똑같이 나타낸다 (그림 3-2에서 플러스와 마이너스로 표시된 것을 주목하라). 플러스 디옵터는 수렴버전스 (convergence), 마이너스 디옵터는 발산버전스 (divergence)를 나타낸다. 예를 들어, 점광원으로부터 발산하는 광선은 1 m 거리에서 1 디옵터의 음성버전스 (−1 D)를 가진다; 50 cm 거리에서는 버전스가 두 배 (−2 D)이다 (그림 3-2A). 반대로, 평행광선이 25 cm 거리에서 한 점으로 수렴하면, 4 디옵터의 양성버전스인 +4 D를 가진다고 할 수 있다 (그림 3-2B). 따라

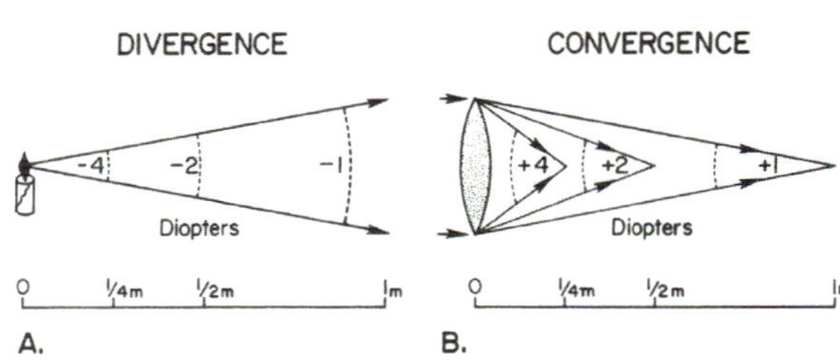

그림 3-2. 디옵터는 파면곡률의 정의에 따른 버전스 및 거리와 관련된다.

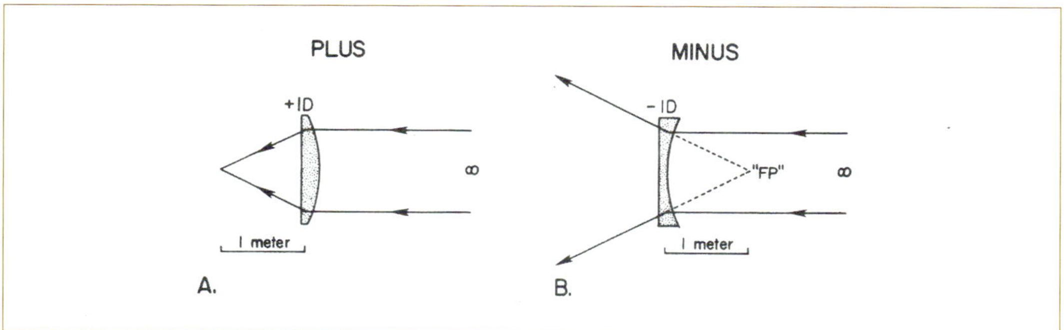

그림 3-3. 1 D 렌즈가 평행광선의 버전스에 미치는 영향. A. +1 D 렌즈는 광선을 1 m 거리의 한 점으로 수렴시킨다. B. −1 D 렌즈는 광선을 렌즈로부터 1 m 거리에 있는 한 점(FP)으로부터 빛이 나오는 것처럼 발산시킨다.

서 "1 디옵터 거리" (1 m) 또는 "4 디옵터 거리" (0.25 m)로 나타낼 수 있다.

굴절은 광선을 꺾어서 버전스를 변화시키는 것이다. 광선이 창유리를 통해 꺾이지 않고 통과할 때 버전스는 변하지 않는다; 즉, 굴절이 일어나지 않는다. 광선이 매질을 통과할 때 꺾이면 (굴절) 버전스가 변한다. 광선의 버전스를 변화시키는 것을 렌즈라고 부른다. 렌즈가 평행광선을 수렴시키면 플러스 굴절력을 가지는 렌즈라고 하며, 광선을 발산시키면 렌즈는 마이너스 굴절력을 가진다.

디옵터는 렌즈의 굴절력을 측정한 것이다. 디옵터가 버전스와 거리를 측정한 것과 같이, 렌즈 굴절력을 측정한 것이다. 즉, 빛을 꺾을 수 있는 렌즈의 능력을 나타낸다. 렌즈의 굴절력은 미터 단위의 초점거리를 디옵터로 나타낸 것이다. 예를 들어 +1 D 렌즈는 평행광선을 1 m 거리에서 한 점으로 수렴시킨다 (그림 3-3A).

디옵터 굴절력은 미터 단위 거리의 역수 (즉, 거리가 짧을수록 디옵터 값이 증가한다)이므로, +10 D 렌즈는 평행광선을 10 cm 거리에서 수렴시킨다. −5 D 렌즈는 평행광선을 20 cm 거리의 점으로부터 나온 것처럼 발산시킨다. 표 3-1은 굴절검사에서 자주 사용되는 디옵터 거리를 나타낸 것이다. (평행광선을 고려한 것이다. 이렇게 하면 버전스 값이 단순하게 렌즈에 의해 제공되기 때문에 계산이 간단하다.)

표 3-1. 임상에서 자주 사용하는 디옵터 거리

디옵터	거리
"0" D	6 m (20 ft.)
0.50 D	2 m (6.5 ft.)
1.00 D	1 m (3.3 ft.)
2.00 D	50 cm (1.6 ft.)
3.00 D	33 cm (12 in.)
4.00 D	25 cm (10 in.)
5.00 D	20 cm (8 in.)
10.00 D	10 cm (4 in.)
20.00 D	5 cm (2 in.)

디옵터는 곡률을 측정한 것이다. 렌즈가 광선을 꺾을 수 있는 능력은 특히 공기와 렌즈 사이의 경계면에서 표면의 곡률과 연관된다. 표면의 곡률이 증가할수록 굴절되는 정도가 직접적으로 증가한다. 더 스티프한 곡면 (반경이 더 짧은 곡면)은 더 플랫한 곡면보다 굴절되는 정도가 더 크다. 렌즈의 최종 굴절력은 전면과 후면의 만곡에 의해 결정된다. 각막의 볼록한 전면은 각막을 통과하는 빛에 대하여 양성버전스 (플러스 굴절력)를 만든다는 점을 생각하면 이해하기 쉽다.

눈은 광선을 굴절시켜 망막에 초점을 맺도록 한다. 눈은 평행광선이 각막 뒤 22 mm 거리에 있는 중심와에 초점을 맺도록 상당한 정도의 양성버전스를 가져야 한다. 인간의 각막과 수정체에 의해 발생하는 플러스 굴절력은 약 60 D 정도이다.

굴절이상 (REFRACTIVE ERRORS)

굴절이상 (비정시)은 안축이 길거나 짧은 눈으로 간단하게 표현된 교과서의 그림으로부터, Gullstrand와 다른 사람들이 제시한 복잡한 수학적 모형까지, 다양하게 정의된다. 광학적으로 동일한 상황을 여러 가지 방법 (초점, 버전스, 공액초점 등)으로 관찰할 수 있으므로, 비정시에 대한 정의는 중복되는 경향이다.

POINT

여기서는 원점 (far point, FP)을 적용하여 굴절이상을 평가하겠다. 눈의 원점은 조절이 이완되었을 때 중심와와 공액하는 공간의 물점으로 정의된다.

공액은 "대응한다"는 뜻으로, 검영법을 이해하는데 아주 중요한 개념이다. 발광물체로부터 방출된 광선이 렌즈를 통과한 다음 다른 편에 상을 맺을 때, 물체와 상은 서로 대응 (즉, 공액)한다 (그림 3-4A). 공액은 상호가역적인 관계를 요구한다. 발광물체를 상의 위치로 이동시키면, 광선은 렌즈를 통과한 다음 원점이라고 부르는 이전의 물체 위치에 초점을 맺을 것이다 (그림 3-4B). 이처럼 렌즈의 양쪽 면으로부터 버전스를 측정할 수 있고, 원점 위치를 알면 렌즈의 굴절력을 알 수 있다.

눈의 내부로부터 눈의 굴절력을 쉽게 알 수 없지만, 공액 원리를 적용하여 외부로부터 눈의 굴절력을 측정할 수 있다. 검영법은 이와 같이 공액점의 가역성을 이용한다. 망막을 조명시키면, 외부 공간에 있는 망막과 공액하는 원점의 위치를 알게 된다. 원점의 위치를 알면 안광학계의 굴절력을 알 수 있다.

다시 굴절이상의 평가에 관심을 돌려서, "망막 중심와에 초점을 맺는 광선은 어느 곳으로부터 출사되었는가?"에 대해 생각해보자. 무한대거리에서 출사된 광선이 중심와에 도달한다면, 정시(굴절이상 없음)라고 부른다. 무한대거리가 아닌 곳에서 출사된 광선이 중심와에 상을 맺는다면, 비정시라 부른다. 그렇다면 "무한대로부터 출사된 광선은 눈 내부의 어느 곳에 초점을 맺는가?"라고 질문할 수 있다. 다시 무한대로부터 출사된 광선이 중심와에 초점을 맺으면 정시이며, 그렇지 않으면 비정시이다. 원점의 위치에 관한 예를 살펴보겠다.

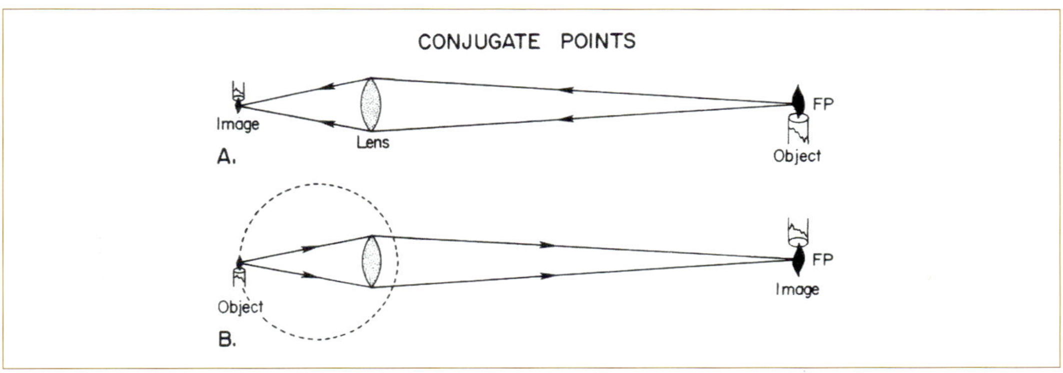

그림 3-4. 공액점. (A) 물체가 원점에 있을 때 물체와 상의 관계. (B) 상이 원점에 결상되도록 하는 물체의 위치.

정시 (EMMETROPIA)

정시는 간단하게 굴절이상이 없음을 의미한다. 즉, 무한대거리로부터 방출된 평행광선이 중심와에 초점을 맺는다. 망막이 무한대거리와 공액하므로, 정시안의 원점은 무한대거리에 놓인다 (그림 3-5).

굴절이상이 없으므로, 원점을 무한대거리에 위치시키기 위해 렌즈가 필요하지 않다. 굴절상태는 제로 버전스의 교정렌즈가 필요하다는 점을 설명하기 위해 평면이라고 한다.

비정시 (AMETROPIAS)

이 범주는 모든 굴절이상을 포함한다. 평행광선은 중심와에 초점을 맺지 않으며, 원점은 무한대 거리에 위치하지 않는다.

비정시는 아래와 같은 이유로 발생할 수 있다.

- 안축 길이의 편차
- 굴절면의 곡률 오차
- 굴절률의 편차
- 렌즈 위치의 이동
- 위 사항의 조합

비정시는 망막이 무한대와 공액하도록 만들기 위해 즉, 원점을 무한대거리로 이동시키기 위해 교정렌즈가 필요하다. 렌즈의 부호와 굴절력이 굴절이상을 정의하며 그 정도를 측정한 것이다. 간단하게 나타낸 것이며 수학적 의미는 아니다.

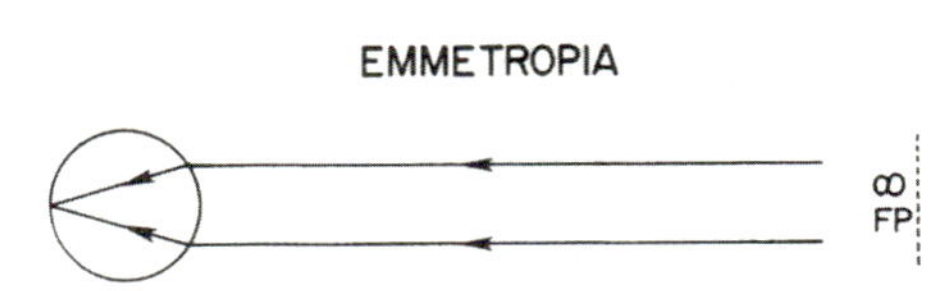

그림 3-5. 정시. 평행광선이 중심와에 초점을 맺는다.

구면 비정시 (SPHERICAL AMETROPIAS)

눈의 굴절면이 구의 표면처럼 모든 경선에서 만곡도가 같은 경우 눈이 구면굴절력을 갖는다고 한다. 모든 경선에 도달하는 평행광선은 동일하게 굴절되어 하나의 초점을 만든다. 구면 비정시에서 이 점은 중심와와 일치하지 않는다.

원시 Hyperopia

앞에서 열거한 어떠한 이유에서든지 원시는 상대적으로 굴절력이 부족한 상태이다. 다시 말하면 양성버전스나 플러스굴절력이 충분하지 않다 (그림 3-6).

평행광선이 충분하게 굴절되지 못해 눈 뒤에 초점을 맺는다 (그림 3-6A). 망막은 무한대보다 더 먼[2] 지점과 공액하므로 원점이 "무한대보다 더 먼 지점 (실제로 존재하지 않는 가상적인 점; 광학에도 시적인 상상력의 도약이 필요하다)에 있다고 설명한다. 교정 플러스렌즈는 입사광선을 수렴시켜 망막에 초점을 맺도록 한다. 따라서 중심와가 무한대와 공액하며, 원점이 무한대거리에 있게 된다 (그림 3-6B).

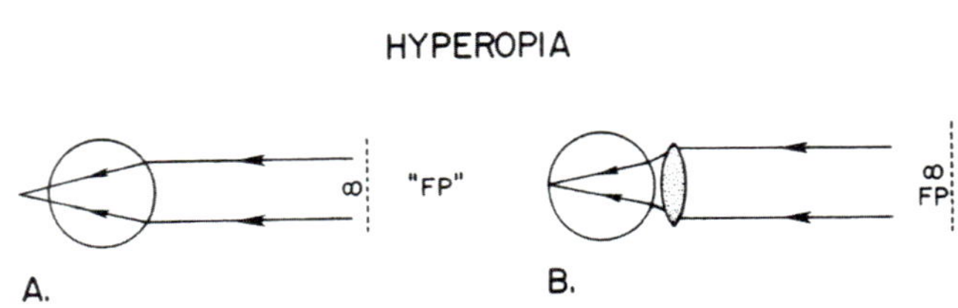

그림 3-6. 원시. (A) 교정하지 않은 상태에서, 평행광선이 망막 뒤에 초점을 맺으며, 원점은 무한대보다 더 멀리 있다. (B) 플러스렌즈로 교정된 상태.

2) "무한대 보다 더 먼"이란 원시자의 가상적인 원점이 눈 뒤에 위치하는 것을 말한다 (원형 우주에서)

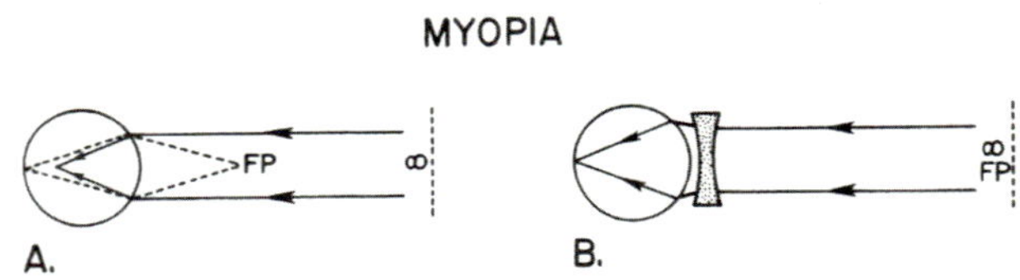

그림 3-7. 근시. (A) 교정하지 않은 상태에서, 평행광선이 망막 앞에 초점을 맺으며, 원점은 무한대보다 가까이 있다. (B) 마이너스렌즈로 교정된 상태.

근시 Myopia

아래 열거된 변수로 인해, 근시안은 상대적으로 굴절력이 강하다. 즉, 플러스굴절력이 너무 크다 (그림 3-7).

평행광선이 너무 많이 굴절되어 망막 앞에 초점을 맺는다 (그림 3-7A). 망막은 무한대보다 더 가까운 점과 공액하며, 원점은 무한대와 눈 사이에 위치한다. 교정 마이너스렌즈는 입사광선을 발산시켜 망막에 초점을 맺도록 하며, 중심와가 무한대와 공액하므로, 원점이 무한대에 위치한다 (그림 3-7B).

비구면 비정시 (ASPHERICAL AMETROPIAS)

눈의 굴절면 (특히 각막)은 보통 모든 경선의 곡률반경이 동일하지 않다. 즉, 구면이 아니다. 이 경우를 비구면이라고 한다. 이와 같은 표면을 토릭면 (혹은 환상면)이라 부르며, 럭비공의 절단면을 생각하면 쉽게 이해할 수 있다 (그림 3-8).

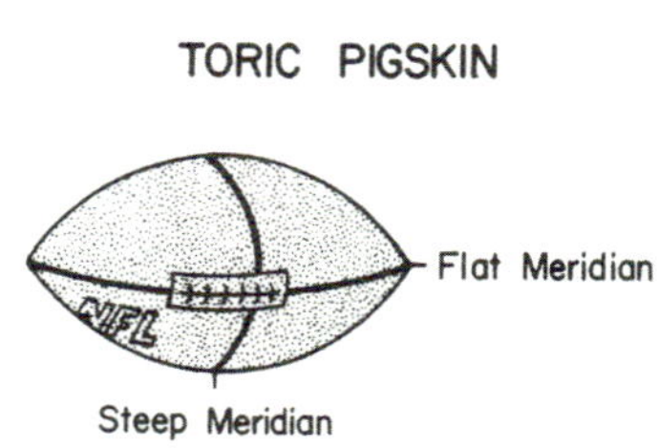

그림 3-8. 토릭면과 같이 절단된 럭비공.

굴절력은 표면의 곡률에 좌우되므로 (곡률이 증가할수록 굴절력이 증가한다), 두 주경선이 광선을 다르게 굴절시킨다. 각막의 표면이 럭비공의 표면과 같다면, 곡률이 더 플랫한 수평 (180°) 경선이 광선을 가장 적게 굴절시키는 반면, 더 스티프한 수직 (90°) 경선은 광선을 가장 많이 굴절시킨다 (그림 3-9).

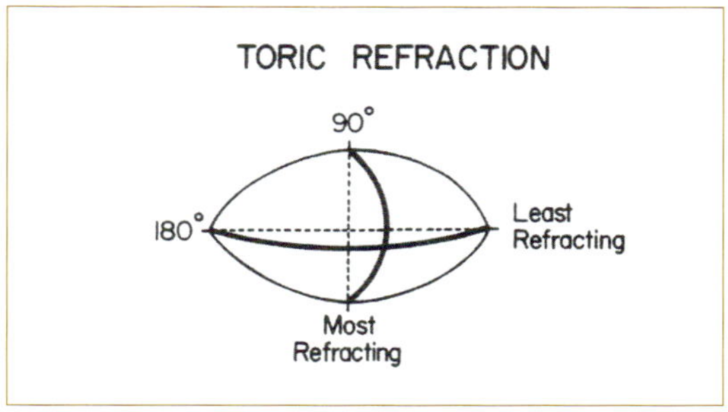

그림 3-9. 토릭굴절면. 90° 경선을 통과하는 광선은 180° 경선을 지나는 광선보다 더 많이 굴절될 것이다.

이들 주경선은 굴절력이 달라서 눈에 두 개의 초점을 만든다. 이를 난시라 한다.

그림 3-10에서, 스티프한 90° 경선은 광선을 망막에 수렴시키는 반면, 플랫한 180° 경선은 굴절력이 충분하지 못해 광선이 망막 뒤에 초점을 맺도록 굴절시킨다. 90° 경선은 정시성이고, 180° 경선은 원시성이라 한다.

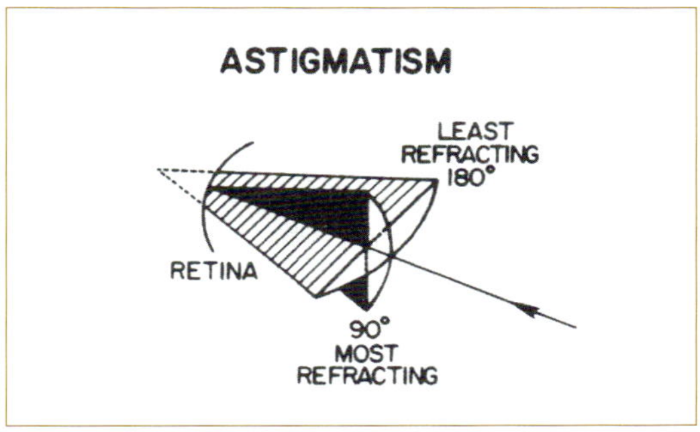

그림 3-10. 난시. 토릭굴절면은 각 주경선에 대해 서로 다른 초점을 만든다.

난시의 주경선은 근시성, 원시성 또는 이 두 가지가 조합될 수 있으며, 다음과 같이 분류한다 (이를 꼭 숙지할 것):

- **원시성 단성난시 (Simple Hyperopic Astigmatism; SHA)**: 한 경선은 원시성, 다른 경선은 정시성이다 (그림 3-10).
- **원시성 복성난시 (Compound Hyperopic Astigmatism; CHA)**: 두 경선이 모두 원시성이다.
- **근시성 단성난시 (Simple Myopic Astigmatism; SMA)**: 한 경선은 근시성, 다른 경선은 정시성이다.
- **근시성 복성난시 (Compound Myopic Astigmatism; CMA)**: 두 경선이 모두 근시성이다.
- **혼합 난시 (Mix Astigmatism; MIX-A)**: 한 경선은 근시성, 다른 경선은 원시성이다.

뒤에서 이러한 유형의 난시를 세부적으로 살펴보겠다.

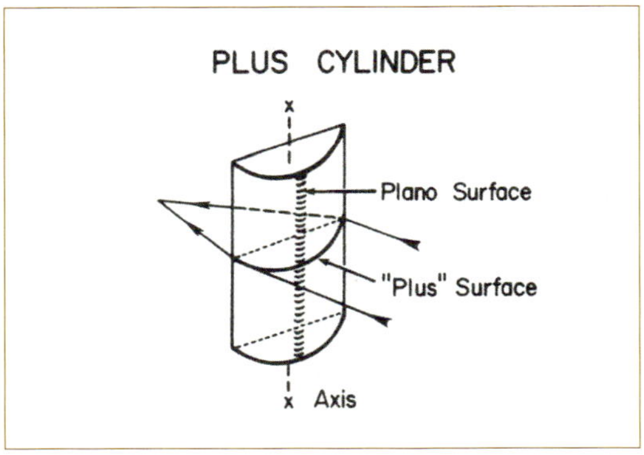

그림 3-11. 플러스 원주렌즈 (평볼록형)의 축이 수직방향에 놓여있다. 볼록한 면만 광선을 굴절시킨다. 편평한 면 (축)으로 입사한 광선은 굴절되지 않고 통과한다. 축경선은 굴절력이 없다.

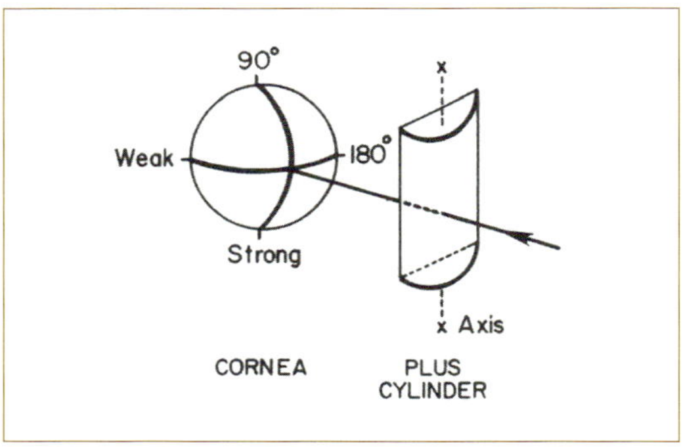

그림 3-12. 플러스 원주렌즈로 각막난시를 교정한 상태. 원주렌즈의 축이 각막의 강주경선과 동일한 방향에 놓여, 원주렌즈의 굴절력이 각막의 약주경선 굴절력에 첨가된다.

난시는 원주렌즈로 교정한다[3]. 플러스나 마이너스 원주렌즈가 있으며, 원주렌즈는 축과 수직인 경선만 굴절력을 가지고 있다. 축경선 (axis meridian)은 편평한 경선이며 굴절력이 없다 (그림 3-11).

원주렌즈로 난시를 교정하는 목적은 두 경선의 굴절력이 균형을 이루도록 하여 구면굴절력을 갖도록 하는 것이다. 플러스 원주렌즈로 난시를 교정할 때, 강주경선은 그대로 두고 약주경선만 플러스 굴절력을 첨가시키려고 한다. 원주렌즈는 한 주경선만 굴절력이 첨가되므로 이러한 목적을 위해 이상적이다.

토릭각막에 의해 발생한 난시의 간단한 예에서, 교정 원주렌즈의 축 (굴절력이 0 D인 경선)을 강주경선과 일치시켜서, 굴절경선이 약주경선에 놓이도록 한다. 약주경선이 180° 방향에 놓인 럭비공의 예를 들면, 180° 경선에 플러스 굴절력을 더하기 위해 플러스 원주렌즈의 축을 90° 방향으로 놓는다 (그림 3-12).

3) 간단하게 설명하기 위해 주경선이 서로 수직을 이루는 정난시만 고려한다. 주경선이 서로 90°로 떨어져 있지 않은 부정난시(불규칙난시)는 원주렌즈로 교정할 수 없다. 이는 나중에 설명하겠다.

약주경선에 굴절력을 첨가시켜 강주경선과 굴절력이 같아지도록 할 때, 난시가 중화되어 구면굴절이상 상태를 얻는다. 그런 다음 플러스나 마이너스 구면렌즈로 잔여 굴절이상 (구면굴절이상)을 교정할 수 있다.

POINT

원점을 적용하여 굴절이상을 요약하면, 원점이 무한대보다 더 가깝다면 근시이고, 원점이 무한대 뒤에 있다면 원시임을 알 수 있다. 원점이 무한대로부터 멀어질수록, 굴절이상이 더 커진다. 구면굴절이상인 눈은 원점이 하나인 반면에 난시인 눈은 두 개의 원점을 가진다.

비정시의 교정 (CORRECTION OF AMETROPIAS)

이제 모든 사항을 함께 고려하겠다. 렌즈는 입사광선의 버전스를 변화시키고 무한대와 망막이 공액하도록 (원점이 무한대에 놓이도록) 만들어서 굴절이상을 교정한다. 교정렌즈의 부호 (플러스 또는 마이너스)는 굴절이상의 유형을 나타내며, 렌즈의 굴절력은 굴절이상을 정량화한 것이다. 디옵터는 렌즈의 굴절력이며 렌즈를 통과하는 광선에 적용되는 버전스 (양성 또는 음성)를 측정한 것이다.

렌즈의 등급을 디옵터로 평가하는 것처럼, 비정시의 교정굴절력 역시 디옵터로 평가한다. +2 D 렌즈가 눈의 원점을 무한대에 놓는다면, 이 눈은 2 D 원시성이다. −3 D 렌즈가 무한대와 중심와를 공액하게 만든다면, 이 눈은 3 D 근시성이다. 검영법은 원점을 무한대에 위치시키는 렌즈를 알아내는 원리를 기초로 한다.

또한 광파의 버전스를 나타내기 위해 거리를 측정할 때에도 디옵터를 사용한다. 눈으로부터 40 cm 떨어진 책을 볼 때, 종이면에서 방출된 광선은 −2.5 D의 버전스로 눈에 도달한다. 따라서 글씨가 중심와에 초점을 맺도록 수정체 렌즈가 +2.5 D 조절한다.

결론적으로 디옵터는 렌즈굴절력, 굴절이상, 버전스 및 거리를 측정할 때 호환성이 있다. 원점을 무한대에 놓기 위해 −4 D 렌즈가 필요한 눈은 4 D 근시이고, 교정하지 않았을 때 원점은 눈앞 25 cm 즉, −4 D 거리에 놓인다.

마지막으로, 디옵터는 각막의 곡률을 기초로 각막의 굴절력을 나타내는 데 사용된다. 편의를 위해 각막 전면의 곡률반경이 7.5 mm이고 +45 D의 버전스를 가진다고 가정한다. 보통 케라토

미터 (ophthalmometer; 각막곡률계)로 각막의 곡률을 측정할 때, 디옵터 눈금 (플러스 부호를 생략)을 사용한다. 두 주경선의 케라토미터 측정값이 180° 경선에서 +44 D이고 90° 경선에서 +46 D일 때, 난시가 있고 수직경선이 더 강한 굴절력을 가진다고 쉽게 알 수 있다. 따라서 각막 난시를 교정하려면 +2 D 원주렌즈의 축을 90° 방향에 놓아야 한다 (즉, 강주경선에 축 경선을, 약주경선에 굴절력 경선을 일치시켜야 한다).

이번 장의 시작 부분에서 언급했듯이, 이는 설명이 아니라 정의이다. 의도적으로 많은 것을 제외하였지만 지금까지 이를 따라왔다면, 검영법을 진행할 준비가 되었다. 만약 그렇지 못하면, Dr. Michaels[1] 혹은 Dr. Rubin[2]을 참고한다.

참고문헌 (REFERENCES)

1. Michaels DD. Visual Optics and Refraction, A Clinical Approach. St Louis, Mo: CV Mosby; 1975: 201.
2. Rubin ML Optics for Clinicians. 2nd ed. Gainesville, Fla: Triad Science Publishers; 1974.

04
기본 개념

"확신을 가지고 시작하지만, 의문을 가지고 끝낼 수 있다.
그러나 의문을 가지고 시작하는 것을 개의치 않는다면,
확신을 가지고 끝낼 수 있다."
Francis Bacon

망막 조명 (LUMINOUS RETINA)

이전 자료에서 보았듯이 검영기로 망막을 조명시키고, 마치 발광점과 같이 망막에서 눈 밖으로 나오는 광선을 관찰한다. 광선이 망막을 떠날 때, 안광학계는 광선의 버전스에 영향을 준다. 평행광선 (평면거울)으로 망막을 조명했다면, 반사광선은 굴절이상에 따라서 다른 버전스로 눈을 떠난다[4].

즉,

- 정시안은 평행광선으로,
- 원시안은 발산광선으로,

4) 그림 3-4에서 그 이유를 알아보았다. 원점과 중심와 사이에서 공액관계의 가역성에 따라, 망막에 조명된 광선은 눈 밖으로 출사할 때 눈에 의해 굴절되어 원점으로 되돌아간다.

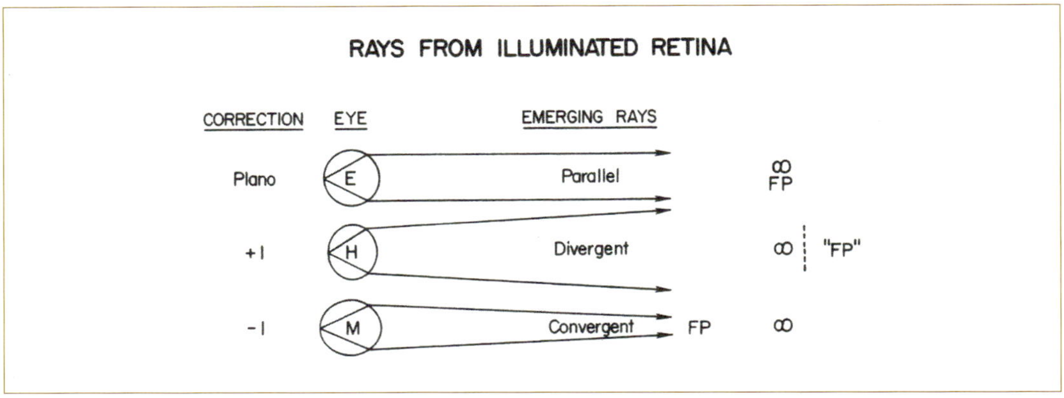

그림 4-1. 조명된 망막으로부터 출사하는 광선. 교정굴절력은 굴절이상을 교정하는데 요구되는 렌즈의 굴절력을 의미한다.

- 근시안은 수렴광선으로 출사한다.

이처럼 출사광선을 기준으로 접근하는 것이 처음에는 복잡해 보이지만, 검영기의 반사광을 간단하게 이해할 수 있다 (평행하지 않은 광선으로 망막을 조명시켰을 경우 다른 상황이 발생하지만, 여기서는 이 점을 무시하겠다).

이 상황을 가시적으로 나타내기 위해, 세 가지 기본적인 경우 즉, 정시 (plano), 원시 (+1 D) 및 근시 (−1 D)에서 망막의 조명광학계를 그림으로 설명하겠다. 모든 경우에서 눈에 입사하는 광선은 평행광속을 유지하므로, 모두 무시하고 단순하게 출사광속을 살펴보겠다.

그림 4-1은 3장에서 논의한 원점광학계를 조사할 수 있는 한 가지 이상의 방법을 제공한다. 정시의 원점은 무한대에 위치하고, 원시의 원점은 무한대보다 더 뒤쪽에, 근시의 원점은 무한대보다 더 가까이 위치한다.

지금, 그림 4-2의 각 눈앞에 앉아 있다고 생각하자. 검영기의 관찰구를 통해 바라보면, 출사광선이 피검사자의 동공 안에서 붉은 반사광으로 보인다. 선조명 (입사광)을 좌우로 흔들면, 관찰되는 반사광이 움직일 것이다. 출사광선이 한 점 (피검사자의 원점)에서 수렴되지 않는다면, 망막 반사광이 입사광의 움직임과 동일한 방향으로 움직일 것이다. 이것을 동행반사 또는 동행 (with motion reflex; WITH)이라고 한다. 광선이 피검사자의 원점에서 수렴되었다가 발산한다면, 망막반사광이 입사광의 움직임과 반대 방향으로 움직일 것이다. 이것을 역행반사 또는 역행

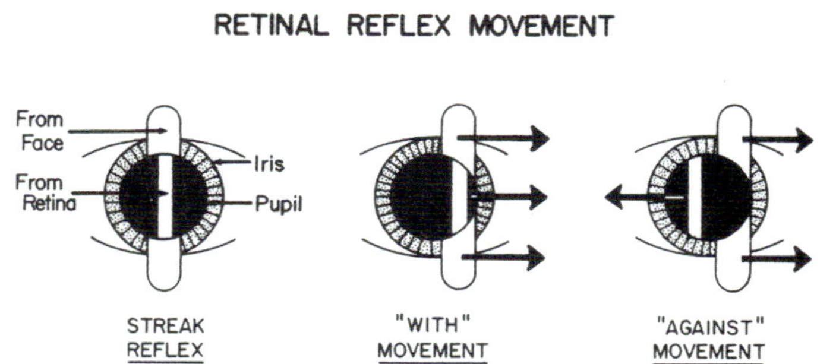

그림 4-2. 망막 반사광의 움직임. 얼굴에 조명된 선조 (입사광)와 망막에서 반사된 광선 (반사광선)의 움직임이 동행 (WITH) 및 역행 (AGAINST)인 상태를 도시하였다.

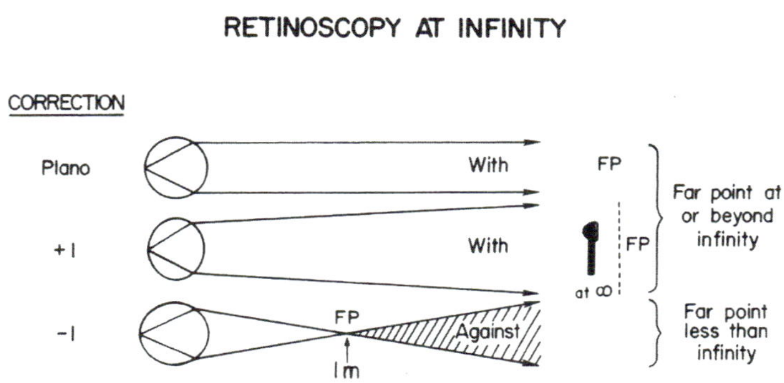

그림 4-3. 무한대거리에서 검영법을 실시하는 경우. 피검사자의 원점보다 가까이 있으면 동행, 멀리 있으면 역행이 관찰된다.

(against motion reflex; AGAINST)이라고 한다 (그림4-2 참조)[5].

이제 피검사자로부터 거의 무한대거리로 떨어진 곳에서 검영기를 통해 관찰한다고 상상하자. 세 가지 다른 경우가 나타날 것이다 (그림 4-3). 정시자와 원시자의 경우, 출사광선은 원점을 향해 수렴하지 않으므로 동행이 관찰된다. −1 D 근시자의 경우 출사광선은 원점 (1 m)에서 초점을 맺은 다음 발산하므로, 역행이 관찰된다.

5) 이러한 현상을 확인하고 싶은 충동을 억제할 수 없다면, 검영기를 켜고 슬리브를 위로 올린 다음, 선조광을 수직 방향으로 회전시킨다. 피검사자에게 원거리를 주시하도록 하고 1피트 (약 30 cm) 떨어진 거리에서 안저를 관찰한다. 선조광을 좌우로 (선조광의 축과 수직으로) 움직인다. 동행 (망막 반사광이 얼굴의 반사광과 같은 방향으로 움직임)이 관찰되면 확인하고 검영기를 치운다. 동행이 관찰되지 않아도 움직임을 확인하고 검영기를 치운다.

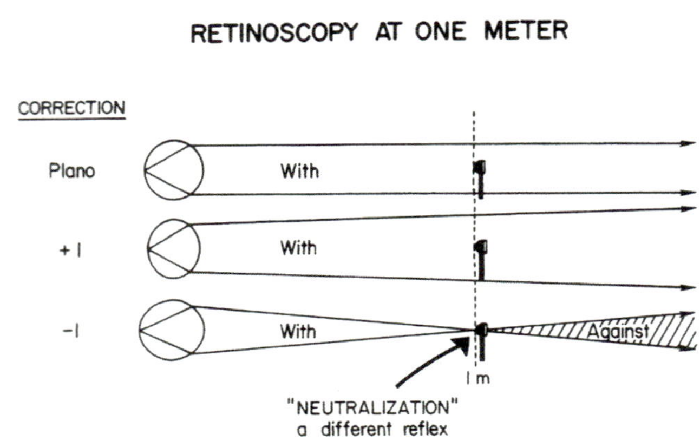

그림 4-4. 1 m 거리에서 검영법을 실시하는 경우. −1 D 근시자의 원점은 눈앞 1 m 거리에 있다.

이 상황을 다른 방법으로 생각해보자. 역행이 관찰되는 경우 검사자는 피검사자의 원점보다 더 멀리 위치하며, 동행이 관찰되는 경우 피검사자의 원점이 검사자의 뒤쪽에 있다!

무한대거리에서 검영법을 실시한다면 어떠한 상태가 될까? 광학적 무한대는 6 m (20 ft) 정도로 간주하지만, 실제로 이 거리에서 검영법을 실시할 수 없다. 반사광이 너무 흐리고, 피검사자의 눈앞에 교정렌즈를 놓을 수 없기 때문이다.

그러나 만일 1 m 앞에 앉아 있다면, 반사광은 더 밝고, 피검사자에게 편리하게 접근할 수 있다 (그림 4-4).

검영기가 피검사자로부터 1 m 거리에 놓여있다면, 정시와 원시의 경우 원점이 검사자 뒤쪽에 있으므로 동행이 관찰될 것이다.

그러나 1 D 근시 (원점이 눈앞 1 m)에서는 반사광이 다르게 관찰될 것이다. 고개를 약간 앞으로 숙이면 동행이 관찰되고, 약간 뒤로 제치면 역행이 관찰될 것이다. 그러나 검영기가 정확하게 피검사자의 원점에 놓여있으면, 반사광의 움직임이 보이지 않는 중화된 상태를 관찰하게 된다 (그림 4-5).

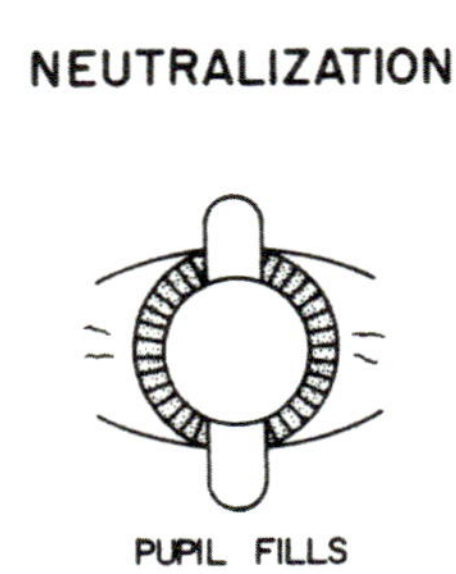

그림 4-5. 반사광이 중화된 상태(NEUT). 피검사자의 원점이 검영기의 관찰구와 공액할 때 나타난다.

검사자가 피검사자의 원점에 있을 때, 피검사자의 동공은 빛으로 가득 채워진다. 띠 모양의 반사광이 없어지고 동행이나 역행이 보이지 않는다. 피검사자 눈의 망막이 검영기의 관찰구와 공액한다. 원점에서 반사광의 움직임이 반대로 바뀌므로 (예를 들어 동행에서 역행으로 바뀜), 중화를 반전점 (reversal point)이라고도 한다.

검사거리 보정렌즈 (THE WORKING LENS)

무한대보다 더 가까운 거리에서 검영법을 하는 것이 더 편리하다는 것에 동의한다. 하지만, 원점을 기준으로 할 때 굴절이상의 교정은 무한대거리에 원점이 놓이도록 하는 것으로 정의할 수 있다. 실제로 무한대거리에 있지 않고 무한대거리에 있는 반사광을 관찰할 수 있을까?

임의의 검사 거리에서 검영법을 실시하면서 눈앞에 보정렌즈를 가입시켜 무한대거리에서 검사하는 상황을 만들 수 있다. 이 렌즈의 굴절력은 피검사자로부터 검사자 사이의 디옵터 거리와 같아야 한다. 보정렌즈는 검영기가 무한대거리에 놓인 것처럼 만든다. 이 내용이 왜 우리와 관련이 있는지는 여기서 중요하지 않다. 그냥 받아들이면 된다.

예를 들어 1 D 거리에 해당하는 1 m 거리에서 검영법을 실시한다면, 피검사자의 눈앞에 +1 D 보정렌즈를 가입시켜 무한대거리에서 검사하는 것처럼 만들 수 있다. 눈의 원점이 검영기와 공액할 때, 원점이 무한대거리에 있는 것처럼 만든다. 따라서 보정렌즈는 임의의 편리한 검사거리를 무한대로 이동시킬 수 있다.

이를 확인하기 위해서는, 1 m 거리에서 보정렌즈를 가입시키고 검영법을 실시한다. 보정렌즈는 당연히 +1 D 렌즈를 선택해야 한다.

그림 4-4와 4-6을 비교하면, 정시자와 근시자에서 반사광이 변하는 것을 볼 수 있다. 물론 그 이유는 그림 4-4에서는 1 m 거리에서 반사광을 관찰하지만, 그림 4-6에서는 보정렌즈에 의해 반사광이 무한대거리에서 관찰하는 것처럼 변했기 때문이다 (물론 검사자는 동일한 위치를 유지하지만). 앞으로 제시되는 모든 그림에서 보정렌즈가 가입되었을 때에는 반사광을 "무한대거리에서" 관찰하는 상황임을 기억하라.

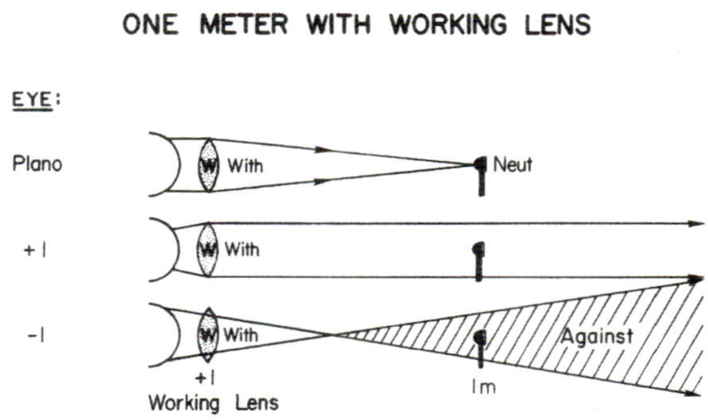

그림 4-6. +1 D 보정렌즈를 가입하고 1 m 거리에서 검영법을 실시하는 상황. 보정렌즈는 모든 출사광의 버전스를 증가시킨다. 이제 정시자는 중화를 보이며, 원점이 검영기와 일치하는 상태가 된다. 보정렌즈는 검사자를 무한대거리에 위치시키는 효과를 갖는다.

교정렌즈 (THE CORRECTING LENS)

검사자를 무한대거리에 위치하는 것처럼 만드는 데 적합한 보정렌즈를 사용하기 때문에, 이제 원점을 검사자의 위치 (무한대거리)로 가져다줄 교정렌즈의 굴절력을 결정해야 한다. 원점을 무한대거리로 이동시키는 교정렌즈가 피검사자의 굴절이상 측정값이다. 검사자는 보정렌즈의 굴절력을 무시할 수 있다. 검사자의 위치가 보정렌즈의 버전스를 무효로 만든다.

피검사자의 원점을 검사자의 위치로 이동시키기 위해 사용할 교정렌즈의 굴절력은 무엇일까? 간단하다. 플러스렌즈는 출사광속을 수렴시키므로 원점을 피검사자의 눈을 향해 잡아당기며, 마이너스렌즈는 광선을 발산시키므로 원점을 눈으로부터 멀어지도록 이동시키는 점을 기억하면 된다.

이제 그림 4-6의 각 경우를 참고하여 굴절이상을 어떻게 측정하는지 알아보겠다.

정시는 교정렌즈가 없을 때 원점이 무한대거리에 있는 눈으로 정의되었다. 그림 4-6의 위쪽에서 피검사자의 원점이 검영기와 일치하는 것을 볼 수 있다 (보정렌즈는 검사자를 무한대거리로 이동시킨다). 따라서 피검사자의 원점은 무한대거리에 있다. 보정렌즈가 가입된 상태에서 원점을 검영기와 일치시키는데 별도의 렌즈가 요구되지 않으므로 굴절이상은 0이다. 피검사자의 망막이 검영기와 공액하므로 반사광의 움직임이 중화를 보인다. 아주 간단하고 쉽다.

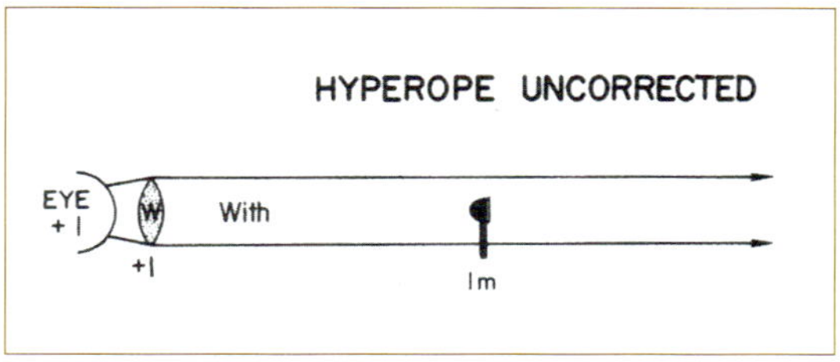

그림 4-7. 미교정 상태의 원시자. 동행반사는 원점이 검사자 뒤쪽에 위치함을 나타낸다.

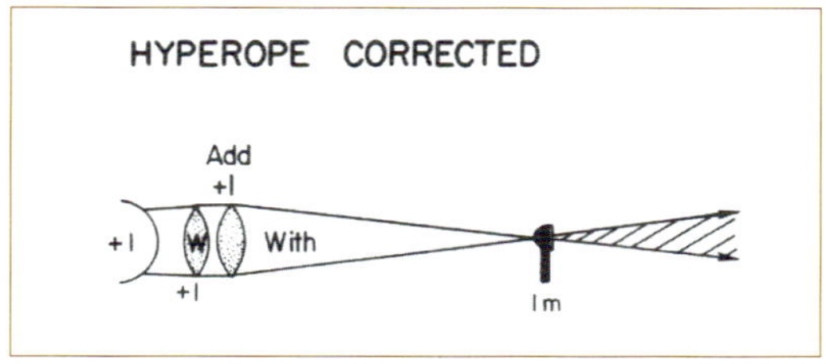

그림 4-8. 교정된 상태의 원시자. +1 D 교정렌즈가 원점을 무한대거리로 이동시킨다. 따라서 굴절이상은 +1 D이다.

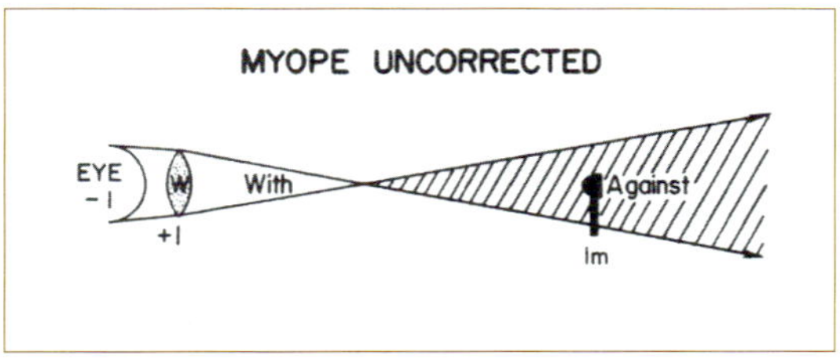

그림 4-9. 미교정 상태의 근시자. 역행반사는 원점이 검사자 앞쪽에 위치함을 나타낸다.

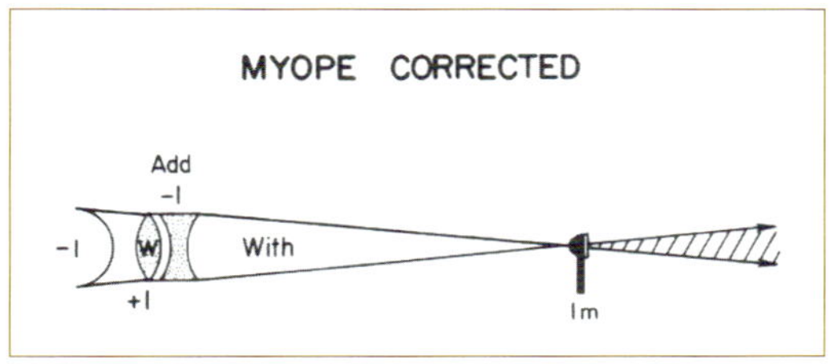

그림 4-10. 교정된 상태의 근시자. −1 D 교정렌즈가 원점을 무한대거리에 위치시킨다. 따라서 굴절이상은 −1 D이다.

이제 원시자 (hyperope)의 경우를 보자 (그림 4-7). 무한대거리에서 검영법을 실시하면 동행이 관찰되므로, 원점이 무한대거리보다 더 멀리 있다. 정의에 의하면 원점이 무한대거리보다 더 멀리 있는 눈을 원시성이라 한다. 원시자는 플러스 교정렌즈를 필요로 하며, 플러스 렌즈는 원점을 눈 쪽으로 잡아당긴다. 처음 +1 D의 교정렌즈를 가입시켜본다 (그림 4-8).

짜잔! 이제 중화가 보인다. 이것은 피검사자의 망막이 검사자와 공액하는 상태를 의미한다. 보정렌즈에 의해 검사자가 무한대거리에 위치하는 상황과 같으므로 피검사자의 인위적인 원점 역시 무한대거리에 위치한다. +1 D 렌즈를 가입시켜 중화를 얻을 수 있으므로, 정의에 의하면 피검사자는 1 D 원시자이다. (보정렌즈의 굴절력은 무시한다!)

이제, 근시자 (myope)에 대해 알아보겠다 (그림 4-9).

반사광이 역행을 보이므로, 피검사자의 원점이 검사자 앞쪽에 있다는 사실을 알 수 있다. 정의에 의하면 눈의 원점이 무한대거리보다 가까이 있으면 근시성이다. 근시자는 마이너스 교정렌즈를 요구하며, 마이너스렌즈는 원점을 눈으로부터 더 멀어지도록 만든다. 따라서 근시를 중화시키기 위해 −1 D 렌즈를 가입시킨다 (그림 4−10).

이제 피검사자의 망막이 검사자와 공액하므로 중화를 볼 수 있다. 원점을 무한대거리로 이동시키기 위해 −1 D 렌즈가 사용되므로 피검사자는 1 D 근시자이다.

아마 여기까지 잘 이해했을 것이다. 이것은 기본이다.

POINT

요약하면:

1. 보정렌즈 (피검사자와 검사자 사이의 디옵터 거리와 동일한 굴절력의 렌즈)는 검영기가 피검사자로부터 무한대거리에 있는 것처럼 만든다.
2. 눈의 원점을 무한대로 위치시키는 교정렌즈의 굴절력이 굴절이상을 측정한 값이다.
3. 피검사자의 원점이 검영기의 관찰구와 일치할 때 반사광선은 중화 상태를 보인다.
4. 그러므로 반사광선을 중화 상태로 만드는 교정렌즈의 굴절력이 굴절이상 측정값이며, 굴절이상을 교정하는데 필요한 렌즈이다 (단, 보정렌즈의 굴절력은 무시한다).

검사거리 (THE WORKING DISTANCE)

이제 임의의 검사거리를 무한대거리처럼 만들 수 있다는 것을 알았으므로 (단순히 정확한 디옵터 굴절력의 보정렌즈를 선택하여), 사용할 검사거리를 결정하겠다. 검사거리 25 cm와 100 cm를 간단하게 비교하겠다.

검사거리 25 cm 에서 반사광은 밝고, 피검사자의 눈앞에 렌즈를 쉽게 가입할 수 있지만, 거리오차가 크다.

검사거리가 100 cm 인 경우 반사광이 어둡고, 피검사자의 눈앞에 렌즈를 가입하는 것이 어렵지만, 거리오차는 적다.

거리오차는 무엇인가? 피검사자로부터 25 cm 나 100 cm 거리에서 검영법을 수행할 준비를

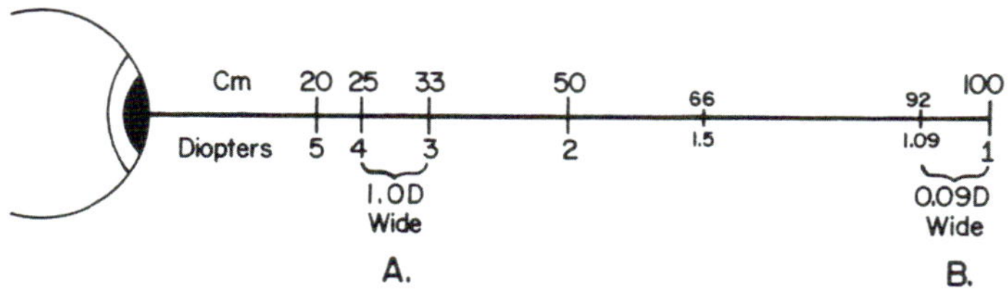

그림 4-11. 디옵터 거리. 간격 A와 B의 넓이는 8 cm이지만, 디옵터 넓이는 거의 10배 정도 차이가 난다.

하고 피검사자 앞에 앉아 있지만 검사거리를 정확하게 측정할 수 없다고 가정한다. 검사거리를 측정했을 때 3인치 (8 cm 정도) 오차가 있다고 가정한다. 이제 두 검사거리(25 cm 및 100 cm)에서 각각 디옵터 눈금을 비교하겠다 (그림 4-11).

그림에서 보듯이 8 cm (A 공간)는 1 D 넓이인 반면, 8 cm (B 공간)의 넓이는 0.09 D에 불과하다. 이처럼 검사자가 25 cm 거리에서 검영법을 실시한다면, 검사거리가 몇 센티미터만 달라져도 0.50 D 정도의 측정오차가 발생할 수 있다. 그러나 100 cm 거리에서 검사할 때 동일한 정도의 검사거리 오차가 측정값에 미치는 영향은 무시할 수 있다.

검사거리가 길거나 짧으면 각기 장단점을 가지고 있으므로, 대부분 검사거리를 66 cm로 유지한다. 이 거리는 검사하기 편리하며 (팔 길이 때문에) 반사광이 적당히 밝아 보인다. 그리고 검사거리에 해당하는 디옵터 값 (1.5 D)이 우수리가 없이 정확하게 환산된다. 포롭터를 사용하여 검영법을 실시할 때 +1.5 D의 보정렌즈를 쉽게 가입시킬 수 있으므로 일반적인 검사거리로 채택된다. 66 cm를 사용하지만 검사자에 따라 50 cm (+2.0 D)가 더 편할 수 있다. 실제로 매질이 혼탁한 상태에서 적절한 반사광을 얻기 위해 검사거리를 더 짧게 하거나, 유아가 무서워서 울지 않도록 검사거리를 더 멀리할 때도 있다. 항상 적절한 보정렌즈를 선택해야 한다. 이에 대해서는 나중에 다루겠다.

검사거리 확인 Know Your Distance

보정렌즈의 굴절력은 검사거리의 디옵터 값과 같아야 하므로, 검영기는 검사자가 생각하는 실제 검사거리에 놓여야 한다. 처음에는 66 cm를 유지하기 위해 끈이나 테이프를 사용하고, 이후에 판부렌즈나 포롭터에서 렌즈를 바꾸기 위해 팔을 뻗고 손목을 굽힌 자세에 익숙해지면, 팔을 이용하여 검사거리를 정확하게 측정할 수 있을 것이다. 그러나 검사거리가 정확하다고 확신할 수 없다. 66 cm 검사거리를 기준으로 양쪽 5 cm 정도 (2인치)의 오차는 0.12 D 차이가 나므로 양호한 편이다 (6장 참조, 그림 6-3).

검사거리는 중화를 위한 기준점이라는 점을 기억해야 한다. 그러나 너무 얽매일 필요는 없다. 연습할 때 머리를 약간 앞뒤로 움직이면서 중화점이 관찰되었는지 확인할 수 있다. 중화점을 판단할 때에는 항상 정확한 검사거리를 유지해야 한다.

검사거리를 선택하고, 검사거리를 무한대거리와 동일하게 만드는 보정렌즈를 선택한다. 이제 피검사자 앞에 앉아서 조명된 망막으로부터 나오는 반사광의 상태를 세밀하게 관찰하겠다.

반사 (THE REFLEX)

피검사자의 눈으로부터 출사되는 광속을 볼 수 있도록 앉아서 검영기를 통해 망막반사를 관찰한다고 상상하자 (그림 4-12).

반사광을 관찰할 때 우선 동행인지 역행인지 구별해야 한다. 검사자의 눈과 관련된 피검사자

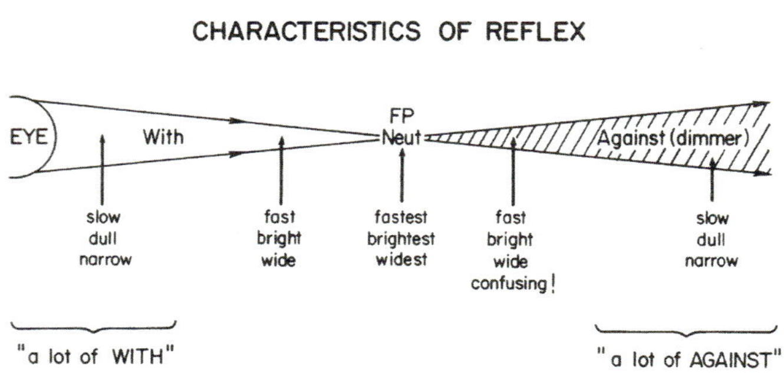

그림 4-12. 중화점 (원점)을 기준으로 양쪽에서 움직이는 망막반사광의 움직임 특징.

의 원점위치를 기준으로 움직임을 결정한다; 즉, 원점이 검사자 앞에 있으면 역행이 나타나고 검사자 뒤에 있으면 동행이 나타날 것이다.

그런 다음, 중화점이 얼마나 멀리 떨어져 있는지 결정하기 위해서는 반사광이 동행하거나 역행하는 양 (정도)을 판단해야 한다. 움직이는 반사광의 특징을 발견할 수 있다면, 피검사자의 원점이 중화점으로부터 떨어진 거리를 평가하는 데 도움이 되며, 따라서 피검사자의 원점을 검사자의 망막으로 이동시키는데 필요한 교정렌즈의 굴절력을 예측하는 데 도움이 될 것이다. 수많은 실습을 통해 기술을 습득하므로 시행착오를 줄일 수 있고 검사시간을 절약할 수 있다.

움직이는 반사광은 다음과 같은 세 가지 특징을 가진다;

1. **속도 (Speed).** 원점으로부터 멀리 있을 때 반사광의 이동속도가 느리며 원점에 가까울수록 빨라진다. 중화점에 도달했을 때 동공이 빛으로 가득 차며 반사광이 움직이지 않는 것처럼 보인다. 달리 말해서 굴절이상도가 큰 경우 반사광이 느리게 이동하며 굴절이상도가 낮은 경우 빠르게 이동한다.
2. **밝기 (Brilliance).** 원점으로부터 멀리 떨어져 있을 때 반사광이 희미하며 중화점에 가까워질수록 밝아진다. 따라서 굴절이상이 높은 경우 반사광이 희미하게 나타나며 굴절이상이 낮은 경우 반사광이 밝다. 그림에서 보면, 원점으로부터 비교할 수 있는 거리에 있을 때 역행은 동행보다 더 희미하게 보이기 때문에 사선으로 나타냈다.
3. **폭 (Width).** 원점으로부터 멀리 떨어져 있을 때 동공 내부에서 반사광의 폭이 좁다. 원점에 근접할수록 폭이 넓어지며 굴절이상이 완전히 중화되었을 때 동공 전체가 빛으로 가득찬다 (그림 4-13).

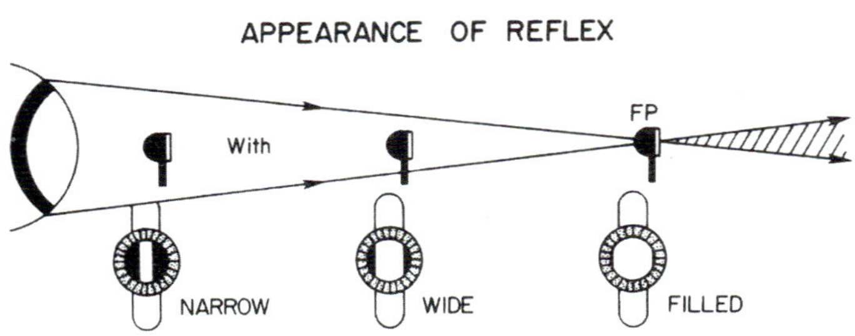

그림 4-13. 반사광의 모습. 동행을 보이는 구간의 여러 가지 위치에서 반사광의 폭. 그림 4-12와 비교하라.

그러나 이러한 특징은 가끔 믿을 수 없다. 즉, 원점으로부터 아주 멀리 떨어져 있을 때 반사광이 다시 넓어지는 것처럼 보일 수 있으며, 이는 가성중화 (pseudoneutrality)의 일종으로 고도 굴절이상에서 볼 수 있다 (즉, 원점으로부터 매우 멀리 떨어져 있을 때).

임상에서, 반사광의 움직이는 정도를 판단하기 위해 동시에 세 가지 특징을 모두 이용하여, 검사자로부터 원점이 얼마나 멀리 떨어졌는지 평가할 수 있다. 예를 들어, 동행의 움직임이 심하다면, 원점을 검사자 쪽으로 당기기 위해 높은 굴절력의 플러스 렌즈를 가입해야 할 것이다. 역행의 움직임이 약한 정도라면, 원점을 검사자 쪽으로 밀어내기 위해 약한 굴절력의 마이너스 렌즈가 요구된다. 반사광의 상태를 평가할 수 있으면 렌즈 교체에 따른 검사시간을 단축할 수 있다.

이제, 반사광의 움직임 자체를 살펴보겠다. 망막반사광이 얼굴반사 (또는 얼굴로부터 반사된 선조광)의 움직임과 동행 또는 역행으로 나타나는 몇 가지 이유가 있다. 이는 Dr. Michaels의 자세한 설명을 참조하기 바란다. 하지만 지금은 이후 내용에 집중하기 바란다.[1]

역행을 피하라 Avoid AGAINST Motion

역행을 이용하여 중화를 얻는 경우 문제점이 많아서 실용적이지 못하기 때문에, 역행을 이용하지 않는 것이 좋다. 한 번 더 반사광을 관찰하겠다 (그림 4-14).

그림 4-14에서 역행은 약간 반대쪽에서 보인다 (이름 자체가 의미하는 것처럼). 처음에 망막반사광은 선조광 (얼굴반사광)이 나타나는 동공의 반대쪽에 나타났다가, 동공을 가로질러 선조광과 반대방향으로 움직여서 선조광과 반대쪽으로 사라진다. 이러한 이유로 역행이 나타나는 상황에서 반사광의 3가지 특성을 이용하여 원점으로부터 떨어진 정도를 정량화하기가 훨씬 더 어렵

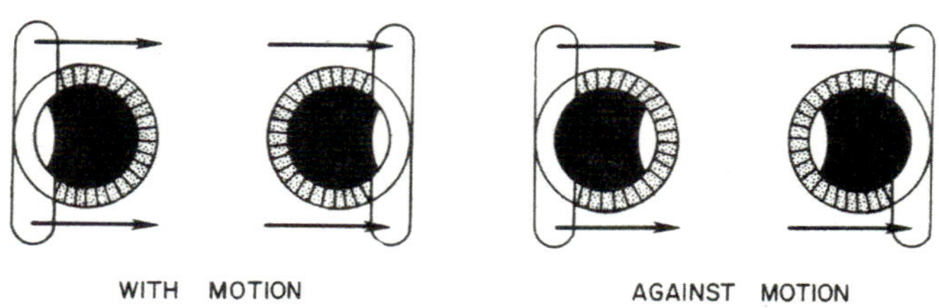

그림 4-14. 반사광의 움직임. 얼굴로부터 반사된 선조광 (입사광)과 망막에서 반사된 선조광 (반사광)이 같은 방향과 반대 방향으로 움직이는 상태. 얼굴로부터 반사된 선조광의 크기는 축소된 상태이다.

다. 반사광의 속도는 반대로 움직일 때 평가하기 어렵다. 역행은 항상 조명된 망막으로부터 더 멀리 떨어져 있기 때문에, 빛의 밝기가 줄어들고 가장자리가 희미하여 판단하기가 어렵다. 다시 말하자면 반사광의 폭을 선명하게 보기 어렵다.

또한 역행반사는 다른 문제점을 만든다. 선조광과 반대방향으로 움직이는 역행 반사광은 특히 중화점 근처에서 수차가 크다. 흔히 흐리고, 혼란스러우며, 판단하기 어려워서, 낮게 평가될 수 있다. 가끔 검사자가 관찰하는 상태를 제대로 파악하지 못할 수도 있다. 이런 이야기도 있다: "만일 검사자가 반사광의 움직임을 해석하지 못하면, 그것은 역행이다."

반면 동행은 같은 방향으로 움직이므로 쉽게 평가할 수 있다. 동행은 밝고, 분명하며, 좀처럼 혼란스럽지 않고, 쉽게 정량화 할 수 있다. 검사자는 동행의 양 또는 정도를 인식하는 방법을 쉽게 터득할 것이다. 동행은 반대가 아니라 동의하는 것이다. 동행은 믿을 수 있는 것이다! 따라서 굴절이상을 찾을 때 항상 먼저 동행을 찾아라. 역행이 나타나는 경우 신속하게 충분한 양의 마이너스 굴절력을 가입하여 동행이 나타나도록 한다. 항상 동행은 유지하고 역행은 동행으로 바꾼다.

중화점 찾기 (FINDING NEUTRALITY)

검영법으로 굴절이상을 측정하기 위해서는 원점을 무한대로 이동시켜야 한다. 즉, 적절한 보정렌즈를 위치시켰을 때 원점을 검영기 위치로 이동시켜야 한다. 피검사자의 원점이 검영기의 관찰구에 있을 때 반사광이 중화 상태를 보인다.

이 상태가 되도록 눈앞에 가입된 교정렌즈의 굴절력이 굴절이상 측정값이다. 따라서 검영법의 목적은 검사거리를 정확하게 유지하면서 원점을 검사자에게 일치시키는 것 (다시 말해 중화 상태를 관찰하는 것)이다.

이를 어떻게 할 수 있을까? 검사자의 앞쪽이나 뒤쪽에 피검사자의 원점이 있고, 출사광속이 지나가는 중간에 검사자가 앉아 있다고 상상한다 (그림 4-12).

이론은 간단하다:

POINT

만약 동행이 보이면 플러스 렌즈를 가입한다. 동행이 보일 때 원점은 검사자의 뒤쪽에 있다. 원점이 검영기와 일치할 때 중화가 관찰되므로 (출사광속을 수렴시켜) 원점이 당겨지도록 플러스 렌즈를 가입한다.

이제 그림 4-15를 살펴보겠다.

POINT

만약 역행이 보이면 마이너스 렌즈를 가입한다. 역행이 보일 때 원점은 검사자의 앞쪽에 있으므로, 중화가 보일 때까지 (출사광속을 발산시켜) 원점이 멀어지도록 마이너스 렌즈를 가입한다.

그러나 실무에서는 역행 쪽에서 중화점에 접근하기 매우 어려우므로 원점을 검사자의 뒤쪽으로 이동시키기 위해 과교정한다. 따라서 역행을 제거하고 동행을 만든 다음, 중화점이 나타날 때까지 동행을 제거한다. 예를 들어 역행이 관찰되었고, 동행으로 바꾸기 위해 −1 D 렌즈가 필요했다. 그 다음 반사광이 중화될 때까지 0.25 D 단위로 플러스 굴절력을 증가시켰다 (마이너스 굴절력을 감소시켰다). 이처럼 동행으로부터 중화점에 접근하는 것이 마이너스 굴절력을 증가시켜 역행으로부터 중화점을 찾는 것보다 훨씬 더 좋다. 이러한 점을 명심하고, 몇 가지 사항을 공식화하여 검사시간을 단축하고 문제점을 해결할 수 있다.

좀 더 자세히 살펴보면:

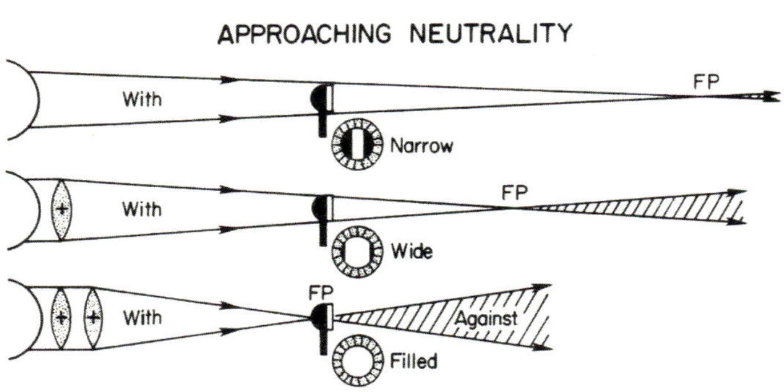

그림 4-13. 반사광의 모습. 동행을 보이는 구간의 여러 가지 위치에서 반사광의 폭. 그림 4-12와 비교하라.

POINT

동행을 찾은 다음 중화를 얻는다.

규칙 1. 만약 동행이 보이면 중화될 때까지 플러스 굴절력을 증가시킨다 (혹은 마이너스 굴절력을 감소시킨다).

규칙 2. 만약 역행이 보이면 동행이 보일 때까지 마이너스 굴절력을 증가시킨다 (혹은 플러스 굴절력을 감소시킨다). 그런 다음 규칙 1을 실시한다.

규칙 3. 항상 평면거울 (슬리브를 위로)을 사용하고 정확한 검사거리에서 중화를 얻는다.

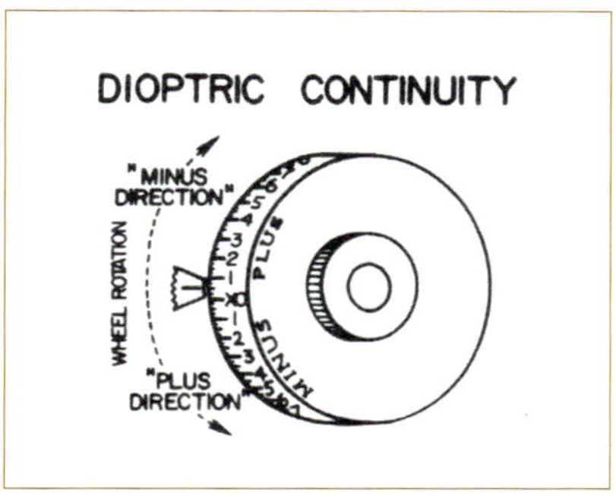

그림 4-16. 굴절력이 표시된 손잡이. 임의의 눈금으로부터 손잡이를 시계방향으로 돌리면 마이너스 굴절력이 증가하거나 플러스 굴절력이 감소한다. 손잡이를 시계반대방향으로 돌리면 플러스 굴절력이 증가하거나 마이너스 굴절력이 감소한다. 부호와 숫자는 중요하지 않으며, 회전방향이 중요하다.

위에서 플러스 굴절력을 증가시키는 것과 마이너스 굴절력을 감소시키는 것은 같은 의미이다. 단순히 버전스를 변화시키는 것이다. 무엇으로 부르던지 시작점에 달려있으며, 중요한 것은 방향이다. 이 개념을 이해하기 어려우면, 잠깐 멈추고 디옵터의 연속성을 생각한다. 이는 포롭터나 렌즈미터에서 굴절력이 표시된 손잡이를 통해 쉽게 이해할 수 있다 (그림 4-16).

피검사자의 원점을 검사자 위치로 이동시키는 원리 역시, 근시안이나 원시안의 중화 여부에 관계없이 동일하다. 동행이 관찰되면, 중화에 도달할 때까지 플러스 굴절력을 가입하여 양성버전스를 증가시킨다. 역행이 관찰되면, 동행이 관찰될 때까지 마이너스 굴절력을 가입하여 음성버전스를 증가시킨 다음, 중화에 도달할 때까지 플러스 굴절력을 가입하여 음성버전스를 감소시킨다.

따라서 동행은 검영법을 마치기 위한 중화점을 얻는 통로이다. 중화점에 도달했을 때 가입된 렌즈의 굴절력이 굴절이상의 측정값이다.

중화의 해석 (INTERPRETING NEUTRALITY)

실제 반사광을 관찰하기 전에 아주 중요한 중화에 대해 좀 더 세밀하게 살펴보겠다.

지금까지 중화를 하나의 점으로 고려했다. 그러나 엄격히 말해서 하나의 점이 아니라, 실제로 구면수차 및 다른 요인에 의해 생기는 구역이다. 이 구역의 크기는 동공크기 및 검사거리에 따라 달라진다 (그림 4–17).

중화구역의 넓이는 동공크기에 비례하여 증가한다. 즉, 동공이 작을수록 중화구역이 좁아진다. 그림 4–17에서 눈은 동공이 없으며, 중화구역의 넓이를 과장하여 표시했다. 동공이 커진 상태에서 검영법을 실시하면, 주변부 수차를 무시하고 동공 중심부 반사에 주의를 집중하는 것이 중요하다.

중화구역의 넓이는 또한 검사거리에 따라 변화한다. 검사거리가 가까울 때 가장 좁지만, 이것이 항상 좋은 것은 아니다. 만약 중화구역이 너무 좁으면, 아주 정확하게 판단해야 하고 검사거리가 아주 중요한 요인이 된다. 두 개의 사항이 약간만 정확하지 않더라도 오차를 크게 만든다.

중화구역 내에서, 움직임의 특성 (동행인지 또는 역행인지)과 반사광의 위치 (동공 중심에서 동행, 주변에서 역행) 그리고 움직임의 존재 여부를 판단하는 것이 매우 어렵다 (그림 4–18).

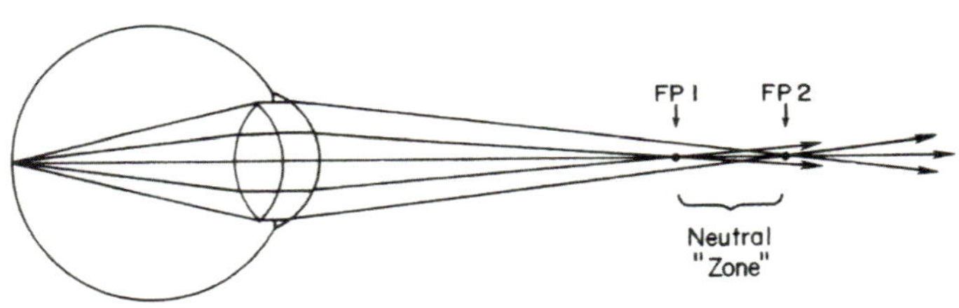

그림 4–17. 중화 구역. 구면수차에 의해 근축광선은 가까운 곳에 원점 1을 만들고 주변부 광선은 먼 곳에 원점 2를 만든다.

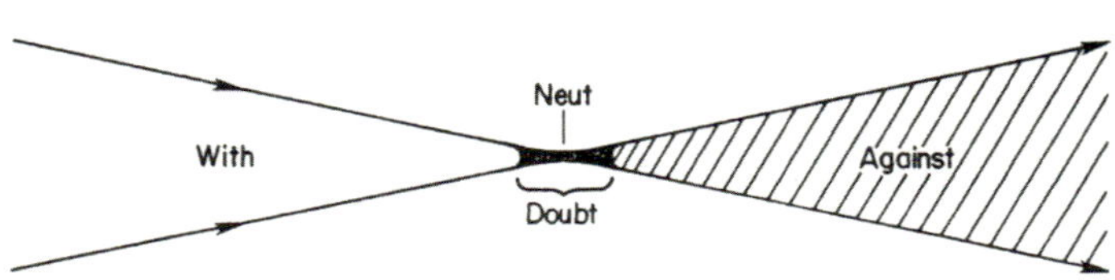

그림 4–18. 중화구역에서 반사광의 특성을 명확하게 관찰할 수 없다.

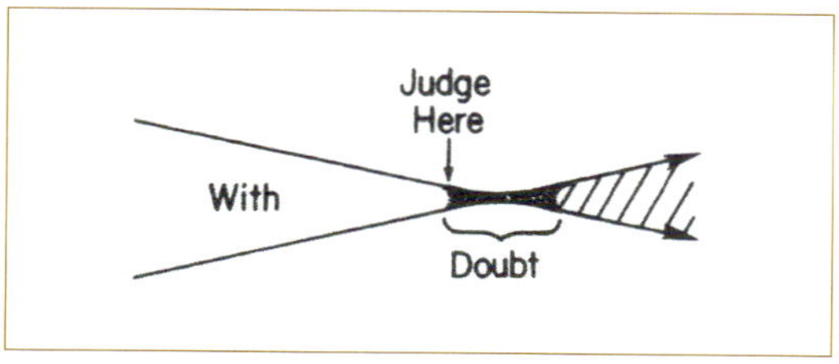

그림 4-19. 반사광의 움직임을 판단하는 위치. 의심구역이 시작되는 지점에서 중화점을 판단한다.

이처럼 불확실성을 피하고, 안전한 지점 (동행이 관찰되는 지점)으로 벗어나려면, 불확실성이 시작되는 구역의 앞쪽에서 반사광의 움직임을 판단해야 한다 (그림 4-19).

중화점을 판단하는 것은 예술이며, 동공 중심부에서 약간 흐리게 동행이 남아있는, 의심구역이 시작되는 앞쪽의 지점을 선택해야 한다. 그 지점에서 몸을 약간 앞으로 숙이면 동행이 분명해질 것이며, 반대로 몸을 약간 뒤로 제치면 처음에는 반사광의 이동이 불분명한 상태가 되고 더 뒤로 제치면 역행이 어렴풋이 보일 것이다.

이에 대한 이유는 이론적 근거가 충분하다. 지금까지 언급한 내용의 일부를 살펴보겠다.

POINT

반사광의 움직임이 의심스러울 때에는 약간 동행이 보이는 상태에서 멈춘다.

참고문헌 (REFERENCES)

1. Michaels DD. Visual Optics and Refraction, A Clinical Approach. St Louis, Mo: CV Mosby; 1975;201.

05

모형안
The Schematic Eye

"우리가 눈을 통하지 않고 동행을 볼 때,
거짓말을 믿으려는 것과 같다."
William Blake

이제 검영법 훈련을 위한 모형안을 소개하겠다. 이 기구는 낮은 정도의 구면 굴절이상을 모방하고, 보조렌즈를 추가로 사용하여 고도의 구면 굴절이상과 난시성 굴절이상을 모방할 수 있다. 모형안을 이용하여, 실제 굴절검사와 마찬가지로 렌즈를 사용하여 굴절이상을 교정할 수 있다.

모형안은 어렸을 적 자전거에 달린 보조바퀴와 같이 검영법 초보자에게 유용하고 필요한 것으로 입증되었다. 처음에 기본적인 반사운동을 습득하는데 도움을 주었던 보조바퀴가 부가적인 기술에 방해가 되면 결국 보조바퀴를 떼어낸다.

모형안은 조절의 개입, 주시상태의 변동 및 눈꺼풀 처짐 등이 배제된 상태에서 비정시를 발견하고 교정하는데 집중할 수 있도록 한다. 모형안은 매질이 깨끗하고 동공이 크기 때문에, 반사광이 혼란스럽지 않고 분명한 상태를 유지한다. 또한 넓은 범위의 구면 및 난시성 굴절이상을 반복적으로 훈련할 수 있기 때문에, 짧은 기간에 많은 사람을 검사하는 효과를 준다.

그러나 모형안은 눈금설정이 양호하지 못하고, 수차가 발생하며, 보조렌즈나 중화렌즈 (교정렌즈)에 의한 표면반사, 그리고 유령 비점수차 (phantom astigmatism)와 같은 많은 결점을 가지고 있다. 또한 모형안으로 훈련할 때에는 협조가 양호한 상태에서 수행하기 때문에, 수시로 움직이는 유아나 매질이 혼탁한 노인 또는 동공이 작은 피검사자를 검사하는데 필요한 기술을 습득할 수 없다.

모형안의 구조

기본적으로, 모형안은 사람 눈의 광학계를 모방한 빈 원통 모양이다.

앞부분은 전면 (경선 눈금이 표시되어 있는), 동공 (가끔 크기를 변동시킬 수 있음) 및 렌즈고정틀 (굴절이상 정도를 다양하게 변화시키고, 교정 렌즈를 끼울 수 있는)로 구성된다. 동공 뒤에는 정상적인 각막과 수정체렌즈의 양성 버전스와 비슷한 효과를 갖는, 초점이 고정된 구면렌즈가 들어 있다.

뒷부분은 앞쪽의 원통 속으로 밀어 넣을 수 있다. 뒤쪽은 막혀 있고, 빨간 종이나 망막의 모양이 그려져 있어서 망막 반사광을 만든다. 이 부분을 앞뒤로 이동시켜, 모형안의 안축 길이를 10.00 D 정도 변화시킬 수 있다. 뒤쪽 원통을 밀어 넣어 모형안의 길이를 짧게 하여, 보통 +3.00 ~ +5.00 D 원시 상태를 만들 수 있다. 원통을 바깥쪽으로 잡아당겨 모형안의 길이를 길게 하여 −5.00 D 정도의 근시 상태를 만들 수 있다. 원통의 옆 부분에 표시된 숫자는 대략적인 굴절이상을 나타낸다. 모형안 앞에 보조렌즈를 넣어 더 높은 굴절이상과 난시 상태를 만들 수 있다 (그림 5−1).

디옵터 눈금은 보통 디자인이나 제조상태 또는 눈금보정의 결여 등으로 인해 정확하지 못한 편

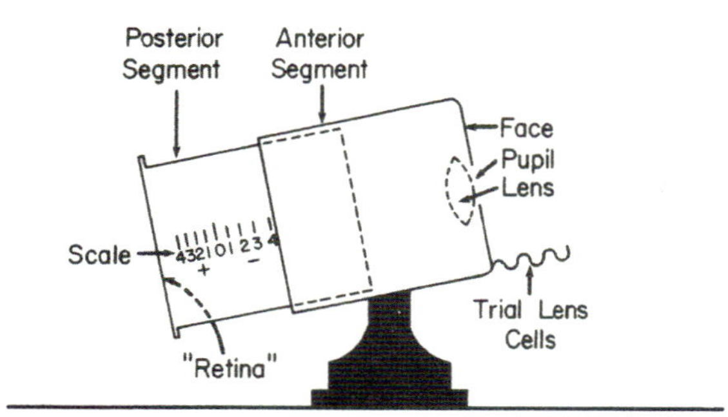

그림 5−1. 검영법 훈련용 모형안의 기본적인 구조.

이다. 모형안은 보통 정밀하지만 (동일한 결과를 반복적으로 제시하지만), 목욕탕의 저울처럼 정확하지 못하다 (표준값과 차이가 있다). 모형안은 전체 눈금에 대하여 1.00 D 이상 오차를 가질 수 있지만, 눈금을 다시 보정하면 신뢰할 수 있는 결과를 얻을 수 있다.

대부분의 교육기관은 모형안을 가지고 있다. 구입이 필요한 경우 참고할 수 있도록 대중적인 모델 목록과 의견을 수록하였다. 스스로 쉽고 재미있게 제작할 수도 있다 (그림 5-2 ~ 5-4)[1].

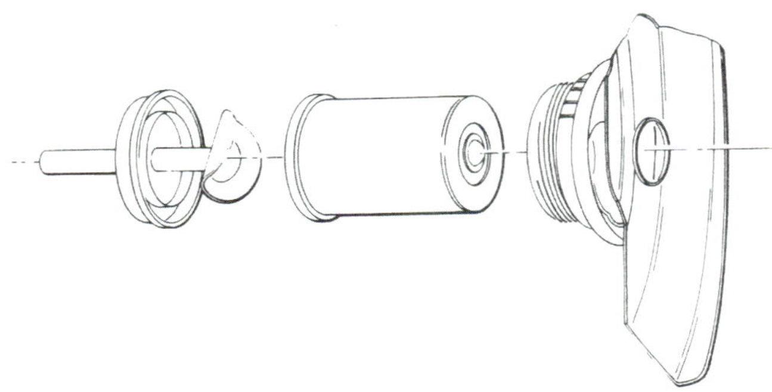

그림 5-2. 위 그림은 포롭터 전면 쉴드에 장착할 수 있도록 손으로 만든 모형안의 구성요소를 분해하여 나타낸 것이다. 좌측에서 우측 순으로 필름 통 뚜껑을 관통하는 막대 (장부촉), 망막을 나타내는 곡면을 이루는 카드, 바닥에 구멍이 있으며 렌즈가 부착된 필름 통 및 포롭터 안면 쉴드 위에 붙일 수 있는 우유 통 윗면으로 구성되어 있다 (Wessels).

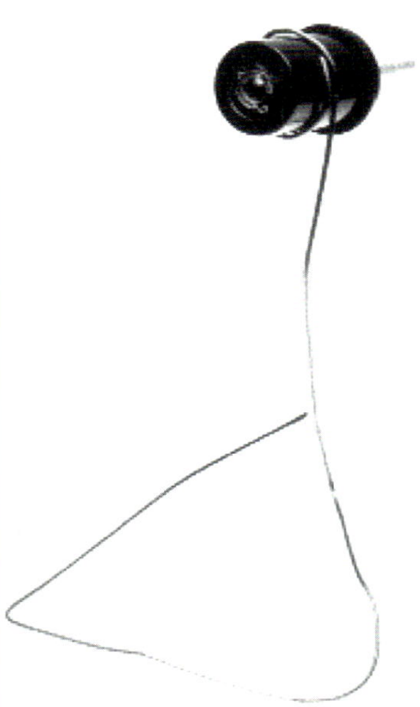

그림 5-3. 시험렌즈를 손으로 들고 모형안앞에 가입하여 굴절검사를 할 수 있도록 집에서 제작한 모형안. 가볍고 스스로 설 수 있는 철사 받침대 (옷걸이로 제작)로 모형안을 고정할 수 있다. 철사를 구부리면 방향이 조정된다. 책이나 다른 무거운 물체를 받침대 위에 놓아서 안정성을 향상시킬 수 있다. 시험렌즈를 고정할 수 있는 점토 블록 위에 모형안을 놓아서 보다 견고한 받침대를 즉석에서 만들 수 있다.[1]

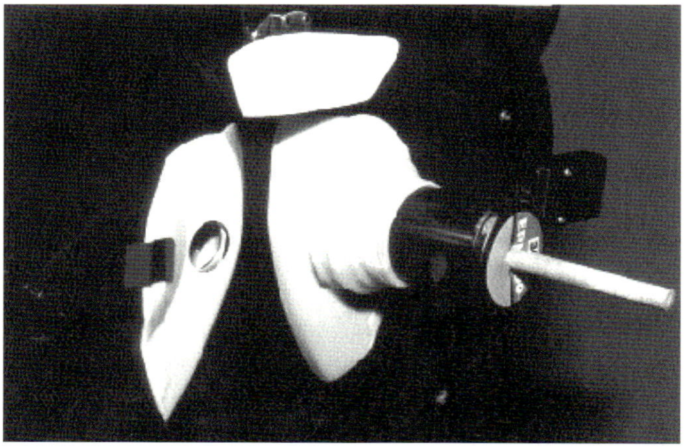

그림 5-4. 집에서 제작한 모형안을 플라스틱 우유통 상단을 사용하여 포롭터의 안면 쉴드 후면에 부착한 모습. 이를 통해 별도의 렌즈를 손에 쥐지 않고 검영법을 배우고 수행할 수 있다. 비정시의 정도는 단순히 막대를 앞뒤로 움직이거나 원통의 축을 회전시켜 변경할 수 있다.[1]

모형안 사용을 위한 준비사항

모형안을 사용하여 훈련을 시작하기 전에 몇 가지 사항을 준비할 필요가 있다.

가능하다면 전기코드가 있는 검영기를 사용하는 것이 좋다. 장시간 실습할 때 충전식 검영기는 배터리의 수명이 짧을 수 있다. 전기코드식 검영기를 갖고 있지 않다면, 잠깐 쉬면서 전원을 끄고 충전한 다음 다시 사용하는 것이 바람직하다.

모형안 및 검영기와 더불어 전체 굴절력의 플러스와 마이너스 구면렌즈와 원주렌즈를 포함하고 있는 시험렌즈 세트가 필요하다. 시험렌즈의 배열과 마킹 상태에 익숙해져야 한다 (그림 5-5 A 및 B). 플러스 렌즈는 케이스의 오른쪽 절반을 차지하고, 마이너스 렌즈는 왼쪽 절반을 차지한다. 구면렌즈는 바깥쪽 줄에 있고, 원주렌즈는 중앙에 있다. 모든 렌즈는 손잡이에 부호 (+ 또는 −)가 표시되어 있고, 렌즈 고정틀의 색이 다른 것도 있다 (미국에서 검은색은 플러스 렌즈를 뜻하며, 빨간색은 마이너스 렌즈를 뜻한다. 유럽은 반대로 표시한다). 디옵터 굴절력은 손잡이에 표시되어 있다. 모든 초보자들은 구면렌즈와 원주렌즈를 혼동할 수 있다. 원주렌즈는 렌즈의 가장자리 근처에 축방향이 표시되어 있다. 표시를 잘 관찰해야 한다. 학생들은 어두운 곳에서 보정렌즈로 사용하는 +1.50 D 구면렌즈와 원주렌즈를 혼동하여 가입하기 쉽고, 이러한 경우 관찰되는 반사광을 이해하는데 많은 시간을 허비할 수 있다.

구면렌즈와 원주렌즈가 섞이지 않도록 조심해야 한다. 렌즈를 사용한 뒤 각 렌즈를 제 위치에 되돌려 놓는 습관을 가지면, 렌즈를 정돈하는데 시간을 소비할 필요가 없다.

또한 책상이 어지럽혀 있지 않고 30 cm 정도 높이로 책을 쌓아 모형안을 올려놓을 수 있도록 준비가 필요하다.

검사실은 약간 어두운 상태로 하여, 선조광의 위치를 잘 식별할 수 있어야 한다. 렌즈에 표시된 굴절력을 읽지 못할 정도로 어두워서는 안 된다. 시험렌즈 세트를 비출 수 있는 작은 전등을 사용할 수 있으면, 검사실을 아주 어둡게 한다. 모형안에 불필요한 빛이 조명되지 않도록 하며, 선조광이 일직선을 이루지 않으면 전구를 바꾸어야 한다.

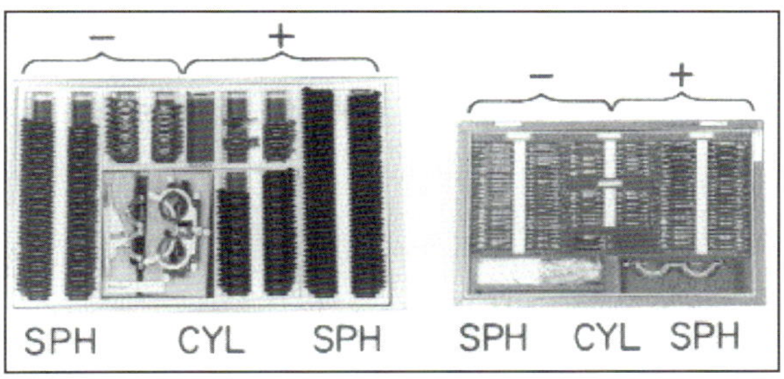

그림 5-5 A. 시험렌즈 케이스의 외형. 좌측은 임상전문가용 수정커브형 메니스커스 렌즈 세트가 색상 별로 구분되어 있다. 마이너스 원주렌즈는 없다. 우측은 비용을 절반으로 줄이고, 마이너스 원주렌즈가 포함된 학생용 평오목형 및 평볼록형 시험렌즈 세트이다.

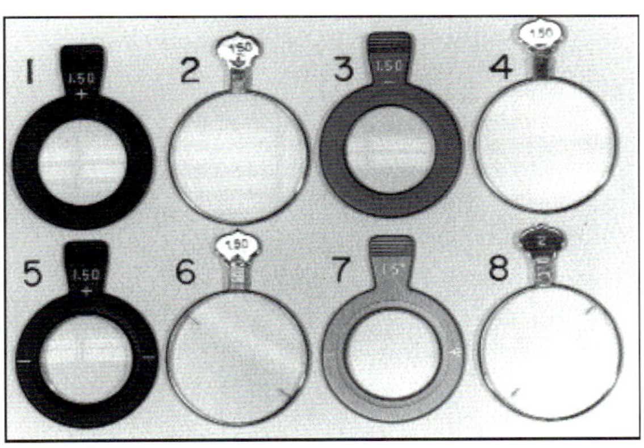

그림 5-5 B. 시험렌즈 견본. 상단 가로: 플러스 구면렌즈 (1과 2) 및 마이너스 구면렌즈 (3과 4); 하단 가로: 플러스 원주렌즈 (5와 6) 및 프리즘렌즈 (7과 8); 원주렌즈와 프리즘렌즈는 모두 도수가 표시되어 있으며, 혼동하지 않도록 한다.

눈금 보정 Calibration

실습 1

모형안의 눈금보정은 간단하며, 이 과정에서 많은 것을 배울 수 있다. 눈금을 보정하려면 +1.50 D 구면 시험렌즈, 모형안 및 검사거리를 측정하기 위한 줄이나 테이프가 필요하다 (그림 5-6).

1. **동공축 (pupillary axis)의 정렬.** 모형안의 동공축과 검사자의 시선을 정렬시키는 것이 가장 중요하다. 모형안을 검사자 앞의 책상에 놓고, 모형안의 기울기를 조정하여 검사거리에서 편안하게 모형안의 동공축을 바라볼 수 있도록 한다. 보통 모형안을 상자나 여러 권의 책이 쌓인 곳에 올려놓고 검사자의 눈높이와 가깝게 조정할 수 있다. 시선을 모형안의 축에 편안하게 일치시킬 수 없으면, 광학적으로 정렬된 상태를 유지할 수 없으며, 이로 인해 발생하는 비축반사가 검영법이 제대로 실시되지 않도록 방해할 수 있다 (그림 5-6 참조).
2. **광학적 정렬상태 (optical alignment)의 점검.** 검사자의 오른쪽 손으로 슬리브를 올린 상태에서 검영기를 잡고, 두 눈을 뜨고 오른쪽 눈으로 관찰한다. 검영기를 통하여 모형안 동공의 조명된 부분을 볼 때, 렌즈 표면으로부터 두 개의 조그만 반사광 (Purkinje 상, 그림 5-7A)이 보여야 한다. 이들 반사광이 거의 중첩되는지 관찰하여 광학적 정렬상태를 신속하게 확인할 수 있다.

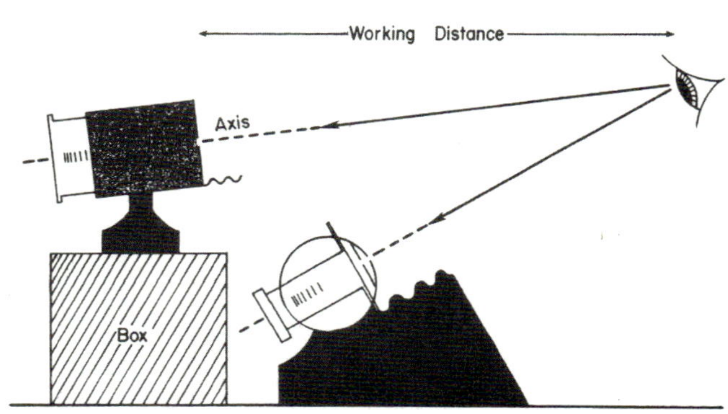

그림 5-6. 검사거리에서 검사자가 편안한 위치 (자세)를 취하고 시선이 모형안의 동공축을 지나도록 정렬시킨다.

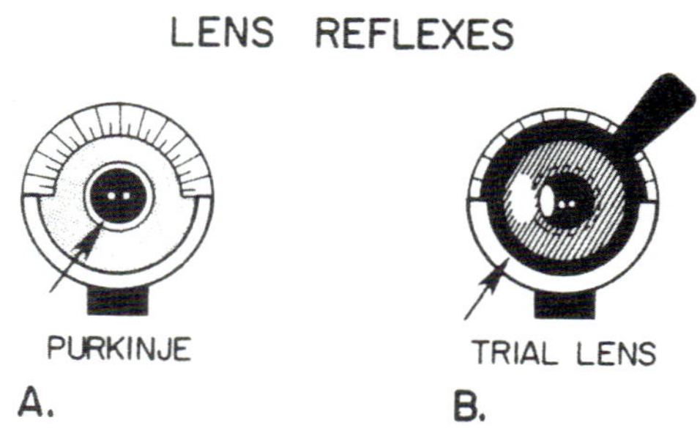

그림 5-7. 모형안에 의한 반사. (A) 모형안 렌즈의 표면에 의한 Purkinje 상. (B) 시험렌즈에 의한 반사상이 Purkinje 상과 중첩된 상태. 시험렌즈의 전면과 후면에 의한 두 개의 반사상이 보인다.

검사자는 원뿔 모양의 출사광속을 관찰하고 있다는 점을 기억해야 한다. 이 광속이 중화점 근처에서 급하게 좁아지며, 검사자가 약간 축으로부터 벗어났다면, 검사자가 관찰하는 반사는 전체적으로 부정확할 것이다. 검사자가 검영기를 다룰 때마다 Purkinje 상을 확인해야 한다. 광학적 정렬상태가 바르지 못하면 검사거리가 부정확한 것보다 훨씬 더 큰 오차가 유발될 수 있다.

3. **보정렌즈 (working lens)의 가입.** 모형안과 가장 가까운 쪽의 렌즈고정틀에 +1.50 D 구면렌즈를 놓고, 렌즈에 의한 반사상을 확인한다. 망막으로부터 반사된 붉은색 반사는 무시하고, 보정렌즈의 표면으로부터 반사된 크고 밝은 반사상을 관찰한다. 반사상의 크기와 밝기는 보정렌즈의 표면곡률에 따라 다르다. (눈부심이 아주 심하다면, 렌즈의 전면이 아마 평면일 것이다. 렌즈를 돌려서 눈부심을 줄일 수 있다.) 측면이나 수직으로 움직이면서 보정렌즈의 반사상 위치가 변하는 상태를 주목한다. 이 반사상을 피하고 뒤에 있는 작은 Purkinje 상에 주의를 집중하도록 노력한다 (그림 5-7B). 연습을 통해 렌즈에 의한 반사상을 변위시키고 무시하면서 Purkinje 상이 정렬된 상태를 유지하는 방법을 배우게 될 것이다.
4. **모형안을 정시상태로 조정.** 모형안의 뒤쪽 원통의 위치를 조정하여, 앞쪽 원통의 끝부분이 뒤쪽 원통에 새겨진 디옵터 눈금의 제로 표시점과 접촉되도록 한다.
5. **검사거리 (working distance)의 점검.** 검영기 머리 밑의 손잡이를 실로 묶어서 검사거리를 정확하게 유지할 수 있다. 1.50 D 검사거리에 대해서는, 실을 66 cm 길이로 자르고, 끝부분을 잡고 모형안의 전면과 접촉시킨다. 이 거리가 결정적인 요인은 아니므로, 실의 길이에 너무 예민할 필요는 없다. 실로 검사거리를 측정하는 이유는 팔의 자세로 검사거리를 정

확하게 유지할 수 있는 방법을 습득하기 위한 것이다. 이렇게 하여 66 cm 거리가 유지되는 느낌을 배울 수 있다.

6. **반사광 (reflex)의 확인.** 배경을 어둡게 하고 선조광을 90° 또는 180° 방향이 되도록 조정한다. 검영기를 이마에 대고 머리를 살짝 움직여서, 선조광의 움직임이 선조광의 방향과 직각으로 동공을 가로지르도록 한다. 양안을 뜬 상태에서 붉은 망막 반사광의 위치를 찾는다(그림 5-8).

모형안으로부터 거리가 대략 10 cm 정도가 될 때까지 모형안에 접근하면서, 망막반사광이 검영기의 움직임과 같은 방향으로 움직이는지 확인한다. 그런 다음 동행이 보이는 상태를 유지하면서 모형안으로부터 천천히 뒤로 물러난다.

이론적으로 실을 팽팽하게 잡고 끝부분이 모형안의 전면과 접촉되었을 때, 슬리브를 올린 상태에서, 중화를 관찰해야 한다. 이 상태에서 몸을 약간 앞으로 기울이면 동행 반사가 관찰되고, 뒤로 약간 제치면 반사광의 폭이 넓어져서 중화점에서 동공이 빛으로 가득 찬다. 66 cm보다 더 멀어지면 역행이 보여야 한다.

7. **모형안 (model eye)의 조정.** 위에서 언급한 것처럼 66 cm 거리에서 중화가 나타나지 않으면, 다음과 같이 모형안의 길이를 조정한다. 동행이 보이면, 뒤쪽 원통을 약간 밖으로 잡아당겨 모형안의 길이가 길어지도록 한다. 역행이 보이면, 원통을 약간 앞으로 밀어 모형안의 길이가 짧아지도록 한다.

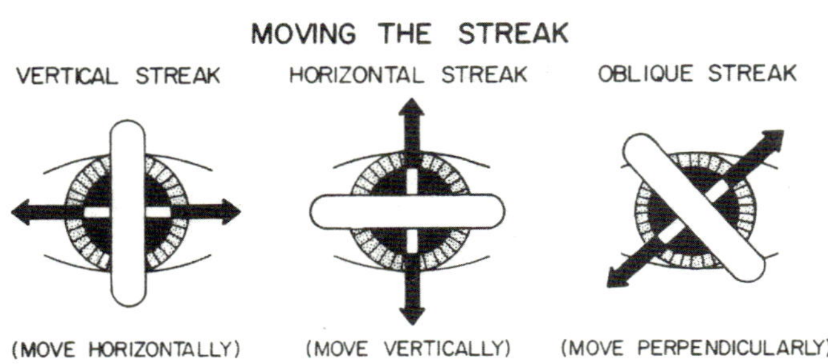

그림 5-8. 선조광을 축 (방향)과 수직으로 움직인다. 얼굴에서 반사된 선조광의 넓이는 축소된 상태이다.

알면 유용한 사항: 원점이 모형안에서 멀어지도록 하려면 원통 뒷부분을 앞쪽으로 당기고, 원점을 모형안 쪽으로 접근시키려면 원통 뒷부분을 뒤쪽으로 민다. 역행이 보이면 원점이 검사자의 앞쪽에 있다. 원점을 검사자 쪽으로 이동시키려면, 원통 뒷부분을 검사자 쪽으로 당긴다. 동행이 보이면 원점이 검사자의 뒤쪽에 있다. 원점을 검사자 쪽으로 이동시키려면, 원통 뒷부분을 검사자로부터 멀어지도록 뒤쪽으로 민다.

모형안의 안축 길이를 조금씩 조정하여 중화구역을 66 cm 거리로 이동시킬 수 있다. 정확하게 조정되었을 때, 머리를 7~10 cm 앞으로 숙이면 동행이 명확하게 보일 것이다. 이 상태에서 실이 팽팽해지도록 뒤쪽으로 물러나면, 반사광이 동공에 가득차고 상대적으로 움직임이 없는 중화반사가 나타날 것이다. 반사광의 움직임은 동공 중심에서 판단하고, 의심스러울 때에는 약간 동행이 보이는 상태에서 멈춘다 (6장에서 중화 상태를 정확하게 결정하는 방법이 언급될 것이며, 그 때 눈금 설정을 다시 반복하기 바란다).

8. **눈금 (scale) 확인.** 모형안의 조정상태가 대략적으로 만족스러우면, 원통에 표시된 디옵터 눈금을 확인한다. 여전히 제로 눈금에 있다면 다행이다! 흔히 플러스나 마이너스 쪽으로 1.00 D 이상 차이가 난다. 이 지점이 모형안의 실제 평면(정시) 상태를 나타낸다.
9. **눈금 재보정 (Recalibration).** 모형안이 1.00 D 이상의 오차를 보인다면, 원래 눈금에 테이프를 붙여서 눈금을 다시 조정할 필요가 있다. 예를 들어, 모형안의 눈금이 +1.00 D일 때 중화를 얻었다면, 모형안이 원시 (플러스) 방향으로 1.00 D 벗어나 있으며, 그림 5-9처럼 테이프를 이용하여 눈금을 다시 설정한다. 오차가 1.00 D 이하로 적거나 테이프를 이용하지 않을 경우라면 보정계수를 기억해야 한다. 모형안의 굴절상태를 다양하게 변화시켜서 보정계수의 허용도를 확인할 수 있다. 예를 들어, 모형안이 영점과 −1.00 D 사이의 중간 정도일 때 중화를 보인다면, 근시 방향으로 0.50 D 정도의 오차가 있음을 나타낸다. 만약 이 모형안을 2.00 D 근시 상태로 만들려면, 눈금을 −2.50 D 정도에 맞추어야 할 것이다.

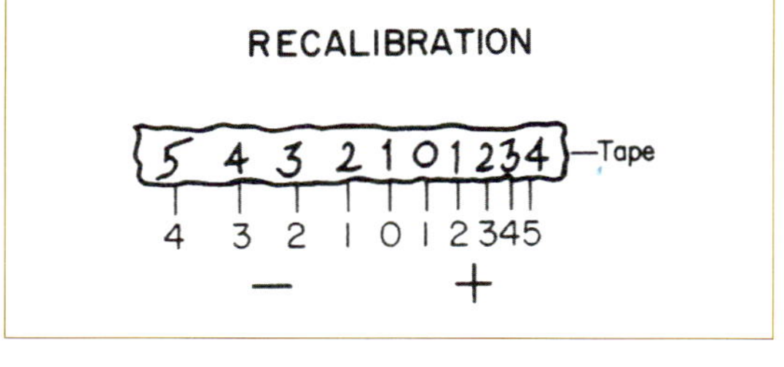

그림 5-9. 1.00 D 원시쪽 오차를 보정하기 위한 눈금 보정법. 아래쪽의 원래 눈금 위에 테이프를 이용하여 눈금을 다시 설정한다.

10. 눈금보정 (calibration)의 확인. 이제 모형안에서 보정렌즈를 제거하고, 보정된 정시 상태의 눈금으로부터 원통을 바깥으로 1.50 눈금만큼 당겨서 1.50 D 근시상태를 만든다. 예를 들어, 보정된 정시 상태의 눈금이 +1과 일치한다면, 원통을 바깥으로 1.50 눈금만큼 당겨서 −0.50 눈금과 일치시킨다.

모형안의 검영법: 지금까지 눈금보정 과정이 정확하게 이루어졌다면, 대략 66 cm 거리에서 중화를 다시 볼 수 있을 것이다. 보정렌즈가 가입되지 않은 상태에서 −1.50 D 근시상태가 66 cm 거리에서 중화를 보이는 이유는 표 5-1에 명백하게 나타나 있다. 정확하게 중화가 나타난다면 축하한다! 정확하게 중화가 나타나지 않지만 −1.50 눈금 가까이에 위치하여 −1.50 D 에서 중화가 나타났다고 추정할 수 있는 정도의 오차라면 허용할 수 있다. 0.25 D 정도의 오차는 중화점을 10 cm 정도 이동시킨다는 점을 기억하기 바란다.

표 5-1. 여러 가지 굴절상태에서 모형안의 원점을 66 cm 검사거리에 위치시키는데 필요한 렌즈 굴절력.

눈금 설정값	중화렌즈 굴절력
−5	−3.50
−4	−2.50
−3	−1.50
−2	−0.50
−1.5	plano
−1	+0.50
0	+1.50 (검사거리 보정렌즈)
+1	+2.50
+2	+3.50
+3	+4.50
+4	+5.50
+5	+6.50

원통 뒷부분을 아주 약간 이동시켜 66 cm 거리에서 중화를 볼 수 있는지 확인해야 한다. 이때 약간만 이동시켜도 잘못될 수 있으므로 조심해야 한다. 다시 말하면 검영법이 아주 정확한 검사임을 반증하는 것이다.

아직도 정확하게 중화점을 찾지 못했다면, 뒤로 돌아가서 다시 시작한다. 검사자가 조절하고 있거나 검사자의 시선과 모형안의 축이 일치하지 않거나 또는 다른 사항이 잘못되었을 것이다. 66 cm 거리에서 중화 상태를 만족스럽게 볼 수 있으면 다음 과정을 진행한다.

11. 난시의 확인. 이제 +1.50 D 보정렌즈를 가입하고, 모형안을 보정된 정시상태의 눈금에 맞춘다. 광학적 정렬상태와 검사거리를 다시 확인한다. 먼저, 수직 선조광 (90° 방향)을 사용한다. 동행을 보기 위해서 앞쪽으로 약간 움직여 보고, 중화를 보려면 뒤쪽으로 움직여서 검사거리를 유지한다.

이제 선조광을 180° 경선 (수평방향)으로 회전시키고, 실 끝의 위치에서 중화 반사가 보일 때 두 경선에서 거의 같은 거리가 되어야 한다.[6] 이 과정이 끝나면, 45°와 135° 경선을 체크하고, 선조광은 항상 축과 수직방향으로 움직인다. 이들 경선을 비교할 때 상체를 10~15 cm 정도 앞으로 기울였다가, 실 끝의 위치로 되돌아가면서, 경선 비교 (meridional comparison)라는 유용한 방법을 배울 수 있다. 두 경선에서 모든 상태가 거의 비슷하다면, 눈이 대략 구면 굴절이상이고, 유의한 정도의 난시가 없는 상태이다. 이제 굴절이상이 없는 상태를 진단할 수 있다고 생각하라!

일부 모형안은 제로 설정 상태에서 작업거리 보정렌즈가 요구되지 않도록 하는 보정된 눈금을 갖는 것도 있다 (WO-109).

6) 경선 사이에서 중화되는 거리가 약간 (5 cm 정도) 차이나면 허용된다. 아주 완벽한 상태는 없다. 그러나 경선 사이에서 중화되는 거리가 8 cm 이상 차이나면 (예를 들어 선조광 90° 경선은 66 cm, 선조광 180° 경선은 58 cm에서 중화된다면), 모형안이 적어도 0.25 D 정도의 난시를 가질 것이다. 이러한 경우 원통 안쪽의 망막면이 평평한지 확인하고, 그렇다면 난시의 원인이 렌즈나 조립상태와 관련될 수 있다. 모형안이 난시를 갖게 되면 관찰이 어렵기 때문에 모형안을 교환해야 한다. 제조사로 돌려보내야 한다면, 적절한 메모를 동봉하도록 한다. Jack Copeland는 당신을 자랑스럽게 생각할 것이다.

눈금보정의 확인 Confirming Calibration

모형안의 전체 눈금이나 양쪽 끝부분의 눈금을 확인하기 위해서는 66 cm 검사거리에서 표 5-1에 열거된 렌즈를 사용하여 중화점을 찾아야 한다 (표 5-1 참조).

66 cm (1.50 D 검사거리)에서 중화를 만드는 렌즈의 굴절력은 항상 굴절이상에 +1.50 D 를 더한 값이라는 것을 표로부터 알 수 있다.

눈금 조정과 관련된 실습을 마칠 때까지 검영법에 관하여 많은 내용을 습득하고 이미 타각적 굴절검사를 시행한 상태이다. 초보자는 검영법을 처음 실습하는 단계에서 흔히 반사광을 잘못 해석할 수 있으므로, 정기적으로 모형안의 눈금설정 상태를 확인하는 것이 필요하다.

보조렌즈와 정점간 거리 Auxiliary Lenses and Vertex Distance

보조렌즈를 사용하여 모형안의 길이를 변화시켜 얻을 수 있는 굴절이상보다 더 높은 상태를 만들 수 있다. 이것을 모형 (phantom) 렌즈라 하며, 모형안 앞의 렌즈를 고정시킬 수 있는 공간에 놓는다. 이러한 렌즈는 굴절력은 같지만 부호가 반대인 비정시안을 만든다. 즉, 플러스 렌즈는 근시상태를 만들고, 마이너스 렌즈는 원시상태를 만든다. 모형 렌즈의 굴절력을 모형안의 설정된 굴절상태에 더한다. 예를 들어 모형안을 −2 눈금에 맞추고 모형안 앞에 +10.00 D 모형렌즈를 넣으면 모형안이 −12.00 D 근시가 될 것이다 (+10.00 D 의 시험렌즈는 망막으로부터 출사되는 빛을 눈앞 10 cm에 수렴시키므로 −10.00 D 근시와 같은 상태를 만든다).

또한 보조렌즈 (앞으로 시험렌즈와 혼용할 수 있음)를 사용하여 굴절이상을 교정할 수 있다. 비정시를 교정하기 위해서는, 검사거리를 참작하여 적합한 부호와 굴절력의 렌즈를 가입한다.

그러나 모형안 앞에 몇 개의 렌즈를 함께 가입시켰을 때 문제점이 발생할 수 있다. 시험렌즈의 손잡이에 표시된 렌즈의 공칭 (nominal) 굴절력은 정점거리가 짧다고 간주한 것이다. 정점거리가 증가하면 렌즈의 유효 (effective) 굴절력은 달라진다. 렌즈의 굴절력이 약한 경우 공칭 굴절력과 유효 굴절력의 차이가 작지만, 렌즈의 굴절력이 강할수록 차이가 커진다.

어림짐작으로 굴절력이 높은 렌즈 (±10.00 D)의 유효굴절력은 정점거리가 1 mm 변할 때 1% (0.01 D) 정도 변한다. 10.00 D 렌즈가 10 mm 움직이면 굴절력이 1.00 D 정도 변한다.[7] 정점거리가 증가할 때, 플러스 렌즈는 강해지며 (유효굴절력이 증가하며), 마이너스 렌즈는 약해진다(유효굴절력이 감소한다). 유효굴절력은 정점거리와 관련이 있기 때문에, 굴절력이 강한 렌즈는 모형안과 가장 가까운 쪽에 끼우는 습관을 들여야 한다.

시험렌즈를 끼울 수 있는 앞쪽과 뒤쪽의 방 사이의 거리가 25 mm 정도인 모형안을 사용하여 검영법을 실습할 때 렌즈의 유효 굴절력이 변화하는 점을 정확하게 인식하는 것이 특히 중요하다. 따라서 일부 모형안은 굴절력이 강한 시험렌즈를 뒤쪽 방에서 앞쪽 방으로 이동시킬 때 렌즈의 유효굴절력이 25% 정도 변할 것이다. 확실하게 검사자는 렌즈가 서로 가깝게 유지되도록 원할 것이다.

그러나 강한 렌즈를 사용할 때 여전히 오차가 나타날 것이며, 이러한 사항을 인식하지 못하면, 불필요하게 고민하도록 만들 수 있다. 렌즈를 넣는 곳 사이의 거리가 적어도 5 mm이기 때문에, 뒤쪽 방에 끼운 −10.00 D 모형렌즈는 앞쪽의 인접한 방에 끼워진 +10.00 D 시험렌즈에 의해 약간 과교정 상태가 된다. 렌즈의 굴절력이 ±3.00 D 이하인 경우, 인접한 방 사이의 효과는 무시할 수 있다. 포롭터는 다행히 이러한 오차를 막기 위해 정점거리가 보정되어 있다. 검사자가 최종적으로 처방서를 작성할 때 포롭터 자체의 정점거리만 고려하면 된다.

모형안에 가입된 시험렌즈의 표면에 의해 두 개 이상의 반사가 관찰된다. 각 렌즈는 또한 빛을 4번 굴절시키므로 (모형안에 입사할 때 2회, 모형안에서 출사할 때 2회), 반사광의 밝기를 감소시킨다. 따라서 원하는 결과를 얻기 위해서는 항상 시험렌즈를 최소로 사용해야 한다. 예를 들어 +1.50 D, +0.75 D 및 +0.25 D 렌즈를 가입하는 것보다 +2.50 D 렌즈 하나를 가입하는 것이 더 좋다 (그림 5-10).

그림 5-11A, B 및 그림 5-12는 자주 사용하는 모델의 일부를 보여준다.

앞으로 모형안을 사용하는 데 문제가 있을 것이다. 누구나 그렇지만 문제를 해결할 수 있다. 모형안의 눈금 보정과 일치하지 않는 점을 잊어라. 완벽하지 않을 것이다. 그러나 이로부터 기본적인 내용을 배울 수 있다. 모형안의 한계점으로 인해서 검영법의 실습이 방해된다고 느낄 때쯤이면 피검사자를 대상으로 검영법을 수행할 준비가 된 상태일 것이다.

---

7) 이러한 관계 (1%/mm)는 순전히 우연의 일치이며 9.00 D 에서 11.00 D 범위에만 적용된다.

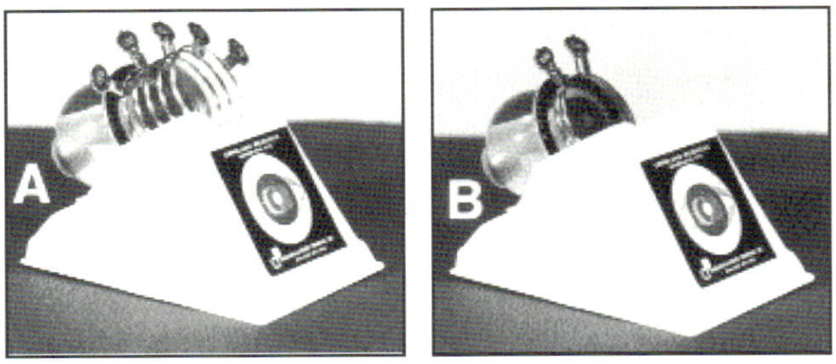

그림 5-10. 여러 개의 시험용 렌즈 (A)를 굴절력이 동일한 두 개의 렌즈 (B)로 대체한 상태.

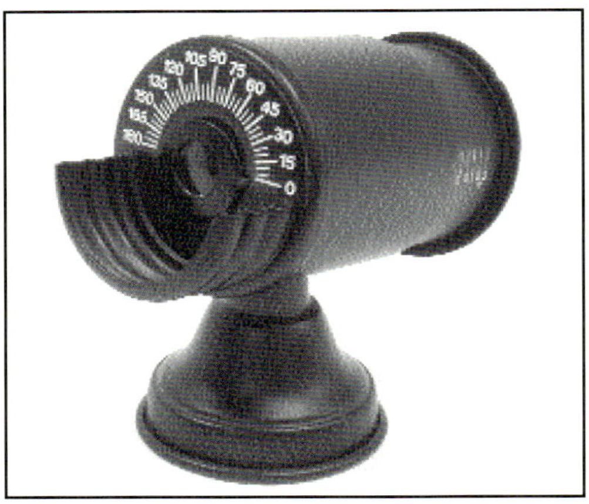

그림 5-11A. 유명한 모형안. WO-109 훈련용 모형안. Western Ophthalmics (19019 36th Avenue West, Suite G, Lynwood, Wash 98036, 800426-9938)에서 생산됨. 66 cm에서 보정렌즈가 필요하지 않도록 눈금이 보정되어 있다.

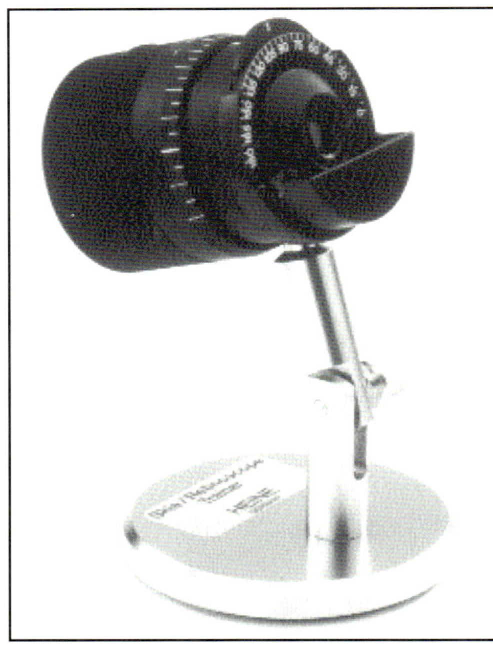

그림 5-11B. C-00.33.011 모형안. Heine USA, Ltd, 1 Washington Center, Dover, NH 03820, 800-367-4872.

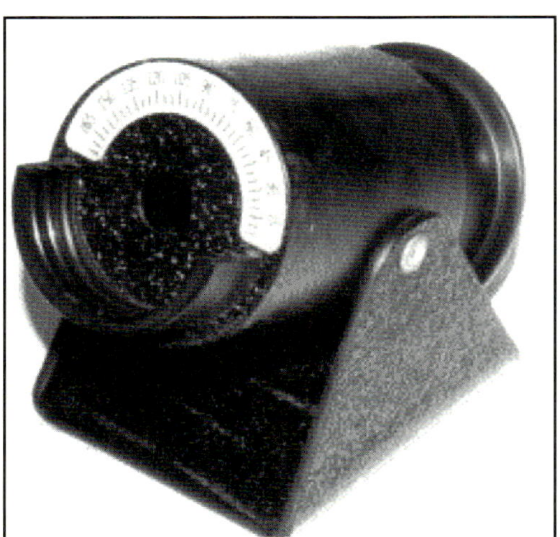

그림 5-12. RTE(검영법 훈련용 모형안). Franel Optical, PO Box 96, Apopka, Fla 32704, 407-884-1800 or 800-327-2070.

검영법 실습을 위한 모형안의 설정
Eye Lane Setup for Retinoscopy Practice _Richard Reffen, COT

일반적으로 검영법 워크숍은 최적 상태보다 좋지못한 조건에서 진행된다. 회의실은 조명이 약하다. 시험렌즈에 새겨진 도수를 확인하기 어려울 정도로 너무 어둡거나, 초보자가 붉은색 반사광을 적절하게 평가하기에는 너무 밝다! 어두운 조명에서 시험렌즈를 찾으려면 문제가 발생한다. 이는 시험렌즈를 케이스의 잘못된 위치에 넣을 수 있기 때문이다. 반복된 취급으로 렌즈에 상처가 날 수 있다. 배터리가 방전되었거나 더 이상 교체할 배터리나 전구가 없는 문제가 발생할 수 있다!

다수의 저자들이 다른 방법을 제안했다. 사무실에서 실습하는 방법은 피검사자용 검사 의자의 머리 받침대에 모형안을 고정시키고 포롭터와 함께 사용하는 것이다. 이 방법에 따른 검영법 훈련은 낱개 시험렌즈를 사용하는 것보다 장점이 많다. 포롭터를 이용한 훈련은 피검사자를 검사할 때 사용되는 도구를 이용하기 때문에 더 현실적이다. 포롭터에서 렌즈를 더 빠르게 선택할 수 있다. 렌즈를 선택하기 전에 굴절력을 확인할 필요가 없으며 원주축 방향의 설정에 따른 문제가 적다.

공식 워크숍과 비교했을 때 사무실에서 실습하는 훈련의 단점은, 워크숍 강사의 지식과 경험의 도움을 받을 수 없다는 것이다. 초보자는 숙련된 강사의 도움이 가장 중요하다.

RTE (Retinoscopic Training Eye; Franel Optical, Apopka, FL)와 같은 모형안이 필요하다. RTE (그림 5-12) 모형안은 피검사자용 검사의자의 머리 받침대에 모형안을 단단히 고정하는데 필요한 잘 휘어지지 않는 평평한 표면을 가진 바닥을 제공하기 때문에 좋은 선택이다.

RTE는 수직으로 회전시킬 수 있으며, 포롭터의 관찰구와 쉽게 정렬시킬 수 있다. 구입한 모형안의 광학계를 확인하는 것이 중요하다. 원주굴절력 (난시)이 0.50 D 이상 존재하는 모형안은 허용되지 않으며 교환을 위해 반품해야 한다.

굴절검사 과정에서 모형안을 사용하는 방법은 다음과 같다:

1. 벨크로 (Velcro) 끈으로 피검사자용 검사의자의 머리 받침대에 모형안을 고정한다 (그림 5-13).
2. 검사자의 눈과 모형안의 높이가 대략적으로 일치하도록 검사의자의 높이를 조정한다.
3. 포롭터 헤드를 제자리로 위치시키고 모형안의 광학계를 포롭터의 우안용 개방된 관찰구에 맞춘다(그림 5-14).

4. 모형안은 가능한 포롭터 뒤에 가깝게 정렬되어 있어야 한다 (그림 5-15).
5. 검사거리를 확인하기 위해 검영기에 66 cm 길이의 끈을 묶는다.
6. 시험렌즈를 사용하여 모형 (유령) 굴절이상을 제공한다. 모형안의 동공에 가장 가까운 렌즈 고정틀 (슬롯)에 렌즈를 끼운다.

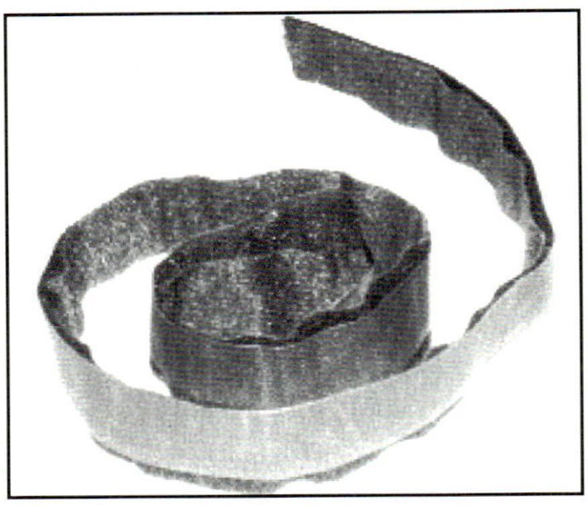

그림 5-13A. 벨크로 끈.

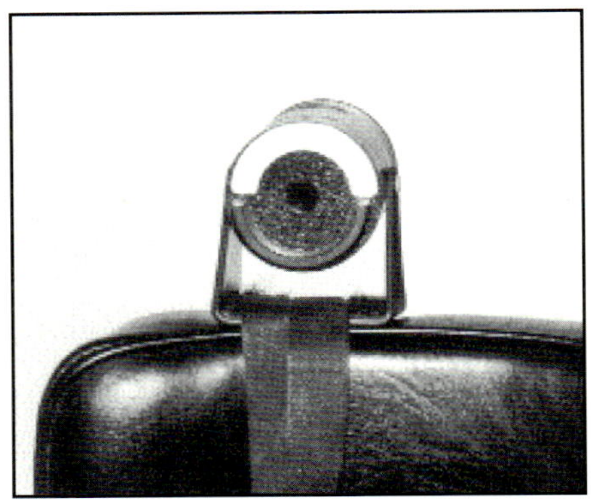

그림 5-13B. 검사의자의 머리 받침대에 고정시킨 모형안.

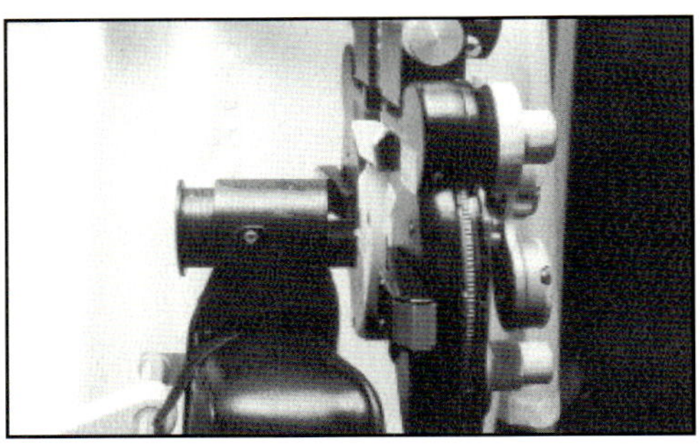

그림 5-14. 포롭터를 제자리로 돌려서 수평과 수직 위치를 맞춘다.

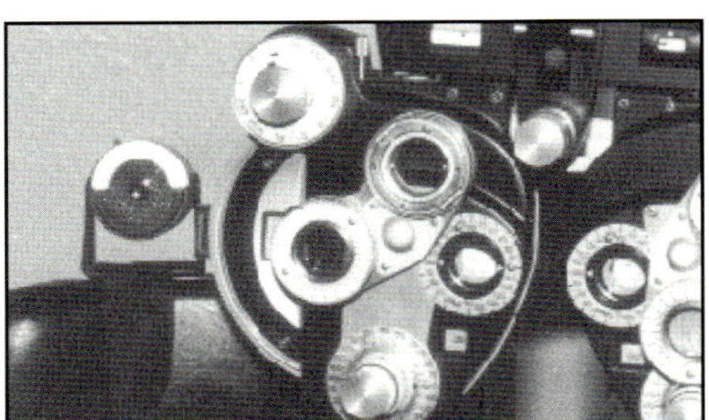

그림 5-15. 모형안이 포롭터 헤드의 뒷면에 가깝게 위치하는지 확인한다.

대부분의 숙련된 검사자들은 포롭터의 보조렌즈 다이얼에 내장된 +1.50 D 의 검사거리 보정렌즈의 사용을 선호하지 않는다. 그 이유는 피검사자와 검사자 사이에 렌즈를 추가하지 않으므로, 성가신 반사를 유발하는 2개의 굴절면을 없애기 위함이다. 피검사자와 검사자 사이에 렌즈가 적게 놓일수록 좋다!

다음은 모형안의 눈금 보정을 확인하는 방법이다:

1. 모형안의 굴절이상을 제로 눈금으로 설정한다.
2. 모형안의 굴절이상이 정시가 되도록 눈금을 보정하기 위해 포롭터의 +1.50 D 검사거리 보정렌즈를 사용한다.[8] 포롭터의 +1.50 D 검사거리 보정렌즈와 선조명 검영기를 사용하여 66 cm 검사에서 적색 반사광이 중화를 보이는지 확인한다.
3. 중화점에 도달할 때까지 모형안의 원통을 앞뒤로 약간 조정한다.
4. 약간 이리저리 움직여서 반사광을 확인한다. 포롭터를 향해 접근할 때 동행 (원점에서 앞쪽)이, 포롭터에서 멀어질 때 역행 (원점에서 뒤쪽)이 나타나는지 확인한다.
5. 중화가 확실하다고 판단되면, 멘토를 통해 이를 확인한다. 이후 +1.50 D 검사거리 보정렌즈를 제거한다. 위치를 유지하기 위해 모형안 원통에 테이프를 붙이거나 마크를 표시한다.
6. 이 시점에서 정시안의 반사광 움직임과 일치하는 동행을 관찰할 수 있을 것이다. 즉, 정시안이 검사거리 보정렌즈가 없는 상태에서 보는 상태이다. 모형안의 시험렌즈 가입용 고정틀에 다양한 시험용 구면렌즈나 원주렌즈를 단독으로 또는 조합으로 배치하여 다양한 유형의 굴절이상을 생성할 수 있다. 이제 포롭터 렌즈를 사용하여 가상 피검사자의 "눈"을 중화시킬 수 있다.

참고문헌 (REFERENCES)

1. Wessels IF, et al. A home-made model eye for teaching retinoscopy. Ophthalmic Surgery & Laser Therapy. 1995;26(5).

8) 정시안은 굴절이상이 없다. 평행광선 (무한대거리로부터 방출되는)이 중심와에 초점을 맺는다. 망막은 무한대거리와 공액하므로, 정시안의 원점은 무한대이다.

06

구면 굴절이상
Spherical Errors

"두 눈을 만들어서...
구면 굴절이상부터 실습을 시작하자…"
William Shakespeare, Hamlet(I, v).

이 단원은 그림으로부터 실제 망막반사를 관찰하는데 도움을 주기 위하여 실습과 작도에 의한 설명을 병행할 것이다. 책의 그림과 실제 출사광속의 경로에서 검사자의 위치를 비교하면, 교정렌즈를 사용하여 원점을 이동시키는 개념을 이해하는데 도움이 될 것이다. 또한 실제 관찰하는 반사를 해석하는데 도움이 될 것이다. 이 장에서는 구면렌즈만 사용할 것이다.

정시 Emmetropia

명백히 정시는 굴절이상이 아니지만, 검영법 실습을 시작하기 좋은 상태이다. 모형안을 검사거리에서 편안하게 광학적 정렬상태가 유지될 수 있도록 놓는다. 실습을 시작하기 전에 눈금설정 상태를 다시 확인할 수 있다. 모형안의 눈금설정이 정확하지 않으면, 이 실습에서 특정 굴절이상 상태를 만들기 위하여 시험렌즈를 사용할 필요가 있다.

모든 훈련에서: 모형안과 가장 가까운 쪽에 +1.50 D 보정렌즈를 가입한다. 슬리브가 위쪽 (평면

거울효과)에 있는지 확인하고, 두 눈을 모두 뜬다. 주위 조명을 어둡게 한 후, 아래에서 언급된 순서대로 실습을 수행한다. 각 단계에서 제시된 상태를 정확하게 관찰하고 다음 단계로 진행한다.

중화 Neutrality

실습 2

이제 모형안을 친구로 만들고, 중화에 대하여 간단하게 살펴보는 것으로부터 시작하겠다.

모형안을 교정된 제로 (평면) 눈금 (정시상태)에 맞추고, 30 cm 거리에서 반사광을 확인하기 위해 모형안을 향해 앞으로 다가간다. 이 상태에서 동행이 나타날 것이다. 66 cm 검사거리를 향해서 천천히 뒤로 움직이면서 임의 경선에서 검영기를 선조광과 수직 방향으로 움직인다. 움직이는 반사광이 동공에 가득차고 동공 가운데에서 움직임이 없어 보일 때까지, 반사광이 넓어지고 밝아지며 움직이는 속도가 빨라져야 한다. 이 중화 상태는 검사거리가 66 cm 에 도달할 때 나타나야 한다. 검사거리에서 중화 상태가 나타나도록 모형안을 약간 조정할 수도 있다. (원통을 바깥쪽으로 밀면 원점이 모형안 쪽으로 당겨지며, 원통을 안쪽으로 당기면 원점이 모형안으로부터 멀어진다.)

이와 관련된 상태를 그림 6-1에 나타냈으며, 직접 확인해야 한다 (그림 6-1).

분명한 동행이 보일 때까지 앞으로 움직였다가 중화가 보일 때까지 천천히 뒤로 물러난다.

분명한 역행이 보일 때까지 뒤쪽으로 물러났다가 중화가 보일 때까지 천천히 모형안을 향해 이동한다.

동행 상태로부터 중화를 판단하는 것이 더 쉽다는 것을 명심해야 한다.

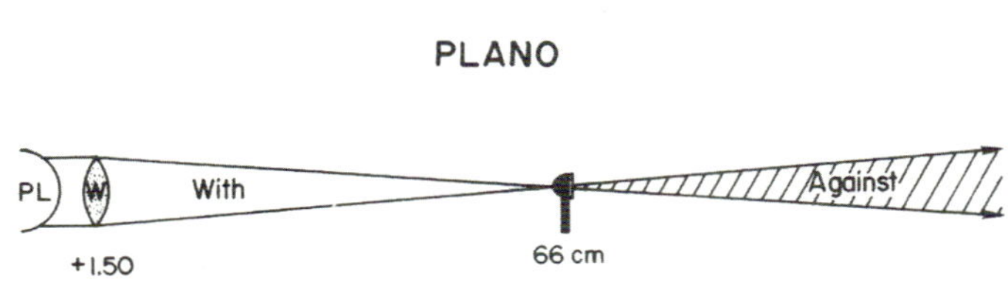

그림 6-1. 정시. 66 cm 검사거리에서 +1.50 D 렌즈를 가입했을 때 중화가 나타난다.

중화의 정밀확인 Refining Neutrality

실습 3

모형안의 굴절상태를 정시로 맞추고, 원점을 이동시키거나 검사거리를 이동시키면서 중화를 정밀하게 확인하는 방법을 잠깐 고려하겠다.

검사거리가 고정되면 렌즈를 이용하여 원점을 이동시킬 수 있다. 모형안 앞에 렌즈를 넣을 때, 보정렌즈와 가까이 놓였는지 확인한다. +0.25 D, +0.50 D, −0.25 D 및 −0.50 D 구면렌즈를 선택한다.

검사거리에서 중화가 나타나는지 다시 확인한다.

모형안에 −0.50 D 렌즈를 가입시키고 분명한 동행이 나타나는지 확인한다 (마이너스 렌즈는 원점을 모형안으로부터 멀어지도록 하므로 동행을 만든다.)

이제 그림 6-2에서 볼 수 있는 것처럼 −0.25 D 와 −0.50 D 구면렌즈를 교대로 가입하면서 동행 반사광의 넓이와 속도를 비교한다. 차이를 확인할 수 있어야 한다.

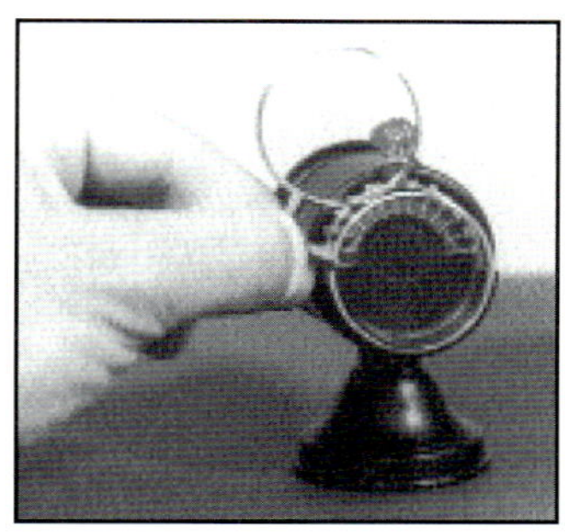
그림 6-2. 두 개의 렌즈를 신속하게 교대로 가입하면서 반사광을 비교하는 방법.

이제 +0.50 D 구면렌즈를 가입하고 역행이 나타나는지 확인한다. (플러스 렌즈는 원점을 안쪽으로 당기므로 역행을 만든다.)

+0.25 D 구면렌즈로 바꾸고 역행상태가 약해지는지 확인한다.

+0.50 D 와 +0.25 D 구면렌즈를 교대로 가입하면서 반사광을 비교한다.

역행의 정도를 구분하는 것이 더 어렵다!

이 거리에서 0.25 D를 증가시키거나 감소시키면 원점이 10~14 cm 정도 안쪽이나 바깥쪽으로 이동한다. +0.25 D와 −0.25 D 구면렌즈를 교대로 가입시키면서 반사광에 미치는 영향을 다시 확인한다. 그런 다음 이들 렌즈가 가입되었을 때 각각 검사거리를 이동시키면서 중화점의 위치를 확인하면, 그림 6-3과 같을 것이다.

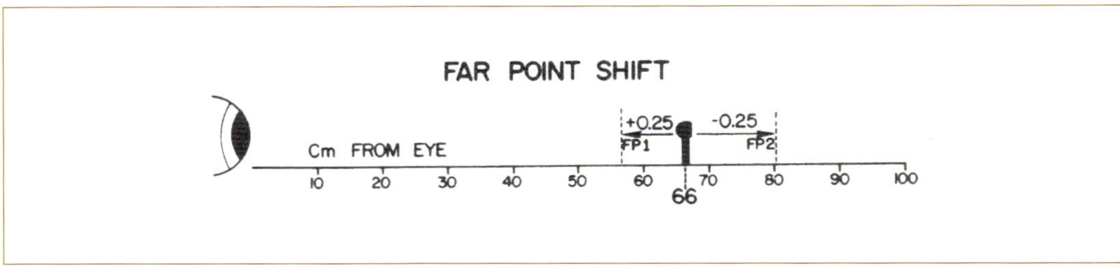

그림 6-3. 원점의 이동. 66 cm 검사거리에서 구면렌즈 +0.25 D (원점 1)와 −0.25 D (원점 2)가 각각 원점위치의 이동에 미치는 영향.

이제 모형안에 가입된 시험렌즈를 모두 제거하고 보정렌즈만 남겨둔다.

검사거리를 약간 변동시켜 중화 상태를 더 정밀하게 확인할 수 있다. 중화는 의심되는 공간이기 때문에 중화의 해석은 정확하지 않다 (그림 4-19).

선조광을 90° 방향으로 조정하여 모형안의 수평경선 굴절상태를 검사한다. 여러 번 모형안에 접근하였다가 후퇴하면서, 반사광의 폭과 가장자리 윤곽의 변화를 관찰하면서 중화상태에 접근한다. 분명하며 폭이 좁은 동행이 보이도록 충분히 가깝게 이동한 다음, 천천히 뒤로 물러나면서 반사광의 폭이 넓어지는 상태를 관찰한다. 손을 약간만 흔들어도 중화점 근처에서 반사광이 움직이는 상태를 유지할 수 있다. 동공이 반사광으로 가득 찬 후에도, 동공 중심에는 약간 동행이 관찰된다. 이 상태에서 뒤쪽으로 약간 물러나면, 동행이 사라지고 중화 상태라고 하는 반전점에 도달하고, 그 다음 역행이 나타나기 시작한다. 뒤쪽으로 너무 물러나지 않도록 주의한다. 동공 중앙에서 약한 동행을 관찰할 수 있을 때 중화점이라고 판단한다.

선조광을 180° 방향으로 회전시키고, 중화점을 찾기 위해 검사거리를 앞뒤로 이동시킨다. 선조광을 한 경선에서 다른 경선으로 회전시키면서 반사광을 비교한다. 두 경선에서 반사광의 상태가 동일한가?

앞뒤로 움직이는 습관을 갖는 것이 검영법에서 중요하다. 중화점 근처에 도달했을 때 상체를 앞으로 약간 숙이면 동행이 관찰된다는 사실을 명심해야 한다. 역행 쪽에서 중화점을 찾으면 혼동하기 쉽다. 중화상태는 항상 약간 앞으로 숙인 상태에서 확정한다.

POINT

중화상태가 확실하지 않다면, 약한 동행상태에서 멈춘다.

구면 굴절이상도가 낮은 경우 Low Spherical Errors

다음 두 가지 실습에서는 검사자의 눈이 완벽하게 눈금을 조정하지 않으면, 중화구역이 검사거리와 정확하게 일치하지 않을 수 있다. 최선을 다해야 한다. 실습 목표는 굴절이상도가 낮은 상태를 모방하고 이를 중화시키는 것이다.

실습 4: 원시 Hyperopia

모형안의 뒤쪽 원통을 앞쪽으로 당기면서 보정된 +2 눈금에 맞추어 2.00 D 원시상태가 되도록 조정한다.*

−0.50 D, +1.00 D, +1.50 D 및 +2.00 D 구면렌즈를 준비한다. 슬리브를 올리고(평면거울 효과), 검사거리를 확인한다. 그림 6−4는 이 상태에서 실습하는 상황을 나타낸 것이다.

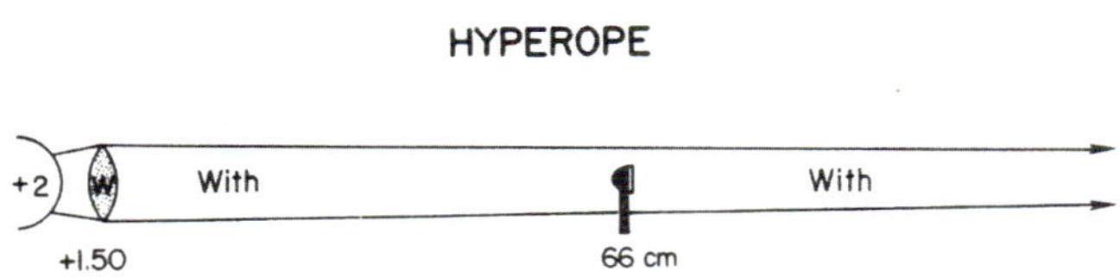

그림 6−4. 미교정 상태의 2.00 D 원시안에 보정렌즈 (+1.50 D)가 가입된 상태.

분명한 동행이 관찰될 것이다. 반사광의 폭은 중간 정도이며, 원점은 검영기의 뒤쪽에 위치한다.

+1.00 D 구면렌즈를 끼운다. 동행이 약해질 것이다. 반사광의 폭이 약간 더 넓어지며 속도가 빨라질 것이다 (그림 4−15처럼 원점이 검사자의 뒤쪽에서 검사자를 향해 이동된다).

이제 +1.00 D 대신에 +1.50 D 구면렌즈를 가입하면, 아직도 약한 동행이 보인다. 반사광이 분명히 더 넓어지고 더 빨라진다.

이제 +1.50 D 대신에 +2.00 D 구면렌즈를 가입하면, 중화가 보이는가? 중화를 확정하기 위해 앞뒤로 약간 움직인다. 이 상태는 그림 6−5와 같다.

---

* 눈금을 정확하게 조정할 수 없다면 대신에 −2.00 D의 모형렌즈를 사용한다. +1.50 D의 검사거리 보정렌즈와 −2.00 D의 모형렌즈가 결합된 상태를 만들기 위해 −0.50 D 시험렌즈로 대체할 수 있다.

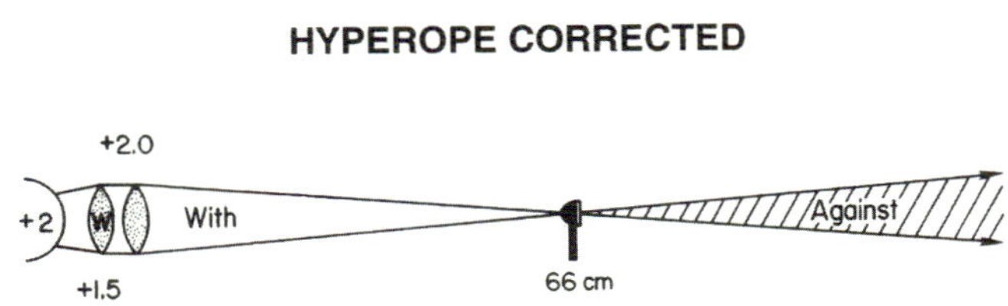

그림 6-5. 2.00 D 원시가 +2.00 D 구면렌즈로 교정된 상태.

이 상태에서 중화가 관찰되어야 한다. 원점이 66 cm 거리에 위치하지 않는다면, 모형안의 원통을 미세하게 조정하여 검사거리에서 중화가 나타나도록 한다. 그래야 다음 실습이 정확하게 이루어 질 수 있다 (모형안을 약간 조정하였다면, 위의 실습과정을 반복한다. 그러면 모형안의 눈금조정이 더 양호한 상태가 될 것이다).

이제, 그림 6-5처럼 모형안에 렌즈가 가입된 상태에서 +0.50 D 구면렌즈를 추가로 놓고, 역행이 보이는지 확인한다. 이 상태는 플러스 굴절력이 너무 많이 가입된 상황이다 (그림 6-6).

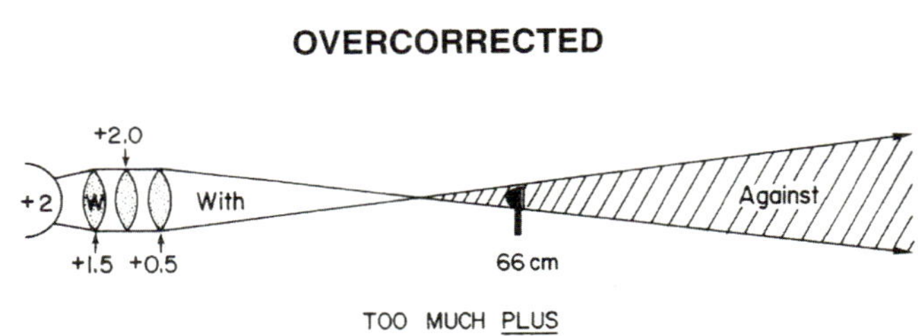

그림 6-6. 2.00 D 원시가 0.50 D 과교정된 상태. 역행이 관찰된다.

모형안이 과교정되었으며, 원점이 검사자의 앞쪽으로 이동된 상태이다.

이제, 모형안에서 +0.50 D 구면렌즈를 제거하면 중화가 보일 것이다. +0.50 D 구면렌즈를 모형안에 가입시켰다가 제거시키면서 반사광을 관찰하면 역행이 중화로 바뀔 것이다. 맞는지 확인한다.

이제, 그림 6-5처럼 렌즈가 조합된 상태에서, −0.50 D 구면렌즈를 가입시키고 동행이 보이는지 확인한다. 이것은 플러스 굴절력이 부족한 상태 (또는 마이너스 굴절력이 너무 강한 상태)이다 (그림 6-7).

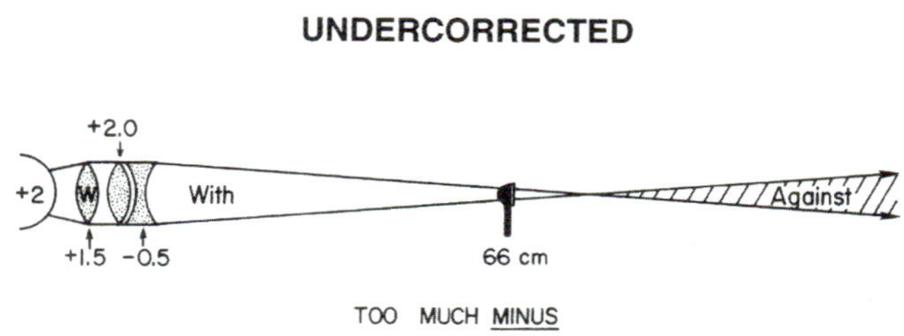

그림 6-7. 2.00 D 원시가 0.50 D 부족하게 교정된 상태. 동행이 관찰된다.

모형안이 저교정되었고, 원점은 검사자의 뒤쪽에 위치한다. −0.50 D 구면렌즈를 제거하면 중화를 볼 수 있다. −0.50 D 구면렌즈를 가입시켰다가 빼면, 동행이 중화로 바뀔 것이다.

이제, 모형안에서 보정렌즈를 제외하고 모든 렌즈를 제거한다. 다음 실습을 위하여 −1.50 D와 −2.00 D 구면 시험렌즈를 준비한다.

실습 5: 근시 Myopia

모형안의 원통을 뒤쪽으로 밀어서 보정된 눈금 −2에 맞추어 모형안을 2.00 D 근시 상태로 조정한다(그림 6-8).[9]

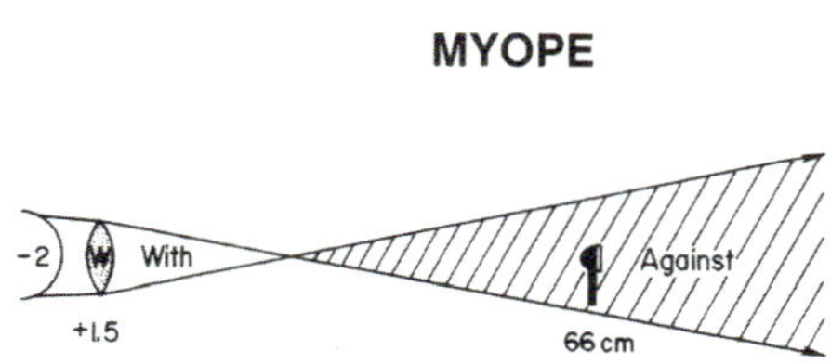

그림 6-8. 미교정 2.00 D 근시 상태의 모형안에 검사거리 보정렌즈 (+1.50 D)가 가입된 상태

9) 눈금을 정확하게 조정할 수 없다면 +2.00 D 모형렌즈를 사용하여 2.00 D 근시로 만든다. +1.50 D 검사거리 보정렌즈와 +2.00 D 모형렌즈가 결합된 상태를 만들기 위해 +3.50 D 구면렌즈를 대신 사용할 수 있다.

확실한 역행이 보일 것이다: 반사광의 띠가 중간 넓이이며, 모형안의 원점이 검사자의 앞쪽에 위치한다.

−1.50 D 구면렌즈를 가입한다. 흐릿한 역행이 보일 것이다 (원점이 검사자를 향해 뒤쪽으로 이동된 상태이다). 중화에 접근할수록 역행의 정도를 판단하기가 더욱 어려워진다.

−1.50 D 구면렌즈를 제거하고 −2.00 D 구면렌즈를 가입한다. 이제 중화처럼 보일 것이며, 앞뒤로 약간 움직이면서 중화점을 확정할 수 있다.

만일 중화가 현재 검사거리에서 멀리 떨어져 있다면, 원점을 적절하게 위치시키기 위하여 원통을 미세하게 조정한 후, 실습을 반복한다.

중화 상태를 제공하는 −2.00 D 구면렌즈를 제거하고, 다시 −1.50 D 구면렌즈를 넣는다.

이제, −1.50 D 구면렌즈를 가입시켰다가 제거하면서 반사광을 관찰한다. −1.50 D 렌즈가 가입되었을 때, 0.50 D 역행 상태가 관찰될 것이다. −1.50 D 구면렌즈를 제거했을 때에는 2.00 D 역행상태가 관찰된다. 이 두 가지 상태를 비교해보면, 더 적은 양의 역행은 해석하기가 더 어렵다는 점을 이해할 수 있다. 이를 통해 동행상태로부터 중화에 접근하는 것이 유리한 점을 알 수 있다.

이제, 검사거리 보정렌즈를 제외하고 모형안에 가입된 모든 렌즈를 제거한다.

실습 6: 미지의 구면굴절이상 (Unknown Spherical Errors)

이제 흥미로운 실습을 하겠다! 모형안의 눈금이 부정확하게 설정된 상태로 인해 발생하는 혼란을 막기 위해, 모형 렌즈로 미지의 굴절이상 상태를 만든다. 모형 렌즈가 모형안에 끼워진 상태에서는 실습 조건의 변수가 제한된다. 굴절력이 동일하며 부호가 반대인 교정 렌즈를 사용하여, 모형 렌즈로 만들어진 굴절이상을 중화시킨다. 예를 들어, −2.00 D 모형 렌즈는 2.00 D 원시 상태를 만들며, 이를 +2.00 D 구면렌즈로 중화시킬 수 있다.

정점간거리로 인한 유효굴절력의 변화에 의해 발생하는 문제점을 피하기 위해, ±4.00 D 이하의 구면렌즈를 사용하여 미지의 굴절이상 상태를 만든다. 굴절력을 결합하여 교정 렌즈의 숫자를 최소화하는 것을 명심한다. 렌즈를 끼울 수 있는 셀이 세 개인 모형안에서는, 하나의 셀만 남아 있으므로 이 작업이 쉽다! 한 경선을 선택하고 일관성을 위해 그 경선을 고수한다.

마지막으로 흥미를 유지하기 위하여, 모형 렌즈의 도수를 모르도록 한다. 대다수의 시험렌즈는 손잡이의 한쪽 면에만 굴절력이 표시되어 있으므로, 검사자에게 보이지 않도록 가입한다. 손잡이에 표시된 부호나 색은 숨길 수 없지만 검사자가 알더라도 중요하지 않다. 집단으로 실습하고 있으면, 동료에게 모형 렌즈를 가입하도록 부탁한다. 혼자서 실습한다면, 시험렌즈 세트에서 임의로 선택하여 굴절력을 확인하지 않고 모형안에 가입한다.

이제, 실습을 시작한다. 우선, 모형안을 보정된 0 눈금에 맞춘다. 검사거리 보정렌즈를 끼우고 검사거리에서 중화가 나타나는지 다시 확인한다. 그런 다음 셀에 낮은 도수의 마이너스 모형 렌즈를 넣는다.

양쪽 눈을 뜨고 평면거울 효과에서 반사광을 관찰한다. 반사광이 동행인지 역행인지 확인한다. 동행이 보이면 어떤 부호의 구면렌즈를 가입시켜야 할까?

검사거리 근처에서 중화를 관찰할 때까지 0.50 D 단계로 렌즈를 가입시킨 후, 0.25 D 단계로 정밀하게 확인한다. 의심스러우면 동행이 약간 남아 있는 상태에서 멈추고, 앞뒤로 움직이면서 최종적으로 중화 상태를 확정한다.

이제 굴절이상 (교정렌즈의 굴절력)을 결정한다. 보정 렌즈는 무시하고, 모형 렌즈와 교정 렌즈의 굴절력을 비교한다. 검사 결과가 비슷한가?

검사 결과는 0.50 D 이내의 오차를 보여야 한다. 그렇다면 축하한다! 이제 렌즈를 제거한다. 시험렌즈가 주위에 흩어져 있지 않도록 정돈한다.

이제, 플러스 굴절력의 모형 렌즈를 사용하여 똑같은 과정을 반복한다. 역행을 동행으로 바꿀 수 있는 충분한 굴절력의 마이너스 렌즈를 사용하여 동행을 확인한 후, 중화가 나타날 때까지 마이너스 굴절력을 낮춘다. 0.25 D 이내로 근접할 수 있는가? (이 단계에서 문제가 있다면, 보통 모형안의 초기 영점 조정상태가 부정확할 것이다. 다시 확인한다.)

새로운 마이너스 모형 렌즈를 사용하여 실습을 반복한다. 이번에는 왼쪽 손으로 검영기를 잡고 왼쪽 눈을 사용하여 검사한다.

양쪽 눈을 뜬 상태로 유지하라! 검사거리가 정확한지 확인하라!

검사결과가 모형 렌즈와 0.25 D 이내로 일관된 오차를 보일 때까지 모형 렌즈의 부호와 검사하는 눈을 교대로 바꾸면서 실습을 계속한 후 휴식을 취한다.

실제 망막 반사광 Real Retinal Reflexes

이제 실제 상대방의 눈을 대상으로 실습한다. 파트너를 대상으로 검영법을 실시한다. 피검사자의 굴절이상을 교정한 상태(또는 안경이나 콘택트렌즈를 착용한 상태)에서 무한대거리를 보도록 하고, 우안에 검사거리 보정렌즈를 가입한다 (그림 6-9). 왼쪽 팔로 검사거리를 측정하고 줄로 확인한다. 피검사자와 마주보는 상태이므로, 검사자는 피검사자의 우측으로 약간 비껴서 검사자의 오른쪽 눈으로 피검사자의 오른쪽 눈을 검사할 수 있도록 한다. 피검사자는 왼쪽 눈으로 검사자의 오른쪽 귀를 통하여 먼 곳을 응시하면서 시선을 고정하도록 지시한다 (그림 13-3, 13장 참고).

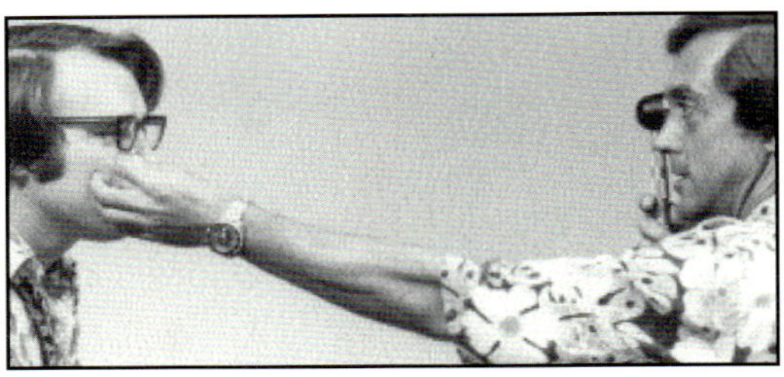

그림 6-9. 피검사자의 교정안경에 +1.50 D 보정렌즈를 가입시키고 반사광을 관찰하는 모습.

Purkinje 반사상으로 검사자의 광학적 정렬 상태를 점검한다. 이제 선조광을 180° 방향에 위치시키고 90° 경선에 대하여 검영법을 수행한다. 반사광의 움직임이 어떻게 보이는가? 다음, 선조광을 90° 방향에 위치시키고 180° 경선을 검영한다. 지금은 반사광이 어떻게 움직이는가? 두 반사가 동일한가? (두 경선에서 반사광의 상태가 비슷하지 않더라도 걱정할 필요가 없다. 난시에 대해서는 다음에 논의할 것이다.)

이 실습을 좌안으로 동일하게 반복한다. 피검사자에게 오른쪽 눈으로 먼 곳에 시선을 고정하도록 하고 검사자의 좌안을 사용하여 피검사자의 좌안을 검사한다. 임의 경선에서 중화의 위치를 검사한다. 검사거리가 66 cm 보다 더 가까운가? 그렇지 않다면, 이 경선에 대하여 어떤 결론을 내릴 수 있을까? 결론을 내리기 전에 피검사자가 조절이완 상태이며 광학적으로 정렬된 상태인지 확인한다.

이 시점에서 성취감에 만족할 것이다. 이제 구면 굴절이상도를 0.25 D 이내의 오차로 검사할 수 있을 것이다. 아마 기본 실력은 충분히 갖추어졌을 것이다. 이제부터 주제만 다르므로, 실습만 충분히 한다면 오차범위가 적은 검사값을 얻을 수 있을 것이다.

검사거리 보정렌즈 working Lens

난시안에 대하여 검영법을 시작하기 전에, 보정렌즈를 제거할 수 있도록 몇 가지 수학적으로 검토할 필요가 있다.

지금까지 뒤쪽 셀에 가입된 보정렌즈를 사용하였고, 나머지 가입된 렌즈는 굴절이상을 측정한 값으로 남겨두었다. 어떤 검사자는 포롭터나 시험테를 이용하여 검영법을 실시하고, 검영법을 마쳤을 때 간단히 보정렌즈를 제거하기도 한다. 그러나 가입된 렌즈의 표면에 의한 반사가 검사를 방해하고 반사광을 흐릿하게 만든다. 모형안을 사용하여 실습하는 경우 보정렌즈를 끼울 수 있는 셀이 필요하며, 다른 렌즈의 정점굴절력에 영향을 준다.

마지막으로 굴절이상도를 계산할 때, 중화 시점에서 가입된 모든 렌즈의 굴절력을 더한 다음, 보정렌즈의 굴절력을 뺀다 (보정렌즈가 별도로 가입되지 않은 경우에도).

두 가지 예를 보자. 66 cm 검사거리에서 눈앞에 +4.00 D 렌즈를 가입시켰을 때 중화를 얻었다면,

+4.00 D	중화를 얻기 위해 눈앞에 가입한 총 굴절력
−(+1.50) D	보정렌즈의 굴절력 빼기
+2.50 D	굴절이상

또, 중화를 얻기 위해 가입한 렌즈의 전체 굴절력이 +1.50 D였다면,

+1.50 D	중화를 얻기 위해 눈앞에 가입한 총 굴절력
−(+1.50) D	보정렌즈의 굴절력 빼기
0.00 D	굴절이상

이처럼 계산이 간단하다.

실습 7

모형안의 굴절상태를 보정된 0눈금에 맞추고 +1.50 D 보정렌즈를 가입한 다음 중화를 확인한다. 필요한 경우 눈금을 조정한다. 모형안은 정시안이며, 이제 보정렌즈를 제거한다.

−1.50 D 모형 렌즈를 넣는다.

상당한 정도의 동행이 확실하게 보인다.

+2.50 D 렌즈를 추가로 넣는다. 여전히 약간 동행이 보인다.

+2.50 D 렌즈를 제거하고 +3.00 D 렌즈를 넣는다. 중화가 보이는가? 좋다.

이제 모형안에 가입된 렌즈들을 보자. 모형안에 가입된 렌즈 굴절력의 합은 +1.50 D (−1.50 D + 3.00 D)이다. 이것을 총 굴절력이라 한다. 이로부터 검사거리를 뺀다:

+1.50 D	중화를 얻기 위해 눈앞에 가입한 렌즈의 총 굴절력
−(+1.50) D	검사거리 보정렌즈의 굴절력 빼기
0.00 D	굴절이상

검사거리 대 검사거리 보정렌즈 Working Distance vs Working Lens

주어진 예에서 보정렌즈 대신에 검사거리라는 용어로 바꾸어 보겠다. 디옵터 거리이기 때문에 보정렌즈 굴절력을 사용하였으며, 보정렌즈 굴절력과 검사거리는 항상 같아야 한다. 그러므로 둘은 같은 뜻이다.

그러면, 눈앞 1.50 D 거리에서 렌즈를 가입하지 않은 상태에서 중화를 얻었다면, 계산은:

0.00 D	중화를 얻기 위해 눈앞에 가입한 렌즈의 총 굴절력(66 cm 검사거리에서)
−(+1.50) D	검사거리 보정렌즈의 굴절력 빼기
−1.50 D	굴절이상 (순 검영값)

검사거리와 관련하여 중요한 점은 무엇인가? 지금까지 언급된 검사거리는 66 cm이다. 검사자가 이와 다른 검사거리를 선택할 수 있다. 예를 들어 검사자가 선호하는 검사거리는 일반적인 검사거리 (66 cm)보다 가까운 50 cm 를 선택할 수 있다. (이 거리의 디옵터 굴절력은 얼마인가?) 검사자가 그 거리 (2.00 D)에서 중화를 얻기 위하여 +4.50 D 굴절력이 필요한 경우, 계산은 간단하다;

+4.50 D	중화를 얻기 위해 눈앞에 가입한 렌즈의 총 굴절력(50 cm 검사거리에서)
−(+2.00) D	검사거리 보정렌즈의 굴절력 빼기
+2.50 D	굴절이상 (순 검영값)

잘 이해했는가?

총 검영값과 순 검영값 Gross and Net

총 (gross) 검영값과 순 (net) 검영값이라는 용어는 이미 분명해졌다. 모형안에 가입된 렌즈 굴절력의 합이 총 검영값이다. 이 총 검영값에서 순 검영값을 알기 위해서는 검사거리를 뺀다; 이 순 검영값이 실제 굴절이상이다. 특정 검사거리를 사용한 예를 보겠다.

+5.00 D	중화를 얻기 위해 눈앞에 가입한 총 굴절력 (검영값) (33 cm 검사거리에서)
−(+3.00) D	검사거리 보정렌즈의 굴절력 빼기
+2.00 D	굴절이상 (순검영값)

−1.00 D	중화를 얻기 위해 눈앞에 가입한 총 굴절력 (검영값) (25 cm 검사거리에서)
−(+4.00) D	검사거리 보정렌즈의 굴절력 빼기
−5.00 D	굴절이상 (순검영값)

검사자가 총 검영값이 주어진 피검사자의 검사결과를 보는 경우, 1.50 D 검사거리 보정렌즈가 포함된 것이다.

이러한 예에서 검사거리 보정렌즈를 제거해야 하므로, 원시자는 항상 총 검영값보다 더 낮은 굴절력의 플러스 렌즈가 필요할 것이고, 근시자는 항상 총 검영값보다 더 높은 굴절력의 마이너스 렌즈가 필요하다는 점을 주목할 수 있다. 중화 환산표를 참고하기 바란다 (표 5-1 참조). 한번 더 확인하기 바란다.

검사거리 보정렌즈의 제거 Getting Rid of the Working Lens

지금부터 우리는 보정렌즈를 사용하지 않고 중화를 얻을 것이며, 실무에서 이렇게 검사하기 바란다. 보정렌즈의 사용은 분명한 단점이 있고, 이후에 보정렌즈를 사용하지 않았을 때 타각적 검영법을 기초로 자각적 정밀검사를 아주 멋지게 수행할 수 있다는 점을 보여주겠다.

실습 8

다음과 같은 실습을 통해서 이러한 관계를 더욱 잘 이해할 필요가 있다:

우선, 66 cm 검사거리에서 보정렌즈를 가입했을 때 중화가 보이도록 모형안이 제로 눈금(정시 상태)으로 설정되었는지 확인한다. 그런 다음, 보정렌즈를 제거한다.

모형안 앞에 −0.50 D ~ −1.00 D 사이의 모형 렌즈를 가입하여 알 수 없는 낮은 정도의 원시성 굴절이상을 만든다. 검사거리를 확인하고, 동행이 보이는지 확인한다.

반사를 중화시키고, 총 검영값을 결정한다.

순 검영값을 계산하기 위해, 검사거리를 뺀다.

모형 렌즈로 결과적인 굴절력을 비교한다. 0.25 D 이상 벗어나는가?

+2.00 D 에서 +3.00 D 모형 렌즈로 알 수 없는 근시상태를 만들고 위의 과정을 반복한다.

근시와 원시의 총 검영값과 순 검영값 사이의 관계를 이해하여, 앞으로의 과정을 편안하게 진행하기 바란다.

고도 구면 굴절이상 High Spherical Errors

구면 굴절이상이 높은 경우에도 특별히 어려운 사항은 없다. 굴절이상 정도를 대략 알아내고 부분적으로 교정한 이후에는 이미 다루어 보았던 구면 굴절이상이 낮은 상태가 된다. 예를 들어 무수정체안 환자 (백내장이 있는 수정체렌즈를 제거하고 +12.00 D 안경을 쓰는)에게서 나타나는 생소한 반사로 인해 처음에는 어리둥절할 수 있다. 그러나 상황을 인식하고, 검영법을 시작하기 전에 +10.00 D 구면렌즈를 가입하면 동행을 쉽게 인식할 수 있다.

여기서 강조하고 싶은 사항은 구면 굴절이상이 높은 경우 일상적으로 볼 수 있는 두 가지의 위장된 상태가 나타난다는 점이다.

1. **매질이 혼탁한 것처럼 보임:** 반사광이 없거나 매우 느리게 움직이는 것처럼 나타난다. 굴절력이 약한 (+) 또는 (–) 렌즈를 눈앞에 대었을 때 반사광의 변화가 없으면 매질이 혼탁함을 의심할 수 있다.[10] 이때는 다시 한 번 강한 굴절력의 (+) 또는 (–) 렌즈 (5.00 D 또는 10.00 D)를 눈앞에 갖다 대어 반사광이 변하는지 확인한다. 이 때 반사가 명료하게 보인다면 고도의 굴절이상 상태이다.
2. **중화 상태처럼 보임:** 거의 중화 상태인 것처럼 동공이 빛으로 가득 차며 움직임이 없어 보이는 상태 (가성 중화)이다. 이때는 간단하게 몸을 10 cm 에서 15 cm 정도 앞으로 움직인다. 이렇게 해도 반사광이 변하지 않으면 중화 근처가 아닐 것이다. 강한 굴절력의 렌즈를 눈앞에 가입시켜 확인한다.
   검사자가 확신을 갖도록 두 가지 예제를 제시하겠다.

실습 9: 고도 근시 (강한 플러스 굴절력의 모형렌즈로 유발)

모형안을 영점 (정시)에 맞추고, 보정렌즈를 가입하여 중화를 확인한 후 보정렌즈를 제거한다.

+10.00 D 모형 렌즈를 뒤쪽 셀에 끼운다.

흐릿하고 분명하지 않은 반사가 보이는지 확인한다. 고도 굴절이상인 경우 특히 역행은 보통 판단하기 어렵다.

모형안 앞에 +2.00 D 와 –2.00 D 구면렌즈를 교대로 가입해도 반사광이 거의 변하지 않는다.

+10.00 D 구면렌즈를 가입하면, 지속적으로 이상한 반사가 보이며, 흐릿할 것이다.

–10.00 D 렌즈를 가입하면, 동행이 보일 것이다!

강한 역행을 알 수 있는 다른 좋은 방법은 나중에 설명하겠다.

10) 매질은 눈의 투명한 조직 즉, 각막, 전방, 수정체 또는 유리체를 의미한다. 망막 반사를 감소시키는 매질의 불투명한 상태는 백내장 혹은 유리체 출혈 등이 대표적이다.

실습 10: 고도 원시 (강한 마이너스 굴절력의 모형렌즈로 유발)

모형안을 영점 (정시)에 맞추고, 보정렌즈를 가입하여 중화를 확인한 후 보정렌즈를 제거한다. 뒤쪽 슬롯에 −10.00 D 모형 렌즈를 가입한다.

흐릿하고 이상한 반사가 보일 것이다. 중화와 혼동하지 않아야 한다.

+2.00 D 와 −2.00 D 구면렌즈를 교대로 모형안에 가입한다. 둘 다 약간의 변화가 보일 것이다. +2.00 D 렌즈를 가입했을 때 동행의 징후를 볼 수 있는가?

−10.00 D 렌즈가 가입되었을 때, 실제로 반사가 거의 보이지 않을 것이다.

+10.00 D 구면렌즈를 가입해보자. 동행이 보인다! 왜 아직 중화가 아닐까?

구면 굴절이상의 평가 Spherical Estimation

이 시점까지 우리는 슬리브를 위로 올린 상태에서 검사거리를 유지하고 있다. 중화를 찾을 때 항상 이 접근법을 사용하여 끝점을 결정한다. 유용한 지름길을 설명하기 위해 슬리브와 검사거리를 약간 변화시키는 상태를 소개하겠다.

일반적으로 상당한 정도의 동행이나 역행을 보이는 고도 굴절이상인 경우 굴절이상을 빨리 평가하는 것이 좋다. 특히 렌즈를 빠르게 바꿀 수 없는 경우 (시험테나 모형안을 사용할 때) 또는 검사할 때 협조가 제한적인 어린이의 경우는 더욱 그렇다.

포롭터를 사용하면 강한 굴절력의 렌즈를 빠르게 변경 (보통 ±3.00 D 이내)할 수 있으므로, 시행착오가 숙련된 평가기술을 대체하는 경우가 있다.

이 시점에서, 평가를 위한 조작방법을 학습하면 난시안의 검영법을 시작하기 전에 검영기의 슬리브와 신체를 움직이는 데 익숙해질 것이다. 원주렌즈를 다룰 수 있게 되면, 평가법을 다시 자세하게 살펴보겠다.

반사광의 움직임 정도를 평가하기 전에 반사광이 동행인지 역행인지 여부를 결정해야 한다. 반사광의 움직임을 해석할 없으면 +5.00 D 나 −5.00 D 렌즈를 사용하여 명확한 움직임이 보이도록 만든 다음 반사의 양을 측정해야 한다.

굴절이상이 높은 상태를 암시하는, 반사광의 폭이 넓고 희미하며 느리게 움직이는 상태에서는 다음과 같이 진행한다.

근시의 평가: 원점 위치 Myopic Estimation: Far Point Location

검사거리에서 반사광이 역행을 보이면 검사자가 원점보다 더 멀리 있는 상태이다. 이때는 피검사자의 굴절이상도가 −1.50 D 이상임을 의미한다. 근시에서 원점은 상대적으로 눈에 가깝고 눈으로부터 원점까지의 디옵터 거리가 근시값임을 기억하기 바란다. 검사거리에서 반사광이 역행을 보이면, 슬리브를 위로(평면거울효과) 유지하고 명확한 동행이 나타날 때까지 앞으로 이동한 다음 중화가 나타날 때까지 천천히 뒤로 이동한다. 물론 중화가 나타난 지점이 원점이며, 이때의 디옵터 거리가 순 근시값을 제시한다 (그림 6−10).

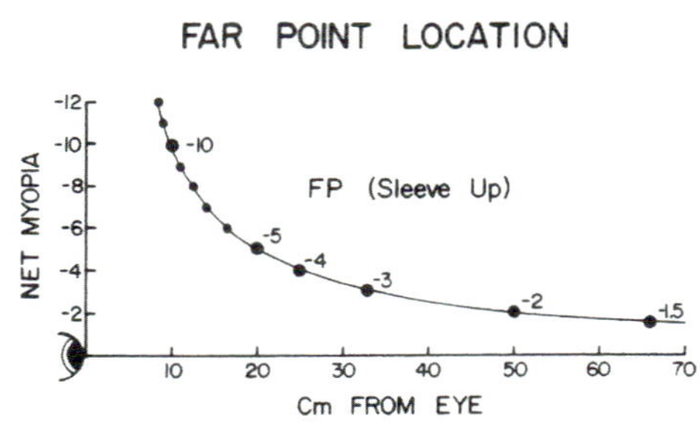

그림 6−10. 근시의 평가. 눈으로부터 원점까지의 거리는 순 근시의 추정 값이다. 66 cm 검사거리에서 총 검영값은 평가된 순 검영값에 +1.50 D 를 더하여 결정한다.

근시값이 증가할수록 디옵터 거리가 급속도로 짧아지기 때문에 고도 근시에서는 원점을 정확하게 측정할 수 없다는 점을 주목할 필요가 있다. 그럼에도 불구하고, −5.00 D ~ −10.00 D 범위에서 렌즈를 많이 바꾸지 않고서도 빠르게 원점위치를 알 수 있다.

근시의 추정에서 원점의 위치는 실제 굴절이상을 나타내며, 총 검영값으로 중화점을 찾는다. 순 검영값에서 총 검영값을 환산할 때에는 순 검영값에 검사거리 보정렌즈의 굴절력 (+1.50 D)을 더한다. 예를 들어, 원점이 25 cm (−4.00 D)라고 평가되었으면, 66 cm 검사거리에서 −2.50 D 렌즈로 중화를 얻을 수 있다:

−4.00 D	굴절이상(순검영값), 원점거리 25 cm
+(+1.50) D	검사거리(66 cm) 보정렌즈 굴절력 더하기
−2.50 D	66 cm 검사거리에서 중화를 얻기 위한 총 굴절력(검영값)

실습 11: 근시의 평가 Myopic Estimation

보정렌즈가 없는 상태에서 모형안을 영점 (정시)으로 조정한다. 피검사자의 원점이 검영기 뒤쪽의 관찰구 근처에 있을 때 중화를 볼 것이다.

5.00 D의 근시를 만들기 위하여 +5.00 D 모형 렌즈를 가입한다. 원점은 모형안으로부터 약 20 cm에서 나타날 것이다. 맞는가? 검사자가 이제 −3.50 D 렌즈를 가입하면, 원점이 66 cm로 이동하는가? [−5.00 D (순 검영값) +1.50 D (검사거리) = −3.50 D (총 검영값)]

이들 렌즈를 제거하고, +10.00 D 모형 렌즈를 가입한다. 원점은 각막에서 관찰구까지 10 cm 정도가 될 것이다. 그러나 검영기의 헤드부분 두께가 4 cm 정도이기 때문에 측정하기는 쉽지 않다.

이 기술은 몇 가지 잠재적인 문제를 가지고 있지만, 거리를 이용하여 근시도를 추정할 수 있다. Copeland는 눈앞의 종이 카드에 원점을 위치시킬 수 있는 훨씬 더욱 정확한 방법을 제시했다. 그러나 검영기의 조작, 카드 및 측정자로 인해 정확도가 많이 감소하는 반면, 검사 시간은 약간만 단축된다. 그럼에도 불구하고 한번 쯤 시도해볼 만한 재미있는 실습이다.[1] 실제 사람의 눈에서 근시의 원점을 더욱 쉽게 추정할 수 있다.

실습 12: 역행의 확인 Confirming AGAINST

근시에 관한 실습을 마치기 전에, 평가와 관련은 없지만 초보자에게 유용한 보조검사법을 살펴보겠다. 오목거울을 사용하는 경우 (Copeland형 검영기의 슬리브를 완전히 아래로 내린 상태), 선조광이 검영기에서 약 33 cm 떨어진 곳에 초점을 맺도록 수렴한 다음 초점에서 교차한 후 발산하여 눈으로 입사한다 (그림 1-1 참조).

오목거울에 의한 망막상의 반전은 반사광의 이동방향을 반대로 만든다. 즉 슬리브를 위로 올렸을 때 반사광이 역행이면 슬리브를 내렸을 때 반사광은 반대 (동행)가 된다. 이 방법은 주로 슬리브를 위로 올렸을 때 반사광의 움직임이 의심스러운 경우 가치가 있다. 역행 (판단하기 어려운) 일지 모르는 의심스러운 반사광이 관찰되면 슬리브를 아래로 내렸을 때 반대 방향 즉, 동행으로 변할 수 있다: 동행은 항상 판단하기 쉽다. 고도 근시를 유발시키기 위한 +10.00 D 모형 렌즈가 가입된 상태에서 시도할 수 있다.

66 cm 검사거리에서 반사광을 추정할 수 없는 경우를 살펴보겠다.

반사광의 반대방향 움직임을 관찰하기 위해 슬리브를 아래로 내린다. 동행인가? 그렇다면 슬리브를 올렸을 때 실제로 역행이었음을 나타낸다. +5.00 D 모형 렌즈를 사용하여 관찰을 반복한다. 슬리브를 올렸을 때 반사광이 모호하고, 슬리브를 내렸을 때 동행이 확실하면, 슬리브를 올렸을 때 역행임을 확신한다. 이에 따라, 다시 슬리브를 올리고 앞에서 설명한 방법으로 원점 (20 cm 지점?)을 찾기 위해 검영기를 흔들어본다. 이 방법은 11장에서 더욱 자세하게 설명되었다.

동행에서 반사는 좀처럼 혼동되지 않기 때문에 이 검사법의 반대 (즉, 슬리브를 아래로 내렸을 때, 역행을 확인하는 방법)는 가치가 없다.

POINT

근시 추정의 요약:

1. 의심스러울 때, 슬리브를 내린다 (슬리브를 아래로 내렸을 때 동행이 나타나면 슬리브를 위로 올렸을 때 반사광은 역행이 확실하다).
2. 슬리브를 위로 올리고 피검사자 (모형안)를 향해 이동하면서 원점을 찾는다.
3. 원점위치의 디옵터 거리가 근시의 순 검영값이다.
4. 총 검영값으로 환산하고 (+1.50 D 를 더함) 해당 굴절력의 렌즈를 눈앞에 가입한다.
5. 검사거리 (66 cm)에서, 중화가 나타나는지 확인한다.

원시의 추정: 강화 Enhancement

동행이 관찰되었을 때, 소위 강화라는 기술을 사용하여 원시의 총 검영값 (최대 +5.00 D 정도까지)을 추정할 수 있다.

가장 폭이 좁은 반사광 (강화된 불빛 띠)이 관찰될 때까지 검사거리 (66 cm)를 고정하고 슬리브를 천천히 아래로 내린다. 망막 반사광의 폭을 얼굴에 조명된 선조광 (입사광)의 폭과 비교한다. 이 입사광의 폭은 슬리브를 절반 정도 내렸을 때 강화 (가장 좁아질)될 것이다. 이 값은 대략적인 값이며 기기마다 다르다; 단지 추정할 뿐이라는 점을 기억하라!

+1.00 D 동행 상태에서는, 슬리브를 아래로 내리더라도 망막 반사광이 강화되지 않을 것이다 (폭이 좁아지지 않는다). 더 심한 정도의 동행에서 망막 반사광을 강화할 수 있다. +2.00 D 동행에서는, 슬리브를 약간 더 아래로 내리면 입사광이 강화되기 전에 반사광이 먼저 강화된다.

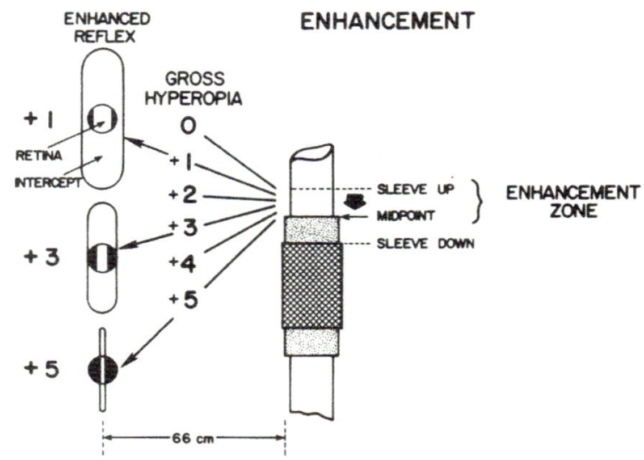

그림 6-11. 원시의 추정. 대략적인 총 원시값에서 망막 반사광과 입사광이 각각 강화된 모습. 망막 반사광이 강화되는 슬리브 높이에서 입사광의 폭을 확인한다.

+3.00 D 동행에서는 슬리브를 아래로 더 내려서, 입사광이 강화되는 슬리브의 높이와 더 가까운 지점에서 반사광이 먼저 강화된다. +4.00 D 동행에서는 입사광이 강화되기 직전에 반사광이 먼저 강화될 것이다. +5.00 D 동행에서는, 슬리브를 더욱 내려서 망막 반사광과 입사광이 동시에 강화될 것이다 (슬리브의 높이가 동일할 것이다). 여기에서 이 기술은, 총 원시값을 추정하기 위한 것이다 (그림 6-11).

실습 13: 강화 Enhancement

모형안의 굴절상태를 영점 (정시)으로 맞춘다. 필요한 경우 검사거리 보정렌즈를 가입하여 중화를 확인하고, 보정렌즈를 제거한다.

이제 −4.50 D 모형 렌즈를 가입하여 4.50 D 원시를 만들고, 동행이 심하게 나타나는지 확인한다.

망막 반사광의 폭이 가장 좁아질 때까지 슬리브를 아래로 천천히 내린다. 망막 반사광과 입사광의 폭이 거의 동일해질 때까지 강화되므로 (망막 반사광과 입사광이 강화되는 슬리브의 높이가 동일하므로), 적어도 5.00 D 정도의 동행상태일 것이다. 슬리브의 높이는 전체 조정 범위에서 중간 정도에 위치하며, 이 높이가 강화시킬 수 있는 범위의 한계이다 (이 한계를 벗어나면 반전이 시작된다).

따라서 심한 동행을 중화시키기 위해 +5.00 D 렌즈를 모형안에 가입한다. 다시 슬리브를 위로 올리고, 동일한 검사거리를 유지한다.

슬리브를 천천히 내리면서 다시 반사광이 강화되도록 시도한다. 더 이상 반사광이 강화되는 것을 관찰할 수 없고, 따라서 잔여 굴절이상은 +1.00 D 이하일 것이다.

+1.00 D 렌즈를 더 가입한다. 검사거리에서 지금 중화가 보이는가? (중화가 관찰되어야 한다!) 계산하면:

+6.00 D	66 cm 검사거리에 중화를 얻기 위한 총 굴절력
−(+1.50) D	검사거리(66 cm) 보정렌즈 굴절력 빼기
+4.50 D	굴절이상(순 검영값)

POINT

원시 추정을 요약하면:

1. 검사거리에서 동행이 관찰되면 강화시키기 위해 슬리브를 아래로 내린다.
2. 강화되지 않으면 총 원시값 (gross hyperopia)은 +1.00 D 이하일 것이다.
3. 강화가 가능하면 +5.00 D 이상인지 이하인지 구분한다.
   a. 총 원시값이 +5.00 D 이하라면, +3.00 D 구면렌즈를 가입한다. 슬리브를 올린 다음 중화를 찾는다.
   b. 총 원시값이 +5.00 D 이상이면, +5.00 D 구면렌즈를 가입한다. 슬리브를 올린 다음 중화를 찾는다.

순 원시값은 모형 렌즈의 굴절력과 동일하다.

이 강화법의 중요한 가치는 어린이에게서 원시값을 추정하는 것이다. 예를 들어 처음에 망막 반사광과 선조광이 강화되는 슬리브 높이가 동일하다면, 총 원시값은 적어도 5.00 D 이상임을 알 수 있다. 따라서 처음으로 +5.00 D 구면렌즈를 선택하게 된다. +5.00 D 시험렌즈를 손에 들고 여러 번 반복하면, 추가로 필요한 플러스 도수를 추정하는 데 도움을 줄 것이다. 이것은 시간을 절약하여 검사자와 피검사자 모두 눈의 피로를 줄일 수 있다 (그림 6-12).

이 강화법은 난시를 중화시킬 때 남아있는 동행을 추정하는 데 훨씬 더 유용하므로, 다음 장에서 다시 다룰 것이다. 이 방법이 왜 효과적인지 알고 싶다면 전문가에게 문의하기 바란다.[2]

슬리브를 아래로 낮추거나 피검사자를 향해 가깝게 이동하는 것은 단순히 추정을 위한 조작

그림 6-12. 어린이에게서 원시값의 추정. 반사광이 강화되면 총 검영값이 최소 +5.00 D 를 나타내므로 처음 선택할 렌즈는 +5.00 D 구면렌즈이다. 보호자에게 렌즈를 잡고 아이의 눈앞에 가입하도록 하므로, 아이에게 겁을 주지 않는 검사거리를 유지할 수 있다.

임을 기억해야 한다. 중화는 언제나 정확한 검사거리에서 슬리브를 위로 올린 상태에서 실시한다.

이제, 구면 굴절이상의 검사에 숙달되었으므로, 더 어려운 문제를 해결하기 위해 이동하겠다.

참고문헌 (REFERENCES)

1. Copeland JC. Streak retinoscopy. In: Sloane AE, ed. Manual of Refraction. 2nd ed. Boston, Mass: Little, Brown, and Co; 1970:83,102,106.
2. Weinstock SM, Wirtschafter JD. A Decision-Oriented Manual of Retinoscopy. Springfield, Ill: Charles C. Thomas; 1976:

07

난시성 굴절이상 Astigmatic Errors

"그러나, 광학은 날카로울 필요가 있다.
내 생각에는, 볼 수 없는 것을 보게 하는 것이 필요하다"
John Trumbull, McFingal(1782)

계속 진행하기 전에 몇 가지 기본적인 용어를 알고 있는지 확인하기 위해 난시의 광학적 특성을 살펴보겠다.

3장에서 살펴본 것과 같이, 난시는 빛이 하나의 초점을 향해 굴절되지 않았을 때 발생하는 현상이다. 비구면인 눈에서는 일반적으로 각막면이 토릭면이기 때문에, 눈의 모든 경선이 광선을 서로 다르게 굴절시킨다 (그림 3-8 참조). 우리는 가장 크게 굴절시키거나 가장 작게 굴절시키는 경선을 주경선이라고 부른다. 각 주경선은 눈의 뒤쪽에 도달하는 광선이 서로 다른 지점에 초점(실제로는 초선)을 맺도록 한다. 따라서 두 개의 주초점이 있으며, 각각 망막 앞이나 망막 또는 망막 뒤에 결상하게 될 것이다. 우리는 검영법의 원점 광학계에 있어서, 눈앞에 있는 원점들의 위치만 중요하게 고려한다.

이제, 우리는 눈의 모든 난시는 각막 경선의 굴절력 차이로부터 초래된다고 가정할 것이다. 유의한 정도의 수정체 난시는 일반적이지 않으며 안전하게 무시할 수 있다 (콘택트렌즈를 피팅할 때에는 제외한다).

눈의 경선들은 일반적으로 양안 모두 1°에서 180°까지 정의된다. 어떠한 경우도 0° 경선은 없고 180°보다 더 큰 각의 경선도 없다. 일반적으로 우안은 OD (oculus dexter), 좌안은 OS

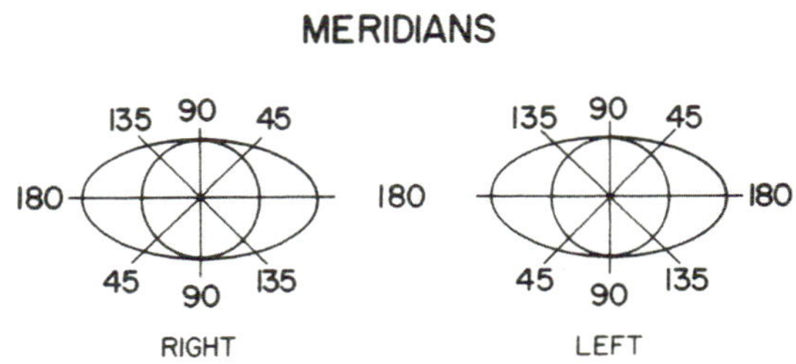

그림 7-1. 검사자의 관점에서 눈의 경선 및 교정 원주렌즈 축의 표준 표기법.

(oculus sinister)로 나타낸다 (그림 7-1).

정난시 (규칙난시)에서 주경선은 서로 90° 분리되어 있다 (예를 들어 90°/180°). 원주렌즈로 이를 교정할 수 있으며 원주렌즈의 두 주경선의 방향도 서로 수직이다. 플러스 원주렌즈의 축(제로 굴절력)을 눈의 강주경선 (최대 굴절력)에 일치시켜서 눈의 약주경선에 플러스 굴절력을 더한다. 축방향이 올바르게 배치된 교정 원주렌즈가 각막의 "난시값 (원주굴절력)"과 일치할 때, 경선들은 균형이 잡히고 난시가 중화되며, 구면 굴절이상 상태로 만들어진다.

부정난시 (불규칙난시)에서 주경선들은 서로 수직을 이루지 않으므로, 원주렌즈로 교정할 수 없다. (이와 같이 일반적이지 않은 상황은 대부분 각막의 불규칙성으로 인해 발생한다).

사난시 (부정난시와 혼동하지 말 것)는 규칙난시가 단순히 기울어진 상태이다. 주경선이 서로 수직을 이루지만, 보통 90°/180° 방향에 배치되지 않고, 예를 들어 45°/135° 방향에 놓인다.

직난시는 플러스 원주렌즈의 축이 수직 근처 (75° ~ 105°)에 놓이는 상태이다. 도난시는 플러스 원주렌즈의 축이 수평 근처 (165° ~ 15°)에 놓이는 상태이다. 이는 대부분 각막의 굴절력이 가장 강한 경선의 위치 (그리고 수반하는 플러스 원주렌즈의 축방향)를 나타내며, 일반적으로 젊은 사람은 직난시이며, 나이가 들수록 도난시가 된다.

따라서 우리는 젊은 사람의 "직난시"가 수년에 걸쳐 변화하여 노년기에 "도난시"가 되는 것을 발견할 수 있다.

우리는 피검사자의 양안에서 교정 원주렌즈의 축을 더했을 때 대략 180°이면 (예를 들어, OD 100°, OS 80°), 대칭난시라고 한다. 비대칭 난시는 비정상은 아니지만, 드문 편이다. 교정 원주렌즈의 축이 OD 95°, OS 35°로 나타났다면 비대칭으로 간주한다.

난시안의 원점 Far Points in Astigmatism

난시안의 검영법은 초보자를 가끔 두렵게 만들 수 있지만, 단순화시킨 원점 광학계를 사용하면 이러한 일이 발생하지 않을 것이다. 반사광선을 작도해 보고 다시 시작하겠다. 이번 장의 뒷부분에서 모든 내용을 확실하게 파악하기 위해 많은 연습을 할 것이다.

망막에서 출사된 빛은 각막의 주경선에 의해 각기 다르게 굴절된다. 마치 하나의 눈이 아니라 두 개의 눈이 있는 것과 같이 각 주경선은 서로 분리된 눈과 같이 작용한다. 주경선이 하나인 눈에 대해서는 이미 검영법을 실시할 수 있으며, 지금 필요한 것은 동일한 눈에서 두 번째 주경선에 대하여 동일한 과정을 반복하면 된다.

검영기로 관찰할 수 있는 몇 가지 현상이 있다:

1. 눈은 각 주경선에 대하여 하나씩 서로 다른 두 개의 반사를 갖는다 (그림 7-2).
2. 반사의 속도, 폭 및 밝기는 양주경선에서 서로 다르다.
3. 입사광이 어느 한 주경선과 일치하지 않은 상태에서 검영법을 실시하면, 반사광의 움직임이 입사광의 움직임과 평행하지 않다.
4. 하나의 렌즈로 양주경선을 모두 중화시킬 수 없다. 즉 두 개의 원점이 있다고 달리 표현할 수 있다.

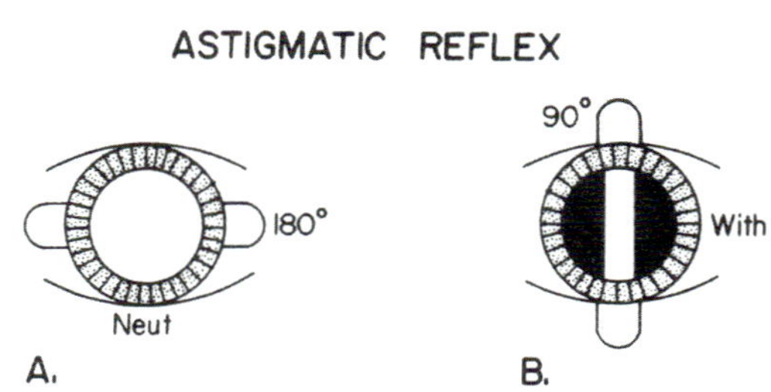

그림 7-2. 난시안에서 반사광의 모양. (A) 입사광(선조광)이 180° 방향일 때 90° 경선은 중화가 관찰된다: (B) 입사광(선조광)이 90° 방향으로 회전되었을 때에는 180° 경선은 동행이 나타난다. 단성 원시성 정난시의 예

난시의 분류 Classification of Astigmatism

3장에서 기술된 다섯 가지 유형의 난시를 살펴보겠다. 여기서부터 필요 이상의 각도 부호 (°)는 생략하겠다. 원점과 중화렌즈의 관계에서 혼동을 피하기 위하여 그림에 보정렌즈를 놓았다. 처방값(Rx)은 중화점을 찾기 위해 요구되는 교정렌즈 굴절력 (순검영값)을 뜻한다. 그림 7-3부터 7-7까지 확대하여 원점을 검사하고 범례를 읽으면 된다.

기본적인 분류방법은 매우 많다. 이제 주경선에서 서로 다른 반사광을 다루는 방법을 알아보자.

그 전에 광학계에서 일반적으로 사용하는 다음 약어를 확인하겠다.

s (sphere: 구면 굴절력)
c (cylinder: 원주굴절력)
× (axis: 원주축)
⊂ (combined with: ~와 결합)

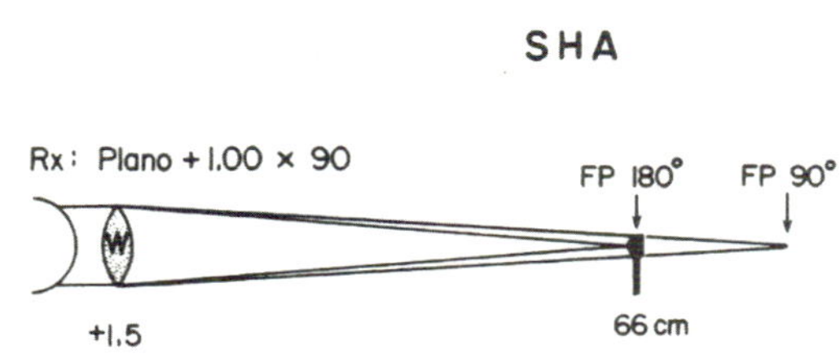

그림 7-3. 미교정 상태의 단성 원시성 난시: 한 주경선의 원점은 검사자 위치에, 다른 주경선의 원점은 검사자 뒤에 있다. 입사광 180° 방향일 때 90° 경선은 중화, 입사광 90° 방향일 때 180° 경선은 동행이 관찰된다 (그림 7-2 참조).

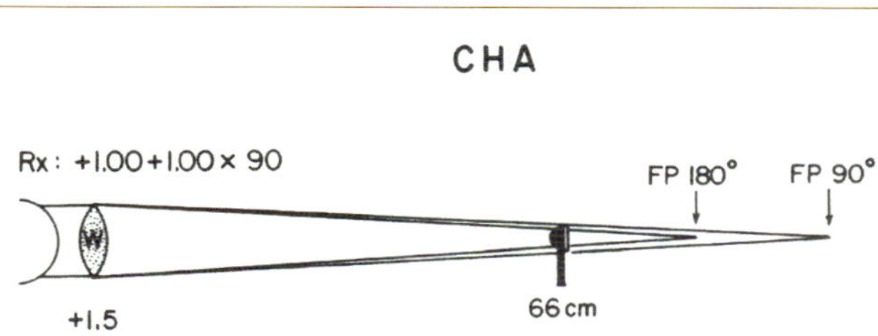

그림 7-4. 미교정 상태의 복성 원시성 난시: 두 원점이 모두 검사자 뒤에 있다. 두 주경선의 원점이 모두 동행이 관찰되지만 입사광 (선조광)이 90° 방향 (180° 경선)일 때 동행이 더 심하다.

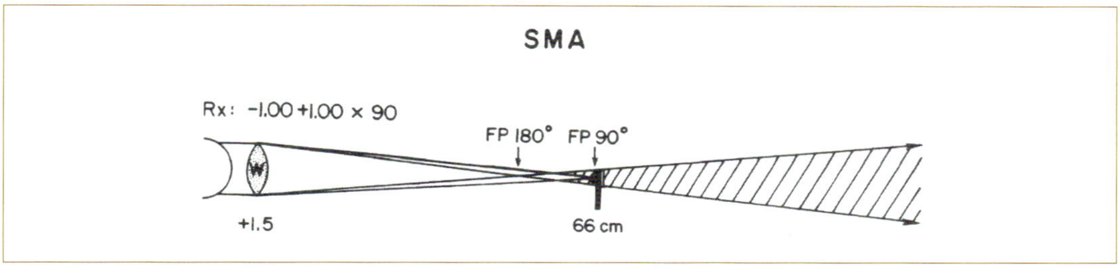

그림 7-5. 미교정 상태의 단성 근시성 난시: 한 주경선의 원점이 검사자 앞에 있다. 선조광이 180° 방향일 때 (90° 경선) 역행, 90° 방향일 때 (180° 경선) 중화가 관찰된다.

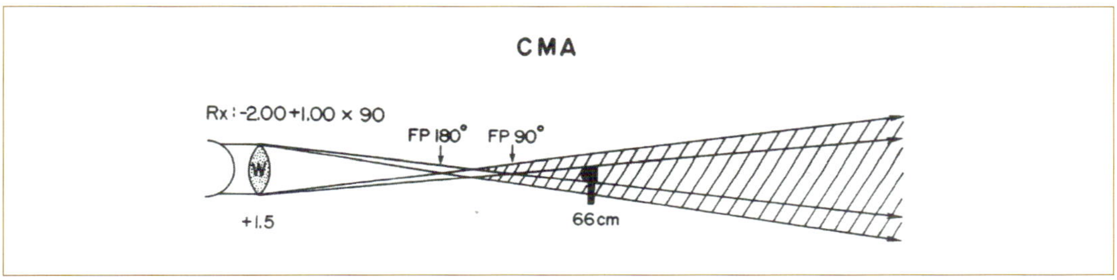

그림 7-6. 미교정 상태의 복성 근시성 난시: 두 주경선의 원점 모두 검사자 앞에 있다. 두 주경선에서 모두 역행이 관찰되지만 선조광이 180° 방향일 때 (90° 경선) 더 심하다. 그러나 역행의 정도는 판단하기 어렵다.

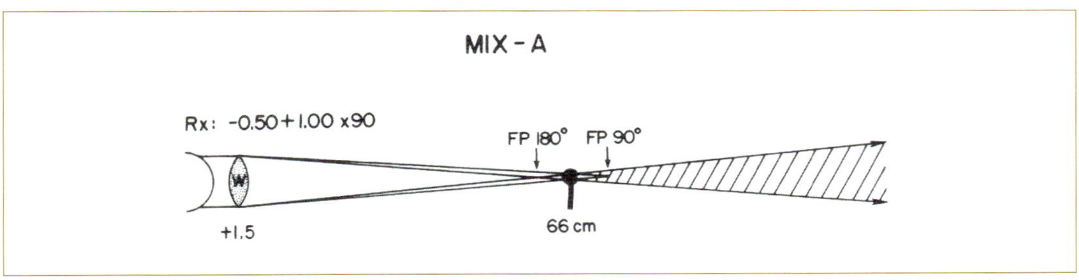

그림 7-7. 혼합 난시: 한 주경선의 원점은 검사자 앞에, 다른 주경선의 원점은 검사자 뒤에 있다. 한 경선 (선조광이 180° 방향일 때)에서는 역행, 다른 경선 (선조광이 90° 방향일 때)에서는 동행이 관찰된다.

난시의 중화 Neutralization in Astigmatism

우리는 구면렌즈 하나로 또는 구면렌즈와 원주렌즈로 난시안의 반사광을 중화시킬 수 있다. 실습에서는 두 가지 방법을 모두 사용할 것이다.

구면렌즈로 중화 Neutralizing With Spheres

한 가지 예를 보자. 입사광이 90° 방향 (180° 경선)일 때 동행이 나타났으며, 180° 방향 (90° 경선)일 때 더 심한 동행이 나타났다. 눈앞에 구면렌즈 예를 들어, +3.00 D 를 가입하면 180° 경선 (덜 동행 상태) (입사광은 90° 방향)에서 처음 중화되었다. 이제 입사광이 180° 방향이 되도록 슬리브를 돌렸을 때 90° 경선은 여전히 동행이 나타날 것이며, 중화될 때까지 (+) 렌즈의 굴절력을 증가시켜서, 예를 들어 +5.00 D 구면렌즈가 눈앞에 놓였을 때 중화가 나타났다. 따라서 180° 경선 (입사광이 90° 방향일 때)은 +3.00 D 구면렌즈, 90° 경선(입사광이 180° 방향일 때)은 +5.00 D 구면렌즈로 각각 중화되었다. 이 값을 하나의 십자선 형태로 기록할 수 있다 (그림 7-8).

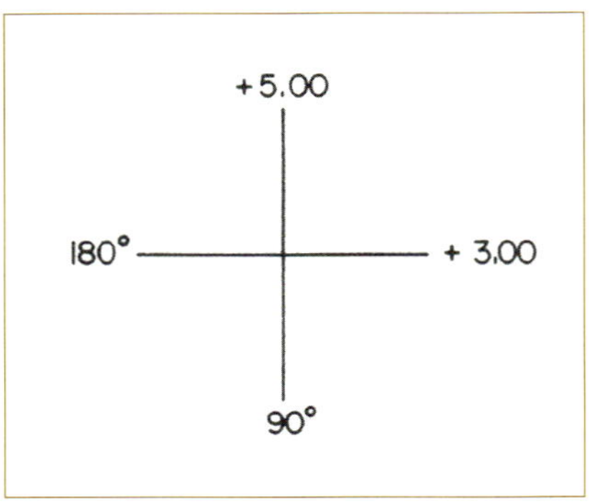

그림 7-8. 복성 원시성 난시. 각 경선은 (+) 구면렌즈로 중화된다. 각 경선의 총 굴절력이 "광학십자선(optic cross)"에 기록되었다.

처음에 동행의 정도가 약한 경선을 중화시키고 렌즈의 굴절력을 기록해야 한다. 그런 다음 동행의 정도가 강한 경선을 중화시키기 위해서 굴절력을 +2.00 D 증가시켰다.

다음과 같이 총 굴절력 (검영값)을 기록할 수 있다:
+3.00 D (180° 경선), +5.00 D (90° 경선)
66 cm 검사거리에서 순 검영값 (굴절이상)은:
+1.50 D (180° 경선), +3.50 D (90° 경선)

두 주경선에 대한 총 굴절력에서 검사거리 보정렌즈의 굴절력만큼 빼야 하는 점을 주의한다.

구면렌즈 (모든 경선에 영향을 주는)만 사용하여 중화시킬 때 두 번째 경선을 검사하기 전에 첫 번째 경선의 중화값을 측정하고 기록한다. 그런 다음 동행을 보이는 90° 경선 (입사광 180°

방향)을 중화시켰을 때, 180° 경선 (입사광 90° 방향)은 2.00 D 만큼 과다 교정되었으므로 중화를 보이지 않는다 (역행을 보인다). 구면렌즈로만 중화시킬 때 하나의 굴절력으로 양쪽 경선에서 모두 중화를 관찰할 수 없다.

이 방법은 보통 시험테나 포롭터를 싫어하는 아이들에게 사용되는데, 이유는 원주렌즈의 축을 정확하게 유지하거나 동시에 많은 렌즈를 끼우기 어렵기 때문이다. 실무에서 또는 마취상태에서 이 방법으로 굴절검사를 실시할 때에는 판부렌즈 (그림 13-15 및 13-18 참조)가 특히 유용하다.

구면렌즈와 원주렌즈로 중화 Neutralizing With Spheres and Cylinders

위와 똑같은 피검사자를 구면렌즈로 처음 경선을 중화시킨 다음 원주렌즈를 가입시켜 두 번째 경선을 중화시켜서 교정할 수 있다.

앞의 예에서 +3.00 D 구면렌즈로 180° 경선 (입사광 90° 방향)이 중화되므로 이 경선을 구면경선이라 한다. 당연히, 구면렌즈는 모든 경선에 대해 동일한 굴절력을 작용시키므로 90° 경선 (입사광 180° 방향)이 중화되려면 +2.00 D가 별도로 필요하다. [+2.00 × 180]의 원주렌즈를 가입시켜 180° 경선 (입사광 90° 방향)의 반사광 상태를 변화시키지 않고 (중화 상태를 유지하고) 90° 경선을 중화시킬 수 있다 (원주렌즈는 한 경선만 굴절력을 가지므로). 이 경선을 원주경선이라 한다. 따라서 양 주경선이 모두 중화된 상태이다. 선조광을 회전시켜 양주경선의 중화상태를 비교할 수 있으므로 이 방법이 보다 정확하다. 이제 눈앞에 놓여 있는 렌즈는 다음과 같다:

+3.00 +2.00 × 180

(구면렌즈 굴절력은 항상 먼저 쓴다.)

이 값은 총검영값이라는 것을 기억한다! 이제 구면렌즈에서 검사거리에 대하여 보정해야 하고, 다음 값을 얻는다:

+1.50 +2.00 × 180

항상 구면렌즈 및 원주렌즈 굴절력 순서로 작성하며, 불필요한 기호는 생략하고 처방서에서 약식으로 쓰면 다음과 같다:

+1.50 +2.00 × 180

90° 경선(입사광 180° 방향)에서 측정된 순검영값 (굴절이상)은 실제로 +3.50 D [+1.50 D 구면굴절력 + (+2.00 D 원주굴절력)]이고, 앞의 방법에서 제시한 값과 동일하다.

선조광 경선 대 각막 경선 Streak Meridian vs Corneal Meridian

여기에서 누구든지 "축이 90° 방향으로 놓인 원주렌즈는 굴절력이 180° 방향으로 작용한다. 90° 경선 (선조광 180° 방향)에서 더 심한 상태의 동행을 보게 되므로 90° 경선에 굴절력이 놓이도록 하려면 원주렌즈의 축을 180° 경선에 위치시켜야 하지 않을까?"라고 생각할 수 있다. 그러나 선조광의 방향과 반사광의 움직임을 결정하는 눈의 경선은 항상 직각 반대방향이라는 점을 혼동하지 않아야 한다.

우리가 명심할 사항은 검영기에 의한 망막의 반사광을 보는 것이지 각막의 경선을 보는 것이 아니라는 점이다. 선조광이 90° 방향일 때 관찰하는 동행반사는 눈의 180° 경선에 의해 생긴 것이다. 실제로 검사자는 선조광이 횡단하는 각막경선 (즉, 선조광의 방향과 수직한 경선)의 굴절력을 측정한다. 예를 들어 90° 방향의 선조광을 좌우로 흔들었을 때, 실제로 눈의 180° 경선을 검사하는 것이다. 그러므로 선조광이 수직일 때 수평방향으로 흔들어 동행이 나타나므로 눈의 수평경선을 중화시키기 위해서는 플러스 굴절력이 요구된다. 이제 교정 원주렌즈의 축을 수직으로 위치시켜 굴절력이 180° 방향에 가입되도록 한다면 180° 경선이 중화될 것이다. 다시 말해서 동행이 나타나는 상태에서 플러스 원주렌즈의 축을 선조광의 방향과 일치시킨다. 다음은 이를 나타낸 것이다 (그림 7-9).

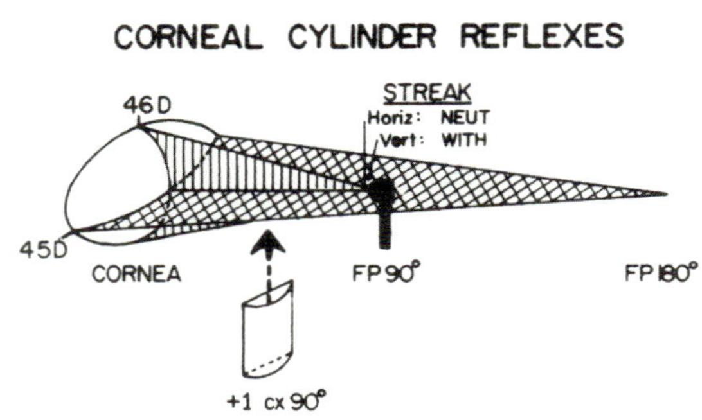

그림 7-9. 각막난시가 출사광에 미치는 효과. 90° 각막 경선(+46.00 D)의 원점은 검영기 위치에 있으므로, 수평 선조광 (90° 경선을 관찰)에서 중화가 나타난다. 180° 각막 경선은 +45.00 D 이므로, 수직 선조광 (180° 경선을 관찰)에서 1.00 D 동행이 나타난다. [+1.00 × 90]의 원주렌즈를 가입하면 180° 방향의 굴절력이 증가되어 수직 선조광 (180° 경선을 관찰)의 중화가 나타난다.

이 플러스 원주렌즈 가입법의 장점은 구면경선을 중화시킨 다음, 반대쪽의 동행반사가 남아 있는 경선에 원주굴절력을 가입하여 각막난시를 적절하게 교정할 수 있다는 것이다. 동행반사가 남아 있을 때 선조광의 방향 (관찰하는 경선과 90° 반대쪽 경선)이 플러스 원주렌즈의 축경선이다.

POINT

실제로 구면렌즈와 원주렌즈를 사용하는 검영법은 먼저 구면렌즈만으로 굴절력이 가장 강한 각막경선(강주경선)을 중화시키고, 그런 다음 굴절력이 가장 약한 경선에만 플러스 굴절력을 가입시켜 중화시키는 것이다. 이 상태에서 양 주경선이 모두 중화되며 굴절이상이 교정된다!

경선의 분류 Classifying Meridians

주경선을 정의하는데 있어서 동의어의 자유로운 사용에 의해 혼동을 일으킬 수 있으므로, 서로 바뀔 수 있는 용어를 표로 나타냈다 (표 7.1).

표 7-1. 주경선의 특성

	구면경선 (Spheric Meridian)	원주경선 (Cylindric Meridian)
굴절력	가장 강함	가장 약함
원점	눈에 가장 가까이 있음	눈에서 가장 멀리 떨어짐
굴절상태	최소 원시 또는 최대 근시 상태	최대 원시 또는 최소 근시 상태
중화	플러스나 마이너스 구면렌즈	플러스 원주렌즈

이제 그림 7-3에서 그림 7-7까지 되돌아본 다음, 처방 (굴절이상을 교정하기 위한 구면렌즈와 원주렌즈)과 원점 위치를 비교한다.

그림에서 구면경선의 원점이 눈에 가장 가깝고, 원주경선의 원점이 가장 멀다. 구면경선이 중화되면, 원주경선은 항상 동행을 보이기 때문에, 플러스 원주렌즈로 쉽게 중화시킬 수 있다 (쉽게 이해할 수 있도록, 이들 예는 모두 직난시이며, 원주축을 90° 방향에 놓았다).

각 그림 (그림 7-3 ~ 그림7-7)에서 원점이 해당 경선에 적용된 렌즈 굴절력에 의하여 66 cm 떨어진 위치에서 어떻게 움직이는지 주의하여 살펴본다. 각각의 예에서 처방도수에 의하여 중화가 이루어질까? 원점이 표 7-1에서 열거된 주경선의 특성을 어떻게 만족시키는지 이해할 수 있는가?

접근법의 분석 Analyzing the Approach

반사광을 관찰하기 전에 경선에서 차이가 있는 상태를 맞이했을 때 무엇을 할지 분석하겠다. 다음과 같은 경우에서 단순화된 그림을 살펴보고, 먼저 구면렌즈로 중화시키고 다음 원주렌즈로 중화시켜서 피검사자의 눈을 어떻게 교정할지 결정한다. 그런 다음 각 예제를 따르는 분석 내용을 읽고, 검영법을 진행하기 전에 접근법을 이해한다.

단성 난시 (Simple astigmatism). 이는 매우 단순하다. 한 경선이 이미 중화된 상태이다. 단성난시의 두 가지 유형을 검사하겠다 (그림 7-10, 7-11).

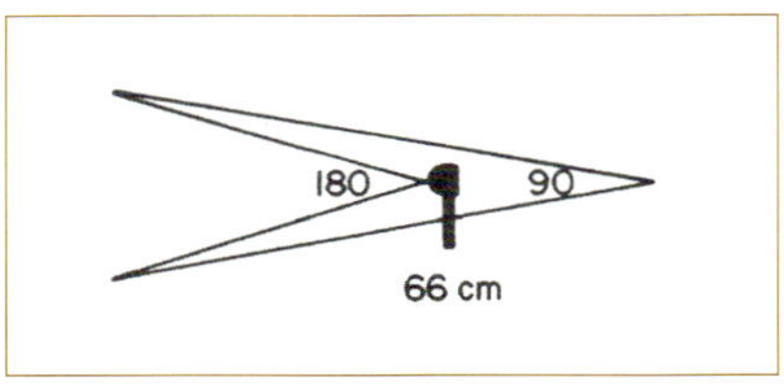

그림 7-10. 단성 원시성 난시: 180° 경선 (선조광 90° 방향일 때) 중화, 90° 경선 (선조광 180° 방향일 때) 동행이 관찰된다.

단성 원시성 난시 (simple hyperopic astigmatism, SHA) (그림 7-10)는 가장 일반적인 비정시안이며, 한 경선은 중화를 보이고 다른 경선은 동행을 보일 것이다. 여기서 우리는 동행 경선 (90° 경선, 선조광 180° 방향)이 중화될 때까지 플러스 원주렌즈를 더한다. 어렵지 않다!

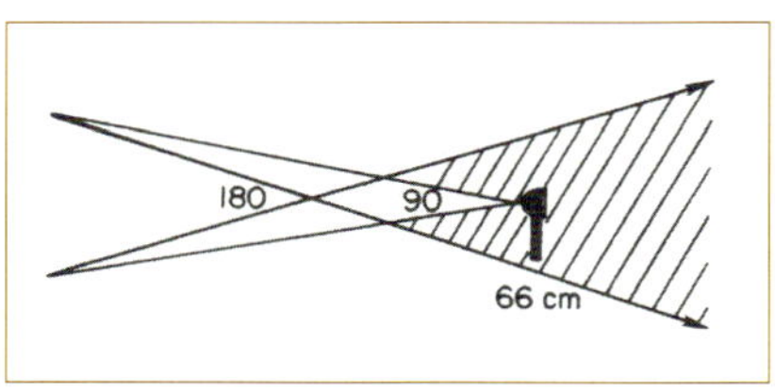

그림 7-11. 단성 근시성 난시: 180° 경선 (선조광 90° 방향)에서 역행, 90° 경선 (선조광 180° 방향)에서 중화가 관찰된다.

단성 근시성 난시 (Simple myopic astigmatism, SMA) (그림 7-11)는 조금 까다롭다. 한 경선은 중화를 보이지만, 다른 경선은 역행을 보인다. 이 경우 근시 경선 (180° 경선, 선조광 90° 방향)의 역행이 중화로 바뀔 때까지 마이너스 구면렌즈를 가입한다. 전에 중화를 보였던 경선 (90° 경선, 선조광 180° 방향)은 이제 동행을 보일 것이다. 동행 경선 (90° 경선, 선조광 180° 방향)에 플러스 원주렌즈를 가입하여 중화점을 찾는다.

복성 난시 (Compound astigmatism). 이런 상황에서는 두 경선 모두 중화를 보이지 않기 때문에 상황은 더 어려워 보인다. 그러나 규칙을 따르면, 세 가지 조건을 모두 원시성 단난시 상태로 쉽게 변형시킬 수 있다. 관찰하는 모든 반사광을 동행으로 바꾸는 것을 기억하라. 이 과정을 살펴보겠다 (그림 7-12, 7-13).

복성 원시성 난시 (Compound hyperopic astigmatism, CHA) (그림 7-12)는 단순하다. 왜냐하면 비록 그 양은 다르지만, 두 경선이 이미 동행을 보이기 때문이다. 우리는 약한 동행경선 (구면경선)이 중화될 때까지 플러스 구면렌즈를 가입한 후, 나머지 강한 동행경선 (원주경선)을 중화하기 위하여 플러스 원주렌즈를 더 한다. 실무에서는 슬리브를 돌리면서 한 경선이 먼저 중화될 때까지 플러스 구면렌즈를 가입한 다음, 반대편 (동행이 남아있는) 경선에 플러스 원주렌즈를 가입하여 간단히 중화시킬 수 있다.

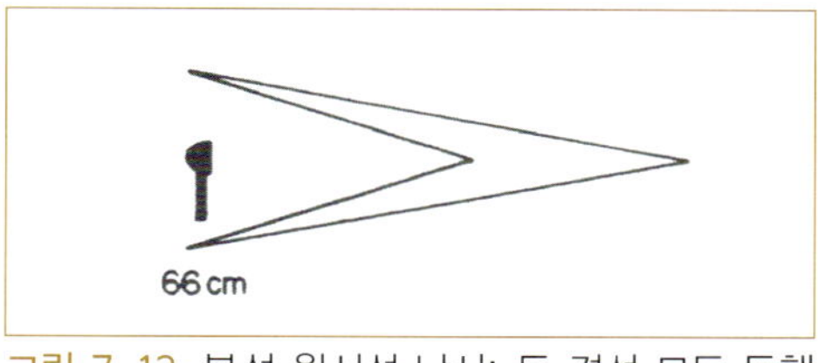

그림 7-12. 복성 원시성 난시: 두 경선 모두 동행이 관찰된다.

복성 근시성 난시 (compound myopic astigmatism, CMA) (그림 7-13)에서는 두 경선에서 모두 역행이 관찰되지만, 그 정도를 판단하는 것이 쉽지 않다. 검사자의 눈앞에 있는 두 경선의 원점들을 검사자 쪽으로 밀어내기 위하여 마이너스 구면렌즈를 가입해서 두 경선을 모두 동행으로 만든다. 그 다음 복성 원시성 난시와 마찬가지로, 동행이 약한 경선 (근시값이 강한 경선)이 중화될 때까지 플러스 구면렌즈를 가입하고, 이후에 동행이 남아있는 반대경선 (근시값이 약한 경선)을 중화시키기 위해 플러스 원주렌즈를 더한다. 어렵지 않다!

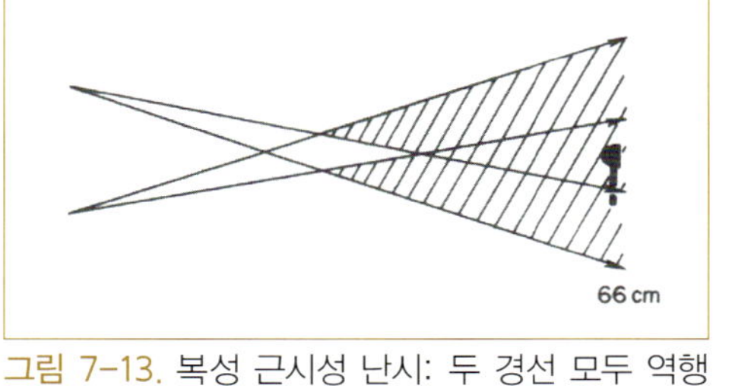

그림 7-13. 복성 근시성 난시: 두 경선 모두 역행이 관찰된다.

혼합 난시(mixed astigmatism, MIX-A) (그림 7-14)는 쉽다. 한 경선은 역행을 보이고 다른 경선은 동행을 보일 것이다. 역행을 보이는 경선이 동행으로 바뀔 때까지 마이너스 구면렌즈를

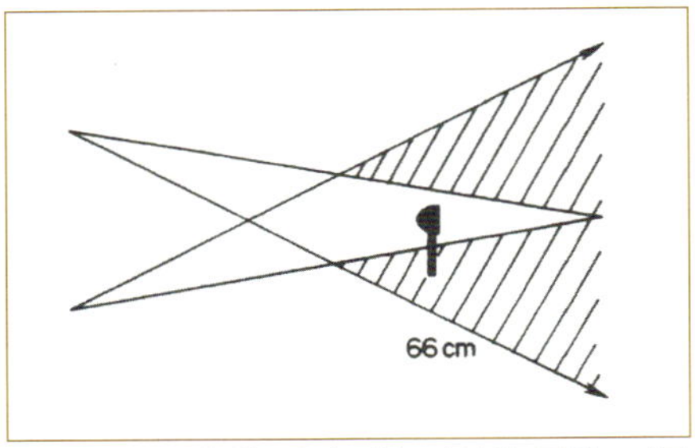

그림 7-14. 혼합 난시: 한 경선은 동행, 다른 경선은 역행이 관찰된다.

가입한 후, 그 경선이 중화될 때까지 구면굴절력을 감소시킨다. 그런 다음 플러스 원주렌즈를 사용하여 동행을 보이는 경선을 중화시킨다.

이제 머리가 약간 복잡해졌을 수 있으므로 원칙을 다시 검토해보겠다. 먼저 구면렌즈로 원시값이 낮은 (또는 근시값이 높은) 경선을 중화시킨다. 이때 나머지 경선 (원시값이 높거나 근시값이 낮은 경선)은 항상 동행을 보일 것이고 플러스 원주렌즈를 이용하여 중화시킨다. 다시 말하면, 원점이 눈에 더 가까운 경선을 구면렌즈로 먼저 중화시킨 다음 원점이 눈으로부터 더 멀리 떨어진 반대편 경선 (동행이 남아있는 경선)을 플러스 원주렌즈로 중화시켜 난시간격을 없앤다.

검영법을 수행하는 동안 전혀 문제가 되지 않기 때문에, 실제 굴절이상을 언급하지 않았다. 검사자는 반사광을 분석하고, 모든 경선에서 중화를 얻기 위한 접근법을 순서대로 수행할 것이며, 총검영값을 보정하여 순검영값을 찾는다. 피검사자는 이를 통해 물체를 보게 된다. 불을 켜고 포롭터에 가입된 렌즈의 굴절력을 확인하기 전까지는 실제 굴절이상값을 알지 못하는 경우가 많다.

이론은 이 정도면 충분하다; 실습을 시작하겠다. 이어지는 단계별 실습에서는 축을 알고 있는 중간 굴절력의 원주렌즈로 시작하겠다. 이러한 난시성 굴절이상을 검사하고 교정할 때, 앞에서 설명한 원칙을 예를 들어 설명하기 위해 잠시 멈추겠다. 자신을 갖게 되면 더 낮은 굴절력의 원주렌즈, 축과 굴절력을 모르는 원주렌즈, 그 다음 축과 굴절력을 모르는 원주렌즈와 구면렌즈가 합쳐진 상태로 진행하겠다.

POINT

요약: 위의 예제에서 보았던 것처럼, 플러스 원주렌즈법*은 다음의 간단한 순서로 구성된다:

1. 검사거리에서 슬리브를 위로 올려서 (평면거울효과) 반사광을 평가한다.
2. 구면렌즈를 사용하여 모든 경선에서 반사가 동행을 보이도록 한다.
3. 양주경선의 반사 상태를 비교하면서 한 주경선이 중화될 때까지 구면굴절력을 변화시킨다.
4. 반대쪽 경선을 중화시키기 위해 플러스 원주렌즈를 가입한다.
5. 양주경선을 비교하기 위해서 선조광을 회전시키면서 약간 앞뒤로 이동한다. 필요한 경우 가입된 굴절력을 조정한다.

6. 검사거리를 확인한다. 이 시점에서 가입된 렌즈의 굴절력이 총검영값이다.
7. 순검영값을 얻기 위해 검사거리에 해당하는 구면굴절력을 뺀다.

* 마이너스 원주렌즈법은 10장을 참조한다.

난시 반사광 Astigmatic Reflexes

이러한 예제에서는, 검사거리에서 중화를 유지하기 위한 보정렌즈를 사용하지 않을 것이다. 이것은 처방값과 중화렌즈를 쉽게 비교할 수 있게 할 것이다.

이 배열을 검사거리에서 정시라고 부르고, 이후의 난시에 대한 예제에서 사용할 것이다. 모형안을 눈금 −1.5 (1.50 D 근시상태)에 맞추고, 보정렌즈를 사용하지 않는다. 66 cm 검사거리에서 반사광을 관찰하고, 필요한 경우 슬리브를 조정한다. 이때 약한 동행이 남아있는 것이 가장 좋다. 이유는 경선을 간단하게 비교할 수 있기 때문이다. 그런 다음 그 지점에서 슬리브를 테이프로 감는다. 지금부터 중화렌즈는 순검영값 (굴절이상)이 될 것이다.

축이 알려진 중간 굴절력의 원주렌즈 Medium Cylinders of Known Axis

이제 다양한 난시 상태를 만들고, 각각 순서대로 중화시킬 것이다. 잘 모르겠으면 특수도표를 참고한다. 모형 렌즈의 정확한 굴절력, 부호 및 축을 사용해야 한다.

실습 14: 단성 원시성 난시 (Simple Hyperopic Astigmatism)

Rx: Plano +1.00 × 90 (그림 7-3 및 7-10)

(−1.00 × 90의 모형 렌즈를 가입한다.)

66 cm 검사거리에서 슬리브를 올리고, 선조광을 180° 방향으로 수직경선을 관찰하면 중화가 보일 것이다[11]. 동행을 보려면 선조광을 90° 방향으로 회전시킨다. 선조광 180° 방향 (눈의 수직경선)은 구면경선이고, 90° 방향 (눈의 수평경선)은 플러스 원주렌즈의 축경선 (원주경선)이다.

다른 방법으로 이를 관찰하겠다:

20 cm 정도 앞으로 이동하고, 선조광을 90° 방향과 180° 방향 사이에서 회전시킨다. 반사광의 넓이, 속도 및 밝기의 차이를 확인한다. 180° 방향일 때 중화에 더 가까워서 폭이 더 넓고 더 빠르게 움직인다. 90° 방향일 때에는 중화에서 더 멀어서 폭이 더 좁고 움직임이 더 느리다. 선조광이 180° 방향일 때 약한 동행을 보이므로 수직경선이 구면경선이다. 90° 방향일 때에는 강한 동행을 보이므로 수평경선이 원주경선이다.

이제 검사거리 66 cm로 천천히 되돌아가서, 선조광을 회전시키면서 두 경선의 반사광을 비교한다. 선조광이 180° 방향일 때 먼저 동공이 빛으로 가득 차는 것을 볼 수 있다. 66 cm 검사거리에서 이 구면경선이 중화되었으므로 더 이상 주의할 필요가 없다. 원주경선은 여전히 동행을 보인다.

C +0.50 × 90 원주렌즈를 가입한다. 경선을 비교하면, 90° 경선 (선조광 180° 방향)은 아직도 중화를 보일 것이다.

C +0.50 × 90 원주렌즈를 제거하고, C +1.00 × 90 원주렌즈를 가입한다. 두 경선을 비교한다. 동일한 검사거리에서 양 주경선이 중화를 보이는지 확인하면서 앞뒤로 움직인다.

가입된 교정렌즈와 위의 처방을 비교한다 (모형렌즈는 무시한다). 쉽지 않은가?

실습 15: 복성 원시성 난시 (Compound Hyperopic Astigmatism)

Rx: +1.00 +1.00 × 90 (그림 7-4 및 7-12)

(−1.00 D 구면렌즈와 −1.00 × 90 원주렌즈를 넣는다.)

양주경선을 비교한다: 선조광이 180° 방향일 때 동행이 더 약한 상태인가? 두 경선이 모두 동행이므로, 첫 번째 (또는 약한) 동행이 중화될 때까지 플러스 구면렌즈를 더한 후 플러스 원주렌즈를 사용하여 반대 경선을 중화시킨다.

+0.50 D 단계로 구면경선을 중화시킨다. +1.00 D 구면렌즈가 가입되었을 때 거의 중화처럼 나타나는가?

이제 +0.50 D 단계로 원주경선을 중화시킨다. (렌즈를 끼울 셀이 부족하면, 스택에 가까운 원주렌즈를 들어 올린다. 축 방향을 확인한다. 중화를 위해서는 정확해야 한다.) 스택의 네 번째 위

11) 모형 원주렌즈의 축은 90° 경선이며, 180° 경선에 가입되는 굴절력은 선조광이 180° 방향일 때 관찰되는 반사광의 움직임에 영향을 미치지 않는다. 이는 180° 경선의 굴절력은 선조광이 90° 방향일 때 나타나기 때문이다. 따라서 원주렌즈의 효과는 선조광이 축방향일 때 나타난다. 명확하게 이해되지 않으면 그림 7-9를 다시 참조한다.

치에 플러스 원주렌즈가 놓일 때마다, 모형 마이너스 원주렌즈가 약간 과교정되는 것을 볼 수 있다. 플러스 렌즈는 정점간거리가 증가할수록 더 강해진다.

검사거리에서 두 경선을 비교한다. 교정렌즈는 위의 처방과 같아야 한다 (모형렌즈를 무시했을 때).

다음 예제에서는 우선 역행을 다루어야 하는 점을 기억한다. 역행 방향에서 중화에 접근하는 것은 혼란스럽기 때문에, 항상 동행으로 과다하게 교정한 다음 중화를 위해 굴절력을 줄인다.

실습 16: 단성 근시성 난시 (Simple Myopic Astigmatism)

Rx: −1.00 +1.00 × 90 (그림 7-5 및 7-11)

(+1.00 × 180의 모형 원주렌즈를 넣는다; 부호와 축 방향을 주의한다!)

두 경선의 반사광을 비교한다. 선조광이 90° 방향일 때 중화가 보이는가? (확인하기 위해 상체를 약간 기울인다.) 180° 방향일 때에는 역행이 나타나는가? 이것이 구면경선 (원점이 모형안에 가장 가까운 경선)이므로, 여기에서 시작한다.

선조광이 180° 방향일 때 −0.50 D 구면렌즈를 가입하고 반사광을 관찰한다. 역행이 감소하는가? (판단하기 어려울 것이다!)

마지막으로 −1.00 D 구면렌즈로 대체한다. 이제 선조광 180° 방향에서 중화가 나타날 것이다.

이제 원주경선을 확인한다. 이전에 중화가 어떻게 바뀌었을까? 지금은 동행을 보이는가?

선조광 90° 방향일 때 0.50 D 단계의 원주렌즈로 중화를 얻는다.

두 경선이 중화되었을 때, 교정렌즈와 위의 처방을 비교한다 (모형렌즈는 무시한다). 검사 결과가 정확해야 한다.

실습 17: 복성 근시성 난시 (Compound Myopic Astigmatism)

Rx: −2.00 +1.00 × 180 (그림 7-6 및 7-13)

(+2.00 D 구면렌즈와 −1.00 × 180 원주렌즈를 넣는다.)

두 경선을 비교한다. 두 경선 모두 역행인가? 선조광이 180° 방향일 때 더 약한 역행이 나타나는가? 구면경선은 어느 쪽인가? (질문이 어려운가?)

역행의 정도를 판단하기가 까다롭지만 이렇게 시도하자: 슬리브를 올린 상태에서 두 경선이 동행으로 바뀔 때까지 모형안에 가까이 다가간다. 그런 다음 뒤쪽으로 조금 물러나면서 처음 중화가 나타날 때까지 두 경선을 비교한다. 눈에 가장 가까운 원점을 가진 경선이 항상 구면경선이다. 반대편 주경선은 아직도 동행을 보일 것이고, 원주경선이다.

이제, 66 cm 거리로 돌아가서 앞에서 확인한 구면경선을 중화시킨다. 플러스 구면렌즈가 필요한가 아니면 마이너스 구면렌즈가 필요한가? (종료점이 확실하지 않다면, 동행상태로 약간 과교정한 다음 구면굴절력을 줄인다.)

선조광이 90° 방향일 때 중화를 얻는 동안, 선조광 180° 방향일 때 반사광의 움직임이 변하는 것을 주의한다. 구면경선이 중화될 때, 원주경선은 어떤 변화가 발생할까? 이유는 무엇일까?

이제 선조광 180° 방향일 때 어떻게 접근할 것인가? +0.50 D 단계로 원주경선을 중화시킨다. 축을 정확하게 유지한다.

180° 방향일 때 중화되면, 90° 방향을 다시 확인한다. 처방서와 비교한다. 이 예제는 도난시라는 점에 주의한다(플러스 원주렌즈의 축이 수평방향이다).

실습 18: 혼합 난시 (Mixed Astigmatism)

Rx: −0.50 +1.00 × 45 (그림 7-7 및 7-14)

(+0.50 D 구면렌즈와 −1.00 × 45 원주렌즈를 넣는다.)

66 cm 검사거리에서 슬리브를 올리고 선조광을 회전시키면서 두 경선의 반사광을 관찰한다. 검영기를 선조광 방향에 수직으로 흔든다. 흥미롭지 않은가? 어느 방향에서 어떤 움직임이 보이는가? 이 사항이 정리된 이후에, 다음 내용을 읽는다.

한 경선은 역행이고, 다른 경선은 동행을 보인다. 구면경선을 먼저 중화시킨다. 어느 쪽인가?

구면경선의 위치는 어떻게 알 수 있을까? 한 가지 방법은 동행을 보이는 경선 (선조광이 45° 방향) (원주경선)과 수직을 이룬다. 주경선은 서로 90° 떨어져 있다고 예상할 수 있다. 더 정확한 방법을 사용하면, 슬리브를 올린 상태에서 모든 경선이 동행을 보일 때까지 모형안에 가까이 접근한다. 그 다음 선조광을 회전시키면서 천천히 뒤쪽으로 물러난다 (광학적 정렬상태를 유지하면서). 선조광이 135° 방향일 때 먼저 중화가 나타나는 것을 볼 것이다. 원점이 눈에 더 가까운 구면경선 (45° 경선)이 먼저 중화를 보인다. 여기서 선조광 45° 방향일 때 동행이 더 심하며, 확실한 원주경선 (135° 경선)이다. 놀랍게도 모형안을 향해 앞으로 움직이는 것이 많은 도움을 준다.

이러한 방법으로 우선 구면경선을 중화시킨다. 선조광이 135° 방향인 상태에서 66 cm 검사거리를 향해 뒤로 이동하고, 그 경선을 중화시킨다. 선조광과 수직방향으로 흔드는지 확인하고 광학적 정렬상태를 유지하면서 동공의 중앙을 관찰한다. −0.50 D 구면렌즈가 가입된 상태에서 중화를 찾아야 한다.

+0.50 D 원주렌즈로 시작하여 원주경선을 중화시킨다. 정확한 원주굴절력을 찾으려면, 정확한 축에 위치시키고 중화점을 찾아야 하는 점을 명심하라. +1.00 × 45 원주렌즈는 정확하거나

약간 과교정될 수 있다 (알고 있는 것처럼 정점간거리의 영향으로 인해).

처방서와 비교한다. 이것은 사난시의 경우이다.

이 다섯 가지 사례를 통해 모든 종류의 반사광을 경험하고 이들을 중화시키는 방법을 터득했다. 두 경선을 비교하기 위하여 움직였고, 다양한 방향에서 주경선의 위치를 확인하였으며, 어느 경선을 먼저 접근해야 하는지 알았다.

더 작은 원주굴절력 찾기 Detecting Smaller Cylinders

이제 누구든지 1.00 D 원주굴절력을 찾을 수 있게 되었다. 이제 더 작은 원주굴절력을 찾는 능력을 개발하겠다. 원주렌즈의 축과 굴절력을 쉽게 찾기 위하여 중화개념을 배경으로 시작할 것이다.

보정렌즈 없이 검사거리에서 정시 상태인지 확인한다.

실습 19 직난시 0.75 D:

(−0.75 × 90 모형렌즈를 넣는다.)

선조광을 회전시키면서 두 경선을 비교한다. 분명히 난시가 있는가?

+0.25 D 단계의 원주렌즈로 두 경선을 비교하면서 중화점을 찾는다; 광학적 정렬상태가 유지되는지 확인하면서 수행한다.

실습 20 도난시 0.50D:

(−0.50 × 180 모형렌즈를 넣는다.)

이번에는 왼쪽 눈과 왼쪽 손을 사용하고, 양쪽 눈을 모두 뜬 상태에서 실시한다.

경선을 비교한다. 0.50 D 원주굴절력을 쉽게 찾을 수 있는가?

+0.25 × 180의 플러스 원주렌즈를 가입한다. 경선을 비교한다. 아직도 0.25 D 동행이 남아있다. 놓치지 않고 구별할 수 있는가? 비교할 때 앞으로 이동하는 것이 도움을 주는가?

실습 21 사난시 0.25 D:

(−0.25 × 45의 원주렌즈를 넣는다.)

선조광을 회전시키면서 경선을 비교한다. 선조광을 90° 방향과 180° 방향으로만 놓고 0.25 D 원주굴절력을 찾아낼 수 있는가? (여기서 유용한 기술은 검사거리보다 더 멀리 뒤쪽으로 이동하는 것이다; 선조광이 45° 방향 (원주축 방향을 나타냄)일 때를 제외하고 모든 경선에서 역행을 보일 것이다.

실습 22 축을 모르는 0.25 D:

(−0.25 D 모형 원주렌즈의 축을 임의 방향에 위치시킨다.)

경선을 비교한다. 원주굴절력을 찾을 수 있는가? 축을 회전하면서 오른쪽 눈과 왼쪽 눈을 교대로 사용하면서 여러 번 반복한다. 한 경선이 처음 중화되었을 때 0.25 D 원주굴절력을 쉽게 찾을 수 있다. 중화시키는 경선을 "과도하게 채우지 (움직임이 완전하게 없는 상태)" 않도록 주의한다 (즉, 동공 중심에 약한 동행이 남아있는 상태를 유지한다).

실습 23 최소 0.12 D:

(−0.12 × 100의 모형 원주렌즈를 넣는다.)

경선을 비교한다. 차이를 확인할 수 있는가?

선조광의 방향을 몇 군데 비스듬한 방향으로 회전시킨다. 찾을 수 있는가?

그렇다면 놀라운 수준이다!

플러스 원주렌즈법의 복습 Review of Plus Cylinder Method

알 수 없는 난시 상태에 대해 설명하기 전에, 반사광이 다른 경선에 접근할 때 무엇을 하고 있는지 빠르게 검토해 보겠다.

5가지 유형의 난시를 다음과 같은 3가지 상황으로 쉽게 분류할 수 있어야 한다: 1) 양쪽 경선의 반사가 모두 동행인 경우, 2) 한쪽 경선의 반사만 동행인 경우, 또는 3) 두 경선의 반사가 모두 동행이 아닌 경우.

POINT

이로부터 플러스 원주렌즈 사용법을 간단하게 정리할 수 있다:

1. 양쪽 경선의 반사가 모두 동행 (복성 원시성 난시): 처음 경선이 중화될 때까지 플러스 구면렌즈를 가입한다. 그런 다음 동행상태가 남아 있는 경선을 플러스 원주렌즈로 중화시킨다.
2. 한쪽 경선만 동행인 경우 (단성 원시성 난시, 혼합 난시): 양쪽 경선이 동행이 될 때까지 앞쪽으로 이동했다가 천천히 뒤로 물러나면서 처음 경선이 중화될 때까지 두 주경선을 비교한다. 마이너스 구면렌즈가 이 원점을 66 cm 거리로 이동시킬 수도 있다. 플러스 원주렌즈로 나머지 동행상태의 경선을 중화시킨다.
3. 양쪽 경선 모두 동행이 아닌 경우 (복성 근시성 난시, 단성 근시성 난시): (2)번과 동일한 과정으로 진행한다.

기본적인 사항에 도달하면 놀랍게도 알아야 할 사항이 거의 없다. 사실 이 방법은 단 두 가지 상황 즉, 1) 양쪽 경선 모두 동행이거나, 2) 그렇지 않은 상황으로 더욱 단순화할 수 있다.

- 첫 번째 경우: 두 경선에서 반사광이 동행이라면, 검사자는 위의 1번 순서를 진행할 것이다.
- 두 번째 경우: 두 경선에서 반사광이 동행이 아니라면, 위의 2번 순서를 진행할 것이다.

더 많은 검토를 위해서는, 이제 스스로 해결해야 한다.

모르는 구면굴절력과 작은 원주굴절력의 조합
Unknown Spheres With Small Cylinders

다음 일련의 예제는 구면굴절력을 모르는 상태에서, 원주렌즈의 축을 알지만 점차적으로 굴절력이 낮아지는 원주렌즈를 사용할 것이다. 원주굴절력을 결정하기 위해서는 우선 중화시켜야 할 구면경선을 찾아야 한다. 각 예제를 잘 따라야 한다.

다섯 개의 슬롯이 있는 모형안이 있다면, 검증할 수 있는 굴절이상을 만들기 위하여 모형 구면렌즈를 사용하는 것이 좋다. 모형안을 검사거리에서 정시가 되도록 만든다.

검사자가 3개의 슬롯이 있는 모형안을 가지고 있거나 4번째 렌즈를 끼우는 것이 귀찮다면 구면굴절이상을 만들기 위하여 모형안의 디옵터 눈금을 사용해도 무방하다. 이렇게 하면 구면굴절력이 약간 부정확할 수 있으나, 모형렌즈로 난시가 만들어지므로 원주굴절력은 정확하다. 보정렌즈의 사용을 포기했기 때문에 순검영값을 계산하기 위해서는 총검영값에서 1.50 D 를 빼야 한다.

실습 24 구면굴절력을 모르는 1.00 D 직난시:

모형안을 낮은 구면 굴절이상 (±2.00 D 이하)으로 만들고, −1.00 × 90 원주렌즈를 넣는다.

경선을 비교하면서, 무엇을 할 것인지 결정한다. 앞에서 언급한 것과 같이 접근법을 복습하면서 적절한 범주를 확인한다.

구면경선 (원점이 가장 가까우며, 가장 약한 동행이거나 가장 강한 역행을 보이는)을 중화시킨다.

+0.50 D 원주렌즈로 시작하여 +0.25 D 단계로 원주경선을 중화시킨다.

광학적 정렬상태와 검사거리를 확인하면서 두 경선을 비교한다.

교정렌즈의 굴절력을 기록하고 모형 렌즈 (또는 모형안의 눈금이나 보정렌즈 굴절력을 뺀 값)와 비교한다. 근접한 값이 나왔는가?

실습 25 구면굴절력을 모르는 0.50 D 도난시:

(파트너에게 낮은 구면 굴절이상으로 만들도록 하고, −0.50 × 180 원주렌즈를 더한다.)

이번에는 왼쪽 눈을 사용하고 왼쪽 손으로 검영기를 잡고 양쪽 눈을 뜬다.

경선을 비교한다. 무엇이 보이는가? 어떠한 절차로 진행해야 하는가?

위의 방법과 같이 중화점을 찾고, 교정렌즈와 굴절이상을 비교한다. 향상되었는가? 좋다면, 다시 오른쪽 눈을 사용하여 실습을 반복할 수 있다.

실습 26 **구면굴절력을 모르는 0.25 D 사난시:**
(낮은 구면 굴절이상으로 만들고, −0.25 × 60 원주렌즈를 더한다.)

이전과 동일한 방법으로 경선을 비교한다. 90°/180° 방향에만 집중하여 주경선의 방향을 찾으려는 오류를 범하기 쉽고, 작은 원주굴절력을 놓치지 않도록 주의한다.

모르는 구면-원주 굴절이상의 조합 Unknown Spherocylinder Combinations

이제 실제 검사능력을 평가할 준비가 되었다.

실습 27 **두 가지를 모르는 경우:**
파트너에게 낮은 (±2.00 D 이하) 구면 굴절이상을 만들고, −0.50 D 원주렌즈의 축을 모르는 방향에 놓도록 한다.

왼쪽 눈을 사용한다.

구면 굴절이상과 원주렌즈 축 방향을 다르게 설정하고 여러 번 반복한다.

실습 28 **세 가지를 모르는 경우:**
낮은 구면 굴절이상을 만들고, 굴절력을 모르는 낮은 원주렌즈 (−0.75 D 이하)의 축을 임의의 방향에 넣는다.

여러 번 반복하여 중화점을 찾는다.

이 장에서 많은 내용을 다루었다.

08

원주 축과 굴절력의 정밀 확인
Refining the Cylinder

"모든 관점에서 원주렌즈, 구면렌즈 및
구원주렌즈의 본성을 다룬다"
Paul Cezanne

이제 난시안의 검영법을 습득하였고, 원주렌즈의 축과 굴절력을 결정하고 확인하는 몇 가지 부수적인 기술을 다루겠다. 많은 부분이 반복적이라고 여겨질 수 있지만, 나중에 유용하다는 것을 알게 된다.

원주축의 평가 Estimating Cylinder Axis

난시축을 찾는데 4가지 현상 즉, 깨짐 (break), 넓이 (width), 밝기 (intensity) 및 비틀림 (skew) 현상이 유익하다. 이러한 현상을 이미 보았지만, 실제로 관찰하지는 못했다. 이 4가지 현상은 모두 선조광이 원주경선과 정확하게 일치하지 않을 때 관찰할 수 있는 반사와 사방향 움직임으로 발생한다. 난시 반사광이 강화되었을 때 이러한 현상을 가장 잘 이해할 수 있으므로, 다시 강화를 복습하겠다.

강화 Enhancement

가장 밝고, 가장 좁은 망막 반사광을 만들기 위하여 검영기의 슬리브 높이를 조정할 때, 이것을 강화 위치라고 한다. 6장에서 이 부분을 다루었다. 우리는 중화를 배경으로 강화된 난시반사를 가장 잘 볼 수 있다 (그림 8-1).

원주굴절력이 낮은 경우 평면거울효과 (즉, 슬리브를 올렸을 때)로 강화를 잘 볼 수 있다. 원주굴절력이 높은 경우 슬리브를 낮추어서 강화시킬 수 있다. 강화된 상태에서 반사광이 더 밝고, 선명하며, 좁고, 분명하게 보인다 (그림 8-2).

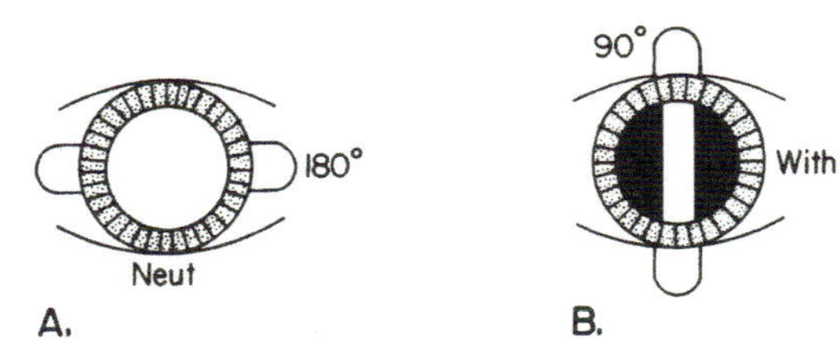

그림 8-1. 중화된 경선. 난시반사를 가장 명확하게 볼 수 있도록 구면경선을 중화시켰다. (A) 선조광이 180° 방향일 때 반사광의 중화된 상태는 (B) 선조광이 90° 방향일 때 반사광의 동행을 명확하게 볼 수 있도록 한다. 이제 이 원주경선에서 반사광을 강화시키기 위해 슬리브를 아래로 내린다.

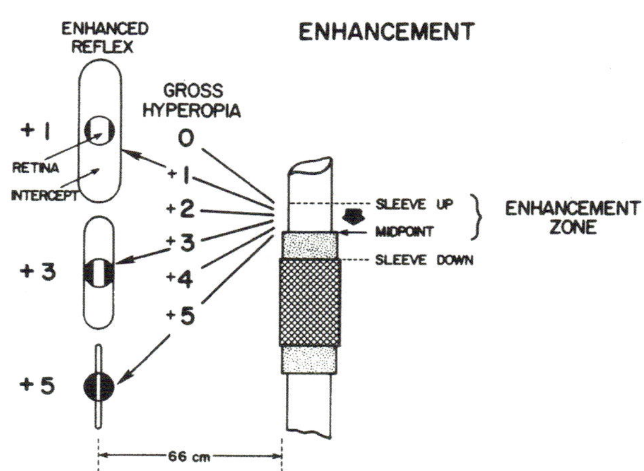

그림 8-2. 강화. 검사거리에서 슬리브를 내려 망막 반사광이 가장 좁아진 (강화된) 상태를 만든다. 강화 지역은 슬리브를 위로 올렸을 때와 내렸을 때의 중간 정도 (중간 지점)이다. 망막 반사광이 강화되었을 때 선조광의 폭을 기준으로 대략적인 원주굴절력을 판단한다.

입사광은 눈 표면에서 보이는 선조광의 상이라는 것을 기억하자. 그림 8-2에서, 입사광이 가장 넓을 때 반사광이 가장 좁다면 (즉, 슬리브를 올린 위치에서), 원주굴절력이 낮다는 것을 알 수 있다. 만약 입사광의 폭이 좁을 때 반사광의 폭이 가장 좁다면 (다시 말해, 슬리브를 내린 상태) 원주굴절력이 높은 상태이다. 우리는 입사광의 버전스를 발산광선 (슬리브가 위쪽에 위치할 때)으로부터 모형안에 초점을 맞춘 수렴광선 (슬리브가 중간지점에 위치할 때)으로 변화시킨다. 기기가 다양하기 때문에, 이 기술을 신뢰할 수 있는 기준은, 반사광이 강화되었을 때 슬리브의 위치가 아니라 입사광의 넓이이다. 슬리브를 중간지점 아래로 낮추어서 5.00 D 이상의 원주굴절력을 강화시킬 수 없다; 슬리브를 더 낮추면 수렴광선이 망막 반사광을 반전시키고 입사광이 흐려지면서 넓어진다 (실제로 5.00 D 이상의 원주굴절력은 거의 볼 수 없을 것이다).

이 기술을 설명하기 위하여 두 가지 예제를 살펴보겠다.

실습 29: 강화, 높은 원주굴절력 (Enhancement, Large Cylinder)

모형안을 검사거리에서 정시로 조정한다 (보정렌즈가 없는 상태에서 대략 −1.50 눈금에 맞춘다).

66 cm 검사거리에서 중화가 나타나는지 확인하고, 필요하다면 다시 조정한다. 이 위치에서 슬리브 높이를 고정하고, −2.00 × 85의 모형 원주렌즈를 가입한다.

슬리브를 위로 올린 상태에서, 선조광을 회전시키면서 주경선을 비교한다. 동행 반사광은 대략적인 원주축을 분명하게 드러낸다.

망막 반사광을 보면서 슬리브를 아래로 낮춘다. 반사광이 강화될 수 있는지 보게 될 것이다. 반사광이 가장 밝고, 가장 선명하며, 가장 폭이 좁고 가장 분명할 때가 강화된 시점이다. 이 시점에서 슬리브의 높이와 입사광의 폭을 주목한다. 이 슬리브 높이 (기기마다 다를 수 있음)는 2.00 D 난시를 강화시키기 위한 대략적인 위치이다. 입사광의 넓이는 2.00 D 원주굴절력을 정확하게 가리킨다. 슬리브를 더 낮추면, 반사광은 다시 넓어질 것이다.

실습 30: 강화, 작은 원주굴절력 (Enhancement, Small Cylinder)

렌즈를 제거하고 −0.50 × 105 모형렌즈로 교체한다. 검사자의 왼쪽 눈을 사용한다.

슬리브를 올린 상태에서 두 경선의 반사광을 비교한다. 대략적인 원주 축에서 동행을 볼 수 있다.

반사광을 관찰하면서 슬리브 높이를 아래로 낮춘다. 반사광이 더 좁아지거나 더 밝아지지 않는 점을 주목한다. 사실 더 넓어지고 더 흐릿해진다! 작은 원주굴절력은 슬리브를 낮추어서 강화시킬 수 없다.

이와같이 슬리브를 낮추어서 높은 원주굴절력을 강화시킨다. 낮은 원주굴절력은 슬리브가 위에 있는 상태에서 강화된다. 슬리브를 아래로 낮추어서 반사광의 강화를 볼 수 있으면, 원주굴절력이 더 크다. (이 기술은 또한 원주굴절력을 평가할 때 유용하기 때문에 다시 보게 될 것이다.) 대부분의 난시는 작고 강화되지 않기 때문에, 많은 검사자는 중도 이상의 원주굴절력을 접할 때 슬리브를 낮추는 것을 잊는다.

이제 세부적으로 네 개의 축 현상을 관찰하기 위하여 중화를 보이는 경선의 반대경선을 강화시킨다. 이들 예제는 반사광과 입사광의 비교가 필요하기 때문에, 입사광을 선명하게 볼 수 있도록 방이 어두워야 한다.

66 cm 검사거리에서 중화가 나타나는지 다시 확인한다. −2.00 × 90 모형렌즈를 가입한다. 그런 다음 모형렌즈 전면의 숫자 표시를 검사자가 볼 수 없도록 렌즈를 돌려놓는다. 슬리브를 올린 상태에서 관찰하면 구면경선은 중화되고 원주경선은 동행을 보인다.

원주경선의 반사를 강화시킨다. 다음의 예제를 보고, 반사광이 강화된 상태에서 이들 현상을 확인한다.

실습 31: 깨짐 현상 (Break Phenomenon)

선조광이 축을 벗어났을 때 깨짐 현상을 볼 수 있다. 입사광과 반사광이 평행하지 않을 때, 어긋난 선이 관찰되며 (그림 8-3), 입사광을 난시 반사광의 어느 한쪽으로 회전시켜서 간단히 볼 수 있다.

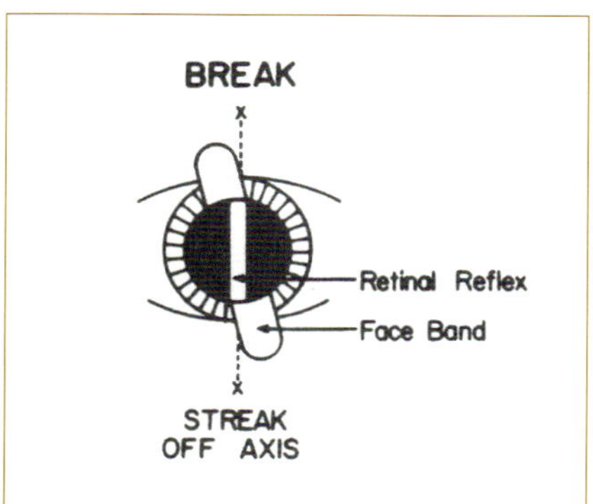

그림 8-3. 깨짐 현상. 입사광이 올바른 축에서 벗어났을 때 동공 내부의 반사광과 동공 바깥쪽의 입사광이 어긋난다.

입사광과 반사광이 평행일 때 (즉, 입사광이 정확하게 주경선과 일치할 때) 깨짐 현상이 없어진다. 교정 원주렌즈의 축을 이 깨지지 않은 선과 일치시킨다. 강화 위치에서 슬리브 높이를 고정하고, 원주축의 어느 한쪽으로 입사광을 15° 정도 (즉, 75°에서 115°까지) 회전시킨다. 깨짐 현상은 이 호의 끝 (즉, 75°와 115°)에서 가장 심해지고, 축에 근접할수록 줄어든다. 90° 방향에서는 깨짐 현상이 없고, 교정 원주렌즈의 축이 될 것이다. 반사광이 강화된 상태에서 깨짐 현상을 판단하는 것을 명심한다. 슬리브를 올린 상태에서 이런 관찰을 반복하면, 강화되지 않은 상태에서 정확한 축은 명확해지지 않는다는 것을 확인할 수 있다.

깨짐 현상의 관찰은 큰 원주굴절력을 가입했을 때 확인할 수 있으며 (−5.00 D 이내의 모형 원주렌즈를 가입하고 확인한다), 1.00 D 이하의 난시에서는 도움이 되지 않는다는 사실을 알 수 있다.

실습 32: 두께 현상 (Thickness Phenomenon)

선조광을 정확한 축을 중심으로 어느 한쪽으로 회전시켰을 때, 반사광의 두께 (또는 폭)가 변한다. 입사광이 축과 일치할 때 반사광의 폭이 가장 좁으며, 입사광이 축과 일치하지 않을 때 더 넓어진다.

−2.00 D 모형 원주렌즈의 축을 75° 방향으로 돌린다.

반사광을 강화시키고, 입사광을 원주경선의 어느 한쪽으로 15° (즉, 60°에서 90°까지) 회전시킨다. 반사광의 두께가 어떻게 변하는지 관찰한다 (그림 8−4).

이제 모형 원주렌즈의 축을 임의 경선으로 회전시키고 이 실습을 반복한다. 반사광의 폭이 변하는지 관찰할 때 왼쪽 눈을 사용한다. 반사광이 가장 좁을 때, 모형렌즈의 표시된 축과 검영기 입사광의 방향이 일치하는지 비교한다.

실습 33: 밝기 현상 (Intensity Phenomenon)

입사광을 원주경선을 중심으로 회전시키면 반사광의 밝기가 약간 변한다. 입사광이 정확한 축과 일치할 때 반사광이 가장 밝다.

이 현상은 원주도수가 낮아서 반사광이 강화될 수 없는 경우에만 유용하고 예민하다 (원주도수가 높은 경우 강화된 반사는 이미 밝아진 상태이다).

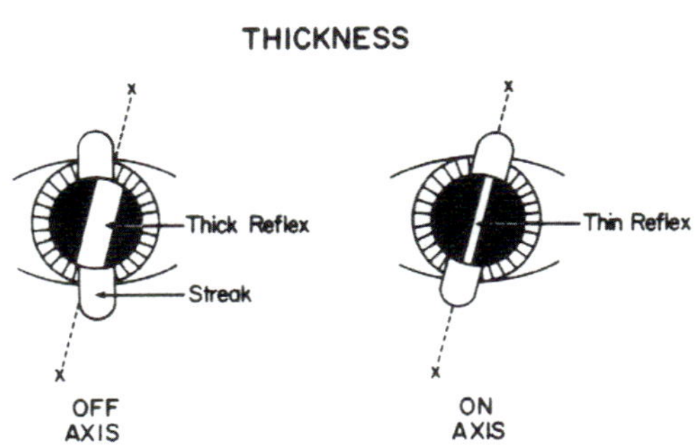

그림 8−4. 두께 현상. 망막 반사가 가장 좁을 때 입사광의 방향이 축방향을 나타낸다.

−0.25 × 105 모형 원주렌즈를 가입한다. 슬리브를 낮추면서 작은 원주굴절력이 강화될 수 없는지 관찰한다. 반사광을 가장 좁게 만들기 위해서 슬리브 높이를 어디에 위치시킬 것인가?

축을 중심으로 입사광을 회전시키고, 75°와 135°에서 반사광이 약간 더 흐릿하고 105°에서는 약간 더 밝은 것을 주목한다 (실제 눈에서는 반사광이 더 희미하다. 이 현상이 그다지 유용하지 않은 것처럼 보일 수 있지만, 원주굴절력이 낮은 경우 얻을 수 있는 모든 도움이 필요할 때가 있다.

실습 34: 비틀림 현상 (Skew Phenomenon)

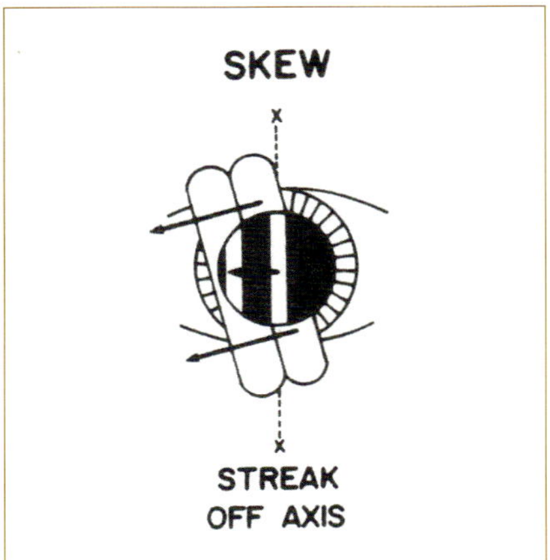

그림 8–5. 비틀림 (사방향 움직임) 현상. 반사광과 입사광의 움직임을 나타내는 화살표는 서로 평행하지 않다. 입사광이 축과 어긋났을 때, 반사광과 입사광은 같은 방향으로 움직이지 않고 비틀어진다.

원주굴절력이 낮은 경우 축을 더욱 정밀하게 확인하기 위해서는 사방향 움직임이라고도 하는 비틀림 현상을 사용한다 (이것은 4가지 현상 중 입사광을 회전시키지 않고서 볼 수 있는 유일한 것이다). 입사광을 겉보기 축의 어느 한쪽으로 30° 정도 어긋난 방향에서 (항상 그렇듯이 입사광 방향과 직각으로) 흔들면서, 입사광과 반사광이 이동하는 방향을 비교한다.

입사광이 정확한 축에 있을 때 반사광과 입사광이 평행하게 움직인다. 입사광이 축과 일치하지 않으면 반사광과 입사광이 각각 다른 방향으로 움직인다. 즉, 비틀어진다 (그림 8–5).

−0.50 × 90 모형 원주렌즈를 가입한다. 검사자가 축 방향을 확인하지 못하도록 원주렌즈를 회전시키고, 입사광이 180° 방향일 때 중화가 나타나는지 확인한다.

입사광의 방향을 60° 근처에 놓고, 입사광을 축과 수직으로 (150° 방향으로) 움직이면서 반사광의 움직임을 관찰한다. 입사광을 120° 방향에 놓고 반복한다. 입사광과 반사광은 수평방향으로 움직이지 않는다. 입사광이 원주축을 15° 벗어난 상태 (즉, 입사광이 75°와 105°일 때)에서도 사방향 움직임을 볼 수 있다; 직접 확인하기 바란다.

입사광이 90° 방향인 경우를 제외하고 모든 방향일 때 비틀림 움직임이 나타나는 것에 동의하는가?

모형 원주렌즈를 임의의 경선에 놓고, 비틀림 현상을 이용하여 축 위치를 찾는다.

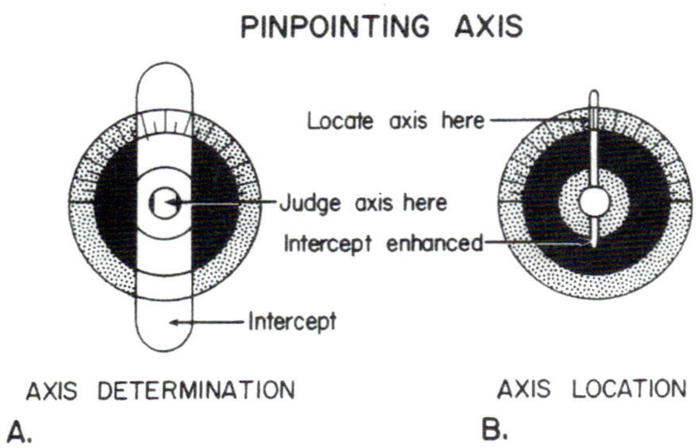

그림 8-6. 눈금에서 축의 위치 찾기. (A) 먼저 난시 축을 결정한다. (B) 그런 다음 필라멘트가 축 위치를 가리킬 수 있도록 가는 선으로 보일 때까지 슬리브를 아래로 낮추면서 입사광을 강화시킨다.

이제, 입사광이 모형안의 표면에서 강화될 때까지 슬리브를 아래로 낮춘다 (대략 절반 정도 낮춘다). 이 선명한 광선을 사용하여 검사된 축의 정확한 위치를 가리키도록 조정한 다음 모형 원주렌즈의 숨겨진 축과 비교한다. 비슷한가?

"입사광의 강화"를 더욱 정확하게 관찰하기 위하여 잠깐 멈추겠다; 도움이 될 것이다. 원주축을 결정할 때, 입사광을 강화하기 위해 슬리브를 더 낮추고, 검사자가 선택한 축에서 벗어나지 않도록 주의한다 (동공내부의 반사광을 무시하려면, 검영기를 검사자의 눈으로부터 아래로 낮추고 검영기 너머로 관찰하면 도움이 된다). 입사광의 강화된 선은 모형안이나 포롭터의 축방향 눈금에 조명될 것이다: 이 선을 기준으로 교정 원주축을 결정한다 (그림 8-6).

축 위치를 찾을 때 이들 4가지 현상이 결정에 도움이 된다. 깨짐 및 넓이 현상은 원주굴절력이 높은 경우에 가장 유용하며, 밝기 및 비틀림 현상은 원주굴절력이 낮은 경우 유용하다. 이미 보았던 것처럼 4가지 현상을 동시에 이용할 수 있도록 숙달시켜야 한다. 숙달된 경우 이들 현상을 이용하여 자연스럽게 축을 결정할 수 있다.

원주굴절력의 평가 Estimating Cylinder Power

이미 알고 있는 바와 같이 동공 내부에서 보이는 반사광의 폭이 넓을수록 검사하는 경선이 중화에 가까운 상태이다. 일단 구면경선이 중화되면 난시 반사광의 폭을 보고 원주굴절력을 어느 정도 알 수 있다. 일반적으로 원주경선에서 반사광의 폭이 좁을수록 난시가 높은 상태이며, 반사광의 폭이 넓으면 중화점에 가까운 상태이므로 난시의 정도는 낮다.

반사광을 강화시킬 수 없을 정도로 난시가 낮은 상태에서는, 동공 반사의 폭을 관찰하여 원주 굴절력을 잘 추정할 수 있다. 더 높은 원주굴절력을 강화시킬 때 입사광과 반사광의 폭이 점점 좁아지는 난시가 높은 경우, 입사광의 폭이 원주굴절력의 가장 정확한 지표를 제공한다. 그림 8-7에서와 같이 반사광의 폭이 최대로 좁아질 때까지 슬리브를 아래로 낮춘다. 원주 굴절력이 높을수록 반사광과 입사광의 폭이 좁아진다 (그림 8-2에서 이 기술을 설명하였다).

실습 35

−1.00 D, −3.00 D 그리고 −5.00 D 모형 원주렌즈를 차례로 임의의 축에 가입시키고 관찰한다.

슬리브를 아래로 낮추면서 반사광을 강화시키고, 반사광의 폭과 입사광의 폭을 비교한다. 관찰한 내용이 그림과 비슷한가?

강화기술이 원주 굴절력을 빠르게 평가하는 데 어떻게 도움을 주는지 알 수 있을까? 이제 교정 플러스 원주 렌즈의 축을 임의의 방향에 위치시킨 후, 슬리브를 올리고 중화기술을 사용하여 굴절력을 확인하는 과정을 진행한다.

실무에서는 원주 굴절력과 축을 동시에 평가하며, 중화에 접근했을 때 동시에 확인한다. 실제

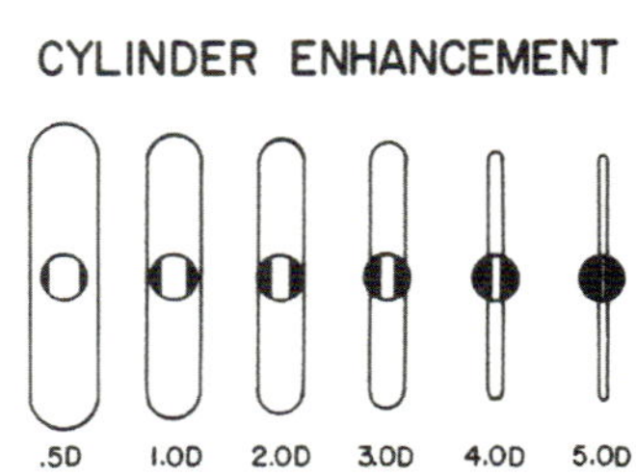

그림 8-7. 동행 움직임을 나타내는 다양한 굴절력에서 입사광 및 반사광의 폭 (Copeland JC. Streak Retinoscopy. Chicago, Ill: Stereo Optical Company, Inc; 1967:15. Courtesy of Stereo Optical Co Inc. 제공).

로 원주 축과 굴절력은 본질적으로 연관되기 때문에 이들을 분리하는 것은 인위적이다. 굴절력을 평가하기 위해서는 먼저 축을 찾아야 한다. 측정된 굴절력은 올바른 축에서 측정될 때에만 정확하다. 이것을 확인해 보겠다.

실습 36

−5.00 D 모형 원주렌즈의 축을 90° 방향에 놓고, 슬리브를 낮추면서 축이 정확한 상태에서 강화된 반사광을 관찰한다. 이제 입사광을 120° 방향으로 회전시키고 슬리브를 위쪽으로 올린다. 이처럼 축을 벗어난 반사광을 강화하기 위해 슬리브를 천천히 아래로 낮춘다. 반사광이 가장 얇아졌을 때, 축을 30° 벗어난 상태에서 원주굴절력을 보게 된다. 이제 슬리브 높이를 동일하게 유지하면서, 입사광을 90° 방향으로 회전시킨다. 여기서 강화하기 위해 슬리브를 더 낮출 수 있다. 따라서 축 경선에서는 원주굴절력이 더 높다. 이것은 원주축을 벗어날 때 원주굴절력이 감소되어 나타난다는 것을 의미한다. 즉, 축이 부정확하면, 원주굴절력은 낮게 평가될 것이다.

그러나 올바른 방향이 아닌 다른 곳을 바라보는 어린아이의 굴절상태를 과소평가하지 않아야 한다. 이 아이 (그림 8-8)는 마지막 수유가 중지되었으므로, 유통기간이 지난 젖병으로 진정시키고 있다. 조절마비제가 조절을 제어하므로 근거리 타깃을 주시할 수 있다.

축과 굴절력을 충분히 평가하였고, 이제 이런 평가결과를 정확하게 확인하는 방법을 살펴보겠다.

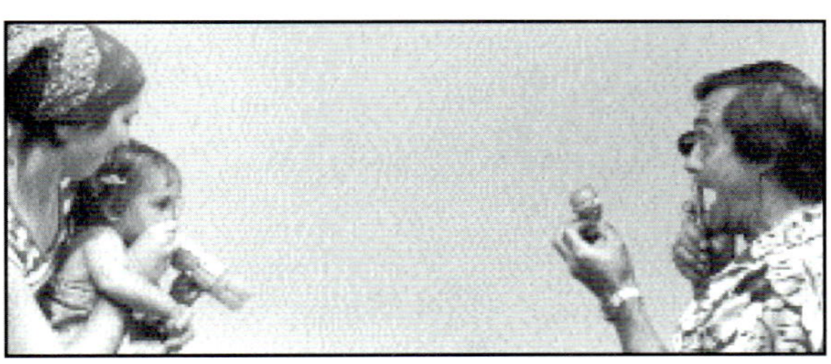

그림 8-8. 주시상태의 유지. 화려하고 시끄러운 장난감을 갖추고 검사자의 얼굴표정 등을 이용하여 안저 반사를 유지시킬 수 있다. 어린이를 가만히 있도록 하는데 어머니의 도움이 크게 필요하다.

원주축의 확인(양쪽 걸치기) Refining Cylinder Axis(Straddling)

Copeland가 '양쪽 걸치기'라는 원주축의 확인 방법을 고안했다. 이 기술을 사용하여 교정 원주렌즈의 축이 정확한지 확인하겠다.

실습 37: 양쪽걸치기 (Straddling)

66 cm 검사거리에서 정시 상태인지 확인한다 (보정렌즈를 사용하지 않고 검사거리에서 중화 상태를 얻는다).

−2.00 × 90의 모형 원주렌즈를 가입한다. (이 방향이 모형안의 원주축을 나타낸다).

+2.00 × 80의 원주렌즈를 가입한다. 이것은 교정 원주렌즈 (또는 안경 원주렌즈)라 가정한다. 검사결과 10°의 축 오차가 발생하였다 (그림 8−9).

양쪽걸치기 경선은 안경의 원주렌즈 축에서 양쪽으로 45° 방향 벗어나 있다. 슬리브를 올린 상태에서 두 경선을 비교한다.

이제 각각의 양쪽걸치기 경선 (즉, 35°와 125° 경선)에서 좁은 반사광이 보일 때까지 모형안에 가까워지도록 접근한다.

10 cm 정도 뒤로 물러나면서, 입사광을 회전시키며 양쪽걸치기 경선의 반사광을 비교한다. 더욱 뒤쪽으로 물러나면서 두 경선을 다시 비교한다 (이때 슬리브를 올려서!). 한 경선이 다른 경선보다 먼저 넓어지거나 중화되기 시작할 때까지 반복한다. 35° 경선과 125° 경선 중 어느 경선이 먼저 넓어지거나 중화되기 시작하는가? 같은 거리에서 양쪽걸치기 경선의 반사광은 동일하지 않으며, 그래서 축 오차가 있는 것이다.

지속되는 좁은 반사광을 "가이드"라인이라고 부른다. 검사자가 뒤로 물러나면서 두 경선의 반사광을 비교할 때, 35° 방향에서 넓어지고 125° 방향에서 좁은 상태를 유지한다. 그래서 이 좁은 선 (125° 방향)이 가이드라인이 된다.

이 축 오차를 교정하려면, 플러스 원주렌즈의 축을 가이드라인 방향으로 회전시킨다. 교정원주축을 85° 방향으로 회전시키고, 이 축으로부터 양쪽으로 45° 떨어진 경선 (즉, 40°와 130° 경선)을 비교하면서 모형안에 가까워지도록 움직인다. 축 오차를 암시하는 가이드라인이 보이는가?

교정 원주렌즈의 축을 가이드라인 방향으로 2° 회전시키고 양쪽걸치기 경선을 반복해서 비교한다. 오차 각도가 감소할수록, 가이드라인의 선명도가 줄어든다. 축 오차가 없을 때 가이드라인이 사라지고, 양쪽걸치기 경선은 검사거리를 향해 뒤로 물러나더라도 비슷해질 것이다.

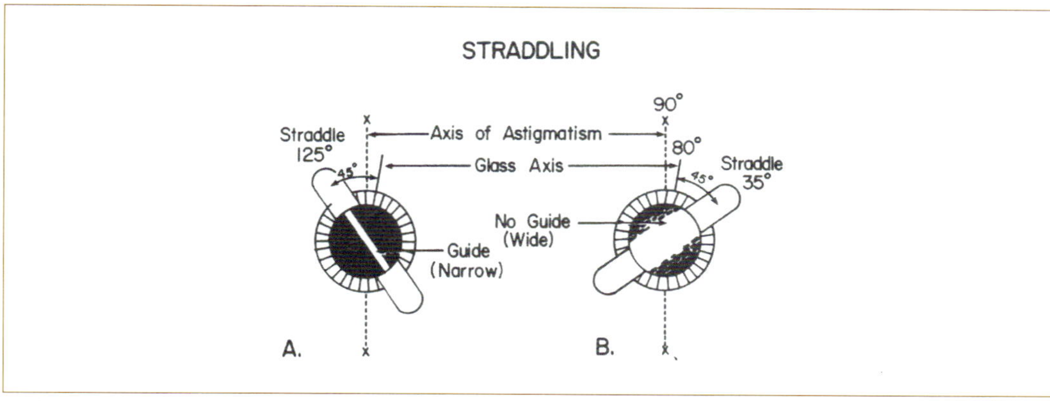

그림 8-9. 양쪽걸치기. 양쪽걸치기 경선은 교정 원주렌즈의 축이 놓인 방향에서 45° 벗어난, 약 35° 및 125° 방향이다. 두 경선에서 반사광을 비교하면서 눈에서 뒤쪽으로 이동할 때, 동일한 거리에서 (A) 125° 방향의 반사광은 좁아지고, (B) 35° 방향의 반사광은 넓어진다. 이 차이는 축 오차가 있음을 나타낸다; (A)의 좁은 반사광은 교정 원주렌즈의 축을 회전시켜야 하는 방향을 가르키는 가이드라인이다.

굴절력의 절대값이 같고 부호가 다른 원주렌즈의 짝을 가입하고 이 연습을 반복한다: 먼저, −3.00/+3.00 원주렌즈, 그리고 −1.00/+1.00 원주렌즈를 이용하여 반복한다. 모형 원주렌즈의 축을 임의 방향에 놓고 교정 원주렌즈의 축을 10° 어긋나도록 배치한다; 두 원주렌즈의 축표시를 숨긴다.

이것은 아주 훌륭한 실습이다. 양쪽걸치기는 원주굴절력이 낮은 경우 도움이 적지만 원주굴절력이 높은 경우 매우 정확함을 알 수 있다. Copeland도 이 기술을 사용하여 시험 원주렌즈와 시험 원주렌즈 손잡이의 축마크 사이의 정렬에서 작은 오류를 발견했다. 양쪽걸치기는 교정 원주렌즈의 축을 정확하게 위치시켜야 하는 난시가 높은 경우 가장 도움을 준다. 특히 크로스실린더 검사법으로 교정 원주축을 자각적으로 확인할 수 없는 아이들에게서 유용하다는 점을 알게 될 것이다 (13장 참조).

원주 굴절력의 확인 Refining Cylinder Power

Copeland는 “원주굴절력이 부정확한 상태에서 원주축을 정확하게 결정할 수 있다”, “그러나 원주축이 부정확한 상태에서는 원주굴절력을 정확하게 결정할 수 없다”고 했다. 이 원칙은 혼란스러워 보일 수 있지만, 확실히 논리적이며 항상 굴절력을 확인하기 전에 축을 확인해야 하는 이

유이다.

여기서 새로운 것은 없다. 이제 축을 정밀하게 확인하였기 때문에, 검사거리에서 두 주경선의 반사를 비교하면서 원주굴절력을 정밀하게 확인할 수 있다. 이 기술은 이미 숙달되었을 것이므로 이제 검사거리보다 더 가까운 지점에서 두 경선에서 반사광을 비교하기 위해 피검사자에 가까워지도록 이동한다. 이 방법은 원점의 위치를 비교하여 두 경선에서 작은 차이를 보다 정확하게 발견할 수 있기 때문에 (그림 6-3 참조), 일반적으로 정확하고 빠른 방법이다. 이 방법을 사용하려면 마이너스 원주렌즈 검영법을 확인하기 바란다.

구면경선을 중화시키고 이어서 정확하게 확인된 원주축에서 측정된 교정 원주굴절력을 확인한다.

실습 38: 원주 굴절력이 너무 약한 경우 (Cylinder Too Week)

검사거리에서 정시상태인지 확인한다. −1.00 × 90 모형 원주렌즈를 가입하고, +0.75 × 90 원주렌즈(측정된 교정 원주굴절력이 +0.75 D로 0.25 D 저교정된 상태를 가정한다)를 가입한다.

슬리브를 위쪽으로 올린 상태에서 양쪽 경선에서 동행 반사가 좁고 잘 보일 때까지 피검사자를 향해 앞으로 이동한다. 이제 뒤로 이동하면서 입사광을 회전시키면서 두 경선의 반사광을 비교한다. 두 경선의 반사광이 똑같이 넓어지거나 동공을 채우지 않는지 주목한다. 즉, 특정 검사거리에서 한 경선의 반사광이 다른 경선의 반사광보다 먼저 넓어질 것이다. 이것은 두 경선의 원점이 눈으로부터 똑같은 거리에 있지 않기 때문이다. 어느 경선에서 먼저 동공내부가 빛으로 채워지는가? 구면경선에서 먼저 채워지는가? 이에 대한 설명은, "구면경선에서 먼저 동공내부가 빛으로 채워지면 원주굴절력이 너무 약한 상태이다."

이것은 눈으로부터 멀어지도록 이동할 때 구면경선에서 반사광이 먼저 넓어지거나 동공이 빛으로 채워지면, 눈앞에 놓인 플러스 원주굴절력이 너무 약한 상태를 의미한다.

+0.25 × 90 원주렌즈를 추가한다. 앞으로 움직인 후 뒤로 물러나면서, 앞에서 했던 것과 마찬가지로 경선을 비교한다. 이제 반사광이 대칭적으로 넓어지는 것을 주목할 것이다.

실습 39: 원주굴절력이 너무 강한 경우 (Cylinder Too Strong)

검사거리에서 정시상태인지 확인한다. −1.00 × 90의 모형 원주렌즈를 가입하고, +1.25 × 90의 원주렌즈 (측정된 교정 원주굴절력이 +1.25 D로 0.25 D 과교정된 상태를 가정한다)를 가입한다. 이번에는 검사자의 왼쪽 눈을 사용한다.

양쪽 경선에서 좁은 동행상태의 반사광을 관찰하기 위해 슬리브를 위쪽으로 올리고 피검사자와 가까워지도록 이동한다. 앞에서와 마찬가지로 뒤로 약간 물러나면서 두 경선의 반사광을 비교한다.

구면경선과 원주경선 중에서 어느 경선이 먼저 빛으로 가득 차는가?

또 다른 설명은: "원주경선에서 먼저 동공내부가 빛으로 가득차면 원주도수가 너무 강한 상태이다."

이것은 눈앞에 놓여 있는 플러스 원주굴절력이 너무 강한 상태를 의미한다.

−0.25 × 90의 원주렌즈를 추가로 가입한다. 전과 마찬가지로 앞으로 움직였다가 뒤로 물러나면서 두 경선의 반사광을 비교한다. 두 주경선에서 동공 내부의 반사광이 대칭적으로 채워지는지 주목한다. 검사거리에서 양쪽 경선이 중화되는가?

요약 Summary

이제 앞에서 배웠던 모든 원리와 기술을 요약하겠다. 비정시도를 모르는 상태에서 모든 경선을 중화시키기 위해서 정해진 순서를 따를 것이다. 중화에 도달하기 위한 6단계의 과정은 다음과 같다.

중화의 6단계 Six Steps of Neutralization

1. 구면렌즈의 적용

a. 슬리브를 올리고 반사광을 관찰한다 (먼저 동행을 찾기 위해 앞으로 접근하면서 원점의 위치를 확인한다).

b. 검사거리에서 모든 경선이 동행을 보이도록 구면굴절력을 가입한다.

c. 플러스 구면굴절력을 증가시키거나 마이너스 구면굴절력을 감소시켜서 구면경선 (동행이 더 약한 경선)을 중화시킨다.

2. 원주 굴절력 및 축의 평가

a. 동행을 보이는 경선에서 슬리브를 내리면서 강화를 시도한다:

i. 강화시킬 수 없으면 원주굴절력이 낮다 (1.00 D 이하).
ii. 강화시킬 수 있으면 원주굴절력이 높다 (1.00 D 이상). 입사광의 넓이를 기준으로 양을 평가한다.

b. 반사광이 강화된 위치에서 슬리브의 높이 (위나 아래)를 고정시키고 축 현상을 관찰한다:
   i. 깨짐 현상 (특히 고도 난시에서)
   ii. 두께 현상 (특히 고도 난시에서)
   iii. 밝기 현상 (특히 약도 난시에서)
   iv. 비틀림 현상 (특히 약도 난시에서)

c. 입사광을 강화시키기 위해 슬리브를 아래로 낮추고 정확한 축 눈금을 찾는다.

3. 원주렌즈를 가입 (검사된 축과 굴절력 적용)

대략적인 축 위치에서 평가된 원주굴절력을 가입한다.

4. 원주축의 정밀 확인

양쪽걸치기: 슬리브를 올리고 앞으로 이동한 후 뒤쪽으로 물러나면서 양쪽걸치기 경선에서 가이드라인을 기준으로 정확한 축을 확인한다.

5. 원주굴절력의 정밀 확인

슬리브를 위로 올리고 앞으로 이동했다가 뒤로 물러나면서 양주경선을 비교한다. 동일한 거리에서 양쪽 경선이 동시에 동공내부가 빛으로 가득 찰 때까지 플러스 원주굴절력을 조정한다.

6. 구면굴절력의 정밀 확인

검사거리를 확인하고 66 cm 거리에서 중화를 얻을 수 있도록 필요한 경우 구면굴절력을 조정한다.

각 단계가 습관적으로 진행될 때까지 모든 경우에서 이 방법을 실시한다; 그런 다음 단축된 방법을 적용하는 것이 허용될 수 있다.

실제 연습 Practice Exercises

다음 두 가지 상황을 한 번에 한 단계씩 진행하겠다.

실습 40

모형안의 굴절상태를 −2.00 D 또는 −2.50 D 정도의 근시로 맞춘다.

−1.00 D 원주렌즈의 축을 80° 방향이나 100° 방향에 넣는다.

단계적으로 중화점을 찾는다. 검사를 마쳤을 때, 총검영값을 기록하고, 순검영값을 얻기 위하여 검사거리를 보정하고, 모형안의 설정된 굴절상태와 비교한다. 비슷한가? 구면굴절력보다 원주굴절력이 더 정확한가?

실습 41

모형안의 굴절상태를 정시로 맞추고, −0.50 D 원주렌즈의 축을 10° 또는 170° 방향으로 가입한다. 위에서 설명한 방법과 같이 중화점을 찾고 두 경선을 비교한다.

실무 실습 Technique Exercises

보정렌즈를 가입하지 않고 66 cm 검사거리에서 중화가 되도록 모형안의 굴절상태를 맞춘다.

실습 42

−0.50 × 45의 모형 원주렌즈를 넣는다.

입사광을 회전시켜 90° 경선과 180° 경선에서 반사광을 확인하면서 일반적인 접근법으로 검영법을 실시한다. 90°/180° 경선에서 "뭔가 잘못되었다"라는 점이 신속하게 명백해지는가? 중화되는 축을 찾는다. 난시축을 찾는다. 그런 다음 중화시킨다.

실습 43

−0.25 × 90의 모형 원주렌즈로 교체한다.

난시가 존재한다고 확신하면서 주경선을 비교한다. +0.25 × 85의 교정렌즈를 가입하고, 축이 정확한지 확인한다. 올바른 축을 찾을 수 있도록 가이드라인이 제공되는가?

실습 44 축방향 모름: 축의 결정

−1.00 D 모형 원주렌즈를 넣고, 축을 임의 방향으로 회전시킨다. 그런 다음 축을 결정한다.

+1.00 D 교정 원주렌즈를 검사된 축에 놓는다. 양쪽걸치기 기술을 적용하여 원주축을 정밀하게 확인하고, 양쪽 경선을 비교한다. 이제 모든 경선이 중화를 보여야 한다.

실습 45 축방향 모름: 축의 결정

−0.50 D 모형 원주렌즈로 교체하고, 축을 임의 방향으로 회전시킨다. 축을 결정한다.

+0.25 D 교정 원주렌즈의 축을 결정된 방향에 놓는다. 양쪽걸치기 방법을 적용하여 축을 확인한다. 그런 다음 원주 굴절력을 정밀 확인한다.

실습 46 축방향 모름: 축의 결정

−0.25 D 모형 원주렌즈를 가입하고 축을 임의 방향으로 회전시킨다. 축 방향을 결정한다. 축을 정밀 확인하고 굴절력을 정밀 확인한다. 10° 이내의 오차라면 괜찮은 상태이다!

구면 굴절이상과 난시 굴절이상이 혼합된 비정시 상태의 모형안을 대상으로 연습한다. 모형안의 굴절상태를 모르도록 구면 굴절이상을 임의로 설정하고 축 표시가 가려진 모형 원주렌즈를 가입한다.

모든 경선에서 중화를 얻을 때까지 각 단계를 차례로 실시한다. 그런 다음 모형 원주렌즈를 제외하고 모형안에 가입된 렌즈의 전체 굴절력을 더하여 총검영값을 기록하고, 이로부터 검사거리를 보정하여 순검영값을 얻는다. 모형안의 보정 눈금을 구면굴절력 검사값과 비교하고, 모형 원주렌즈의 축과 굴절력을 원주 축과 굴절력 검사값과 비교한다. 비슷한가? 모형안의 굴절상태 눈금이 정확하게 보정되었다면, 구면굴절력과 원주 굴절력 검사값이 0.25 D 이내의 일관된 오차를 보여야 한다. 모형안의 눈금보정이 정확하지 못하고 다섯 개의 슬롯이 있다면, 검사거리에서 정시안으로 설정하고 모형 구면렌즈를 사용한다.

구면 굴절이상을 변경하고, 새로운 모형 원주렌즈를 선택하여 축을 임의 방향으로 설정한다. 왼쪽 눈을 사용하여 반복한다.

검사 순서와 결과에 자신감을 얻을 때까지 이 단계를 반복적으로 시행한다.

축하한다! 당신은 전문가가 되어가고 있다.

09 추정기술 및 기타
Estimating Techniques and More

"몇 분 이내에 듣지 못하거나 말을 못하는 피검사자를 검사할 수 있는 방법을 개발하였다-렌즈를 사용하지 않고!"
Jack Copeland(25세 때)

지금까지 실습 결과에 상당한 확신을 갖고 있다면, 더 많은 기술을 배우지 않아도 좋은 검영법 전문가가 될 수 있다고 생각한다. 이제 검사기술을 모형안에서 실제 사람으로 옮겨서 적용하고, 반복실습과 자기분석을 통해 검영법을 완성하면 된다. 검영법에서 도움이 되는 "추정 기술"이라고 통칭하는 몇 가지 추가적인 방법이 있다. 이 장에서는 이러한 기술과 다른 곳에서 자연스럽게 들어맞지 않는 몇 가지 다른 주제에 대해 간략하게 설명하겠다.

렌즈 없이 추정 Estimating Without Lenses

검사자가 시험테로 모든 검영법을 수행할 때 (그림 13-7 참조), 렌즈가 없는 상태에서 비정시안을 예비 평가하는 능력은 매우 가치가 크다. 그렇지 않으면 중화시키기 위해 렌즈를 교체하는 데 많은 시간이 걸리기 때문이다. 예를 들어 Copeland는 렌즈를 사용하지 않고 몇 분 이내에 +10.00 +3.00 × 122의 굴절이상을 결정할 수 있었다. 이제 이 기술을 이용할 수 있도록 알아보겠다. 그는 젊은 시절에 한 사람당 몇 센트의 검사료를 받고 이민자들의 굴절검사를 하기 위해 백화점에 고용되었던 시절, 어쩔 수 없이 필요에 따라 이 기술을 완성시켰다. 피검사자와 쉽게 대화할 수 없었고 많은 사람을 정확하게 검사해야 성공할 수 있었기 때문에, Copeland는 최종적으로 시력을 검사하기 위한 준비를 마칠 때까지 시험테에 렌즈를 넣지 않고 수행하는 추정 기술을 개발했다.

최근 포롭터를 사용하여 렌즈를 신속하게 바꿀 수 있어서 시행착오가 숙련된 추정을 대체할 수 있다. 그럼에도 불구하고, 렌즈 없이 굴절상태를 평가하는 능력이 매우 가치가 있는 상황이 있다. 예를 들어, 비정시성 아이들을 선별 검사할 때, 검사자가 시험렌즈나 포롭터를 사용하지 않고 고도의 구면 굴절이상이나 심한 난시를 가진 어린아이를 신속하게 제외시키고 싶을 때에도 사용될 수 있다.

눈 내부 매질의 혼탁이 망막 반사광의 관찰을 방해할 때, 시험렌즈를 사용하지 않으므로 귀찮은 반사가 없고 조명이 감소되지 않는 상태에서 검영법을 실시하는 것이 매우 유익하다는 것을 발견할 것이다. 반사광이 이상하게 나타나거나 판단하기 어려울 때, 추정 기술이 특히 유용하다는 것을 알게 될 것이다. 반사광이 더 밝게 보이고 검영기가 시축에 더 가까이 놓이도록 눈에 가깝게 접근할 수 있다.

렌즈를 사용하지 않고 굴절이상을 평가할 수 있는 세 가지 방법을 간단하게 살펴보겠다. 이들 방법은 이미 잘 알고 있기 때문에, 두 가지 방법은 쉬울 것이다.

렌즈 없이 평가할 때, 4가지 사항을 빠르게 결정해야 한다. 첫째, 눈이 근시인지 원시인지 결정하고, 구면 굴절이상인지 난시성 굴절이상인지 결정한 다음, 양주경선의 방향을 결정한다. 마지막으로 양주경선의 굴절상태를 평가한다.

첫 번째 결정은 쉽다. 양 경선에서 모두 동행 (또는 동행과 중화)이 나타나면 전체 굴절이상을 평가하기 위해 강화를 실시할 수 있다. 이 숙달된 방법을 다시 살펴보겠다.

실습 47: 약도 원시의 추정

슬리브를 아래로 내려서 입사광의 버전스를 바꾸고, 이로부터 동행상태에서 입사광을 강화시킨다. 앞에서 원시성 굴절이상 (그림 6-11 및 6-12 참조)과 원주굴절력 (그림 8-2 및 8-7 참조)을 추정하기 위해서 강화법을 사용했으며, 이제 이 방법의 유용성을 확장시켜보겠다.

이제 모든 경선을 평가하고 주경선의 위치 및 굴절력을 추정하기 위해 강화법 (그림 9-1)을 사용하겠다. 이것을 나선법 (spiraling)이라 한다. 즉, 반사광을 강화시키기 위해 슬리브를 아래로 내리면서 동시에 입사광을 회전시키면서 양주경선을 비교한다. 그림 2-7에서 양 손으로 기기를

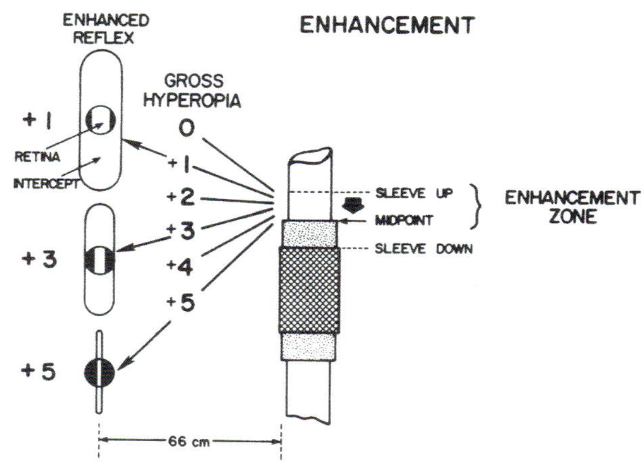

그림 9-1. 반사광을 강화시켜 180° 경선 (입사광 90° 방향)에서 원시도를 추정한다.

잡는 기술을 보여주었다. 시도해 보겠다.

Rx: +1.50 +2.00 × 45

모형안을 검사거리에서 정시안으로 조정한다 (눈금 −1.50에 맞춘다).

−2.00 −2.00 × 45의 모형 렌즈를 넣는다.

검사거리에서, 반사광을 검사한다. 모형안은 근시인가? 원시인가?

양 손으로 검영기를 잡고 입사광을 회전시키는 동안 슬리브를 천천히 아래로 낮춘다. 모형안은 구면 굴절이상인가? 난시성 굴절이상인가?

한쪽 경선이 먼저 강화된다 (즉 슬리브 위치가 높을 때). 이 경선은 구면경선이다. 45° 경선인가 아니면 135° 경선인가? 입사광을 이 경선과 일치시키고, 이 지점에서 입사광의 넓이를 확인한다.

이제 반대 경선이 강화될 때까지 슬리브를 천천히 내린다. 이 경선이 원주경선이며 이 점에서 입사광의 넓이를 확인한다.

양주경선의 입사광의 넓이를 기준으로 비정시값을 추정할 수 있다 (그림 9-2).

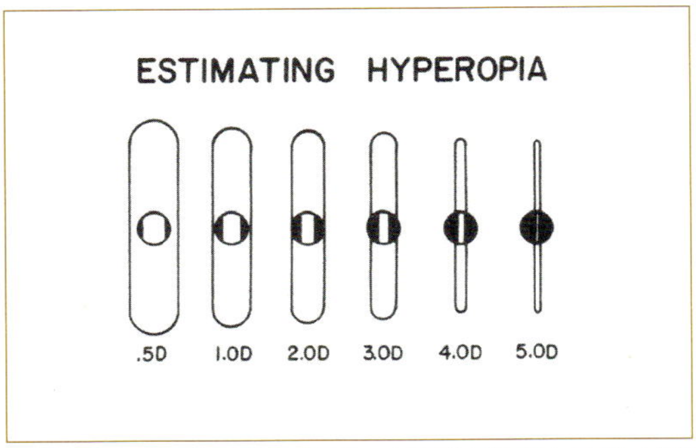

그림 9-2. 총원시값의 추정. 다양한 정도의 동행 상태에서 입사광을 강화시켰을 때 반사광의 폭을 확인한다.

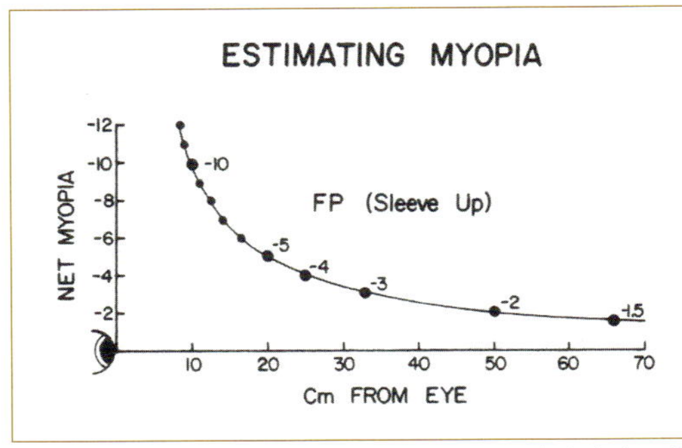

그림 9-3. 주경선에서 원점을 찾기 위해 피검사자를 향해 접근하면서 근시값을 추정하는 방법. 눈에서 원점까지 거리는 대략적인 순 검영값 (굴절이상)을 나타낸다.

그림 9-2에서 135° 방향의 입사광 (45° 경선)은 대략 +3.00 D 와 같이 보이는 반면, 45° 방향의 입사광 (135° 경선)은 +5.00 D 와 비슷하게 보일 것이다. 이 상태가 부정확하다고 걱정할 필요가 없다. 아직 추정하는 중이기 때문이다. 입사광이 45° 방향일 때 +5.00 D 와 비슷하게 보이는 이유를 이해하는가?

추정된 총 구면굴절력은

+3.00 D (45° 경선, 입사광 135° 방향) 및 +5.00 D (135° 경선, 입사광 45° 방향).

이를 플러스 원주형으로 표기를 바꾸면

+3.00 +2.00 × 45.

이것은 총 검영값이다. 순 검영값을 아래에 기록하고, 이 실습을 시작했을 때 처방값과 비교한다.

이와 같이 낮은 원시성 비정시안에서 렌즈를 사용하지 않고 강화법을 사용하여 나선형 추정법으로 굴절이상을 확실하게 평가할 수 있다는 사실을 알 수 있다.

나선형 기술은 높은 원시의 경우 유용하지 않다 (−10.00 D 모형 구면렌즈로 교체하고 확인할 수 있다), 그러나 일반적이지 않기 때문에 나중에 다루겠다.

추정법에서 첫 번째 결정하기 위한 과정으로 되돌아가겠다. 만일 양 주경선에서 역행 (또는 역행과 중화)이 나타난다면 어떤 상태일까? 물론 이것은 검사자가 피검사자의 원점보다 멀리 (뒤쪽에) 있음을 의미한다. 원점 위치를 사용하여 비정시도를 평가할 수 있다. 다음을 살펴보겠다.

실습 48: 근시의 추정 (Estimating Myopia)

근시를 평가하는데 원점 위치가 사용될 수 있으며 (그림 6-10 참조), 렌즈 없이 근시성 난시를 평가하는 데에도 이 방법이 도움을 준다 (그림 9-3).

예를 들어 양주경선에서 모두 역행이 나타난다면 슬리브를 올린 상태에서 양주경선에서 동행이 나타날 때까지 모형안에 가깝게 이동한다. 이후 후퇴하면서 입사광을 회전시키며 양주경선을 비교하고 각각의 원점 위치를 찾는다. 원점의 디옵터 거리로부터 순검영값(굴절이상)을 평가할 수 있다:

Rx: −5.00 +2.00 × 135

이전에 가입된 렌즈를 제거한다. 거리를 측정할 수 있는 자 또는 실이나 테이프를 준비한다.

모형안의 눈금을 영점 (0)으로 다시 조정한다. 이는 순 검영값(굴절이상)을 얻기 위한 기술이다. 보정렌즈를 가입하고 영점을 맞춘 다음 보정렌즈를 제거할 수도 있다.

+5.00 −2.00 × 135의 모형 렌즈를 넣는다.

검사거리에서 슬리브를 올린 상태로 반사광을 관찰한다. 양주경선에서 분명한 역행을 보이는지 확인한다. 확실하지 않을 때마다 이전에 배웠던 빠른 기술을 시도한다. 즉, 반사광의 움직임을 역전시키기 위하여 슬리브를 아래로 내려서 오목거울효과를 만든다. 이제 동행이 보일 것이다. 이것은 슬리브를 올렸을 때 움직임이 역행이었음을 의미한다. 그렇다면 모형안은 근시성인가 아니면 원시이상인가?

슬리브를 위로 올리고 모든 경선에서 동행이 보일 때까지 모형안에 가까워지도록 이동한다. 그런 다음 뒤쪽으로 천천히 뒤로 물러나면서 입사광을 회전시키면서 경선을 비교한다. 슬리브를 위로 올린 상태를 유지한다. 이 상태에서 모형안은 구면 굴절이상인가? 아니면 난시성 굴절이상인가?

뒤로 이동하면서 어느 한 주경선에서 먼저 반사광이 넓어지면서 동공이 빛으로 채워지는지 확인한다. 이 경선의 방향을 확인한다.

45° 방향과 135° 방향 중에서 구면경선 (원점이 모형안에 가장 가까운 경선)은? 구면경선에서 중화에 도달했을 때 자를 사용하여 검사자의 이마에서 모형안의 각도 눈금까지 거리를 측정한다. 20 cm (8인치) 정도인가? 원점의 위치를 측정하는 동안 광학적인 정렬상태가 유지되도록 주의한다. 만약 검영기의 손잡이에 실을 묶어 사용하고 있다면, 관찰구까지 여분의 거리 2-3 cm를 더한다.

이제 더 뒤쪽으로 물러나면서 원주경선의 원점 위치를 찾는다. 33 cm (13인치) 정도에 위치하는가?

이 주경선의 굴절력은 얼마인가? 답을 얻기 위해 그림 9-3을 확인한다. 135° 경선 (입사광

45° 방향)에서 원점은 20 cm (−5.00 D) 정도이고, 45° 경선 (입사광 135° 방향)의 원점은 33 cm (−3.00 D) 정도이다. 따라서 추정된 순검영값은 −5.00 D (135° 경선, 입사광 45° 방향) 및 −3.00 D (45° 경선, 입사광 135° 방향)이다.

순검영값을 플러스 원주형으로 표기하면, −5.00 +2.00 × 135.

이렇게 되는 이유를 이해할 수 있는가? 구면경선과 원주경선의 차이는 "플러스 방향"으로 2.00 D 이므로 C +2.00 D 가 된다.

66 cm 검사거리에서 중화렌즈의 총굴절력은 얼마인가? 확인하기 전에 먼저 계산한다.

모형안에 −3.50 D 구면렌즈와 +2.00 × 135 원주렌즈를 가입한다. 검사거리에서 중화가 보이는가?

총검영값 (모형렌즈를 제외한)은 −3.50 +2.00 × 135.

따라서, 순검영값 (1.50 D를 빼면)은 −5.00 +2.00 × 135.

이렇게 얻어야 한다. 근시에서 총검영값과 순검영값의 관계를 주의한다.

이 방법을 다시 한 번 시도한다. 파트너가 적절한 모형 구면렌즈 (+3.00 D ~ +5.00 D)와 모형 원주렌즈 (−1.00 D ~ −3.00 D)의 축을 임의의 경선에 위치시키도록 하여 복성 근시성 난시를 만든다. 왼쪽 눈을 사용하여 순 검영값 (굴절이상)을 평가한다. 모형렌즈의 굴절력에 근사한 값을 얻을 수 있는 방법을 알아야 한다. 이제 교정굴절력을 총검영값으로 기록한다.

렌즈를 사용하지 않고 굴절이상을 추정하는 방법이 많이 있다. 이제 조금 복잡한 방법을 시도하겠다.

직접 검영법에 의한 추정 Estimating by Direct Retinoscopy

Copeland는 "검안경식 검영법"이라는 추정 방법을 제시하였다. 이 기술에서 검사자는 검영기를 피검사자의 눈에 가깝게 위치시키고 (검안경검사를 실시할 때와 같이), 전구 필라멘트의 상 (검영기 초점)이 망막에 초점을 맺은 상태를 찾는다. 그는 이 방법을 직상 검영법이라 불렀으며, 그 이유는 검영기에서 상 (원점)을 찾는 간접적인 방법과 반대로 눈 내부의 상을 찾기 때문이다. 이 용어는 광학적으로 엄격하게 정확하지 않지만, 직상 및 도상 검안경 검사법과 유익하게 비교할 수 있다.

직상 검영법에서 우리는 망막에 초점을 맺은 가장 선명하고, 가장 밝은 필라멘트의 상을 찾는다. (이 방법을 검사거리에서 중화시키는 기술인 반사광을 강화시키는 방법과 혼동하지 않아야 한다.) 우리는 앞에서와 같이 경선을 비교하기 위해서 나선형법 (슬리브를 수직으로 움직이면서 회전시키는)을 사용한다. 직상 검안경 검사법에서와 같이, 우리가 보는 상은 자신의 굴절이상과 조절 (가까운 물체에 초점을 맞추기 위한)의 영향을 받는다. 특히 눈과 가까운 거리에서 작업할 때 가장 선명한 상을 얻으려고 과도하게 조절하는 것은 당연하다. 주의 사항: 이 상태가 검사의 끝점에 영향을 줄 수 있다. 마치 수평선을 바라보는 것처럼 조절을 이완시켜야 한다.

직상 검영법의 일부는 Copeland가 설명한 추정 기술에 제시되어 있다. Weinstock과 Wirtschafter[1]는 나중에 이 조각들을 함께 모아서, 개별 동작을 굴절검사용 의자 옆의 벽에 걸 수 있는, 하나로 통합된 움직임 도표로 대체하였다 (그림 9-4). 이 기술은 반사광이 수차를 갖거나 흐릿한 경우, 그리고 무수정체안과 기타 고도 비정시안에서 특히 유용하다.

슬리브를 올리고 눈으로부터 5 cm 거리에서 시작한다. 뒤로 물러나지 않고, 두 경선을 비교하기 위해 슬리브를 천천히 나선형으로 아래로 내리면서 입사광을 회전시키고 망막에서 필라멘트의 초점을 찾는다. 슬리브를 아래로 내렸을 때 (최대 오목거울 효과) 초점을 찾을 수 없으면, 입사광을 계속 회전시키면서 천천히 눈으로부터 멀어지도록 뒤로 물러난다. 검사자가 필라멘트의 초점을 처음으로 찾았을 때, 눈으로부터 거리를 측정한다. 눈금을 이용하여 그 경선의 대략적인 순검영값(굴절이상)을 결정한다 (그림 9-4 참조).

처음 필라멘트의 초점을 볼 때 해당 경선은 구면경선이다. 반대경선에서도 초점 위치가 동일한 경우, 눈금으로부터 굴절력을 결정하면 끝이다. 만약 필라멘트가 반대경선 (원주경선)에서 초점

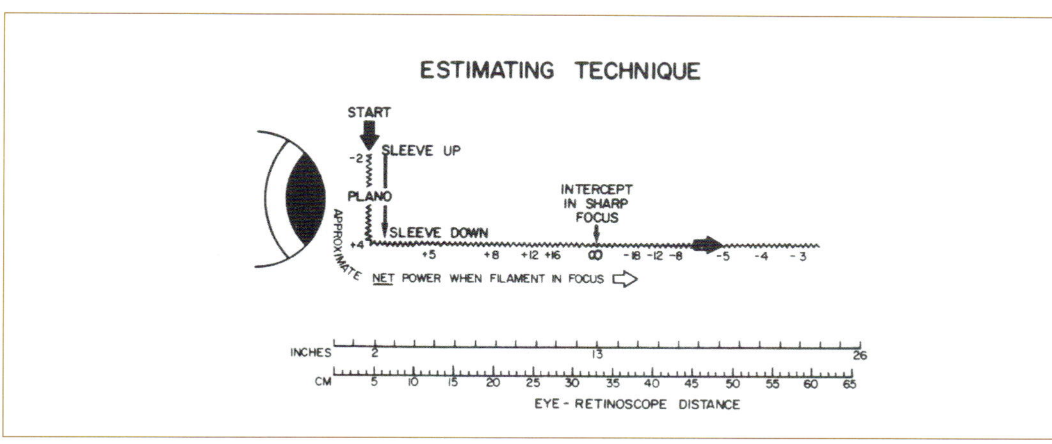

그림 9-4. Copeland형 검영기에 대한 대략적인 눈금 보정을 사용하여 직상 검영법으로 굴절이상을 추정하기 위한 움직임 패턴. 들쭉날쭉한 선은 선조광의 회전을 나타낸다 (인용: Weinstock SM, Wirtschafter JD. A Decision – Oriented Manual of Retinoscopy. Springfield, Ill: Charles C. Thomas; 1976.).

을 맺지 않으면, 초점을 찾을 때까지 계속 이동한 다음 눈금으로부터 굴절력을 찾는다. 행운 (그리고 광학)으로 맞춘 것과 같이, 이 두 번째 경선은 플러스 원주렌즈의 축이다. 두 번째 초점을 찾지 못하면, 처음부터 다시 시작한다. 처음에 무언가 놓쳤을 수 있다.

도표에서, 검사자가 눈으로부터 30 ~ 35 cm (약 13인치) 거리에 있을 때 인터셉트 (입사광)가 모형안이나 포롭터의 각도 눈금판에 선명한 초점을 맺고 있는 것을 확인할 수 있다. 이것은 원시성 비정시안과 근시성 비정시안을 구분하는 데 유용하다. 사실, −18.00 D 와 +18.00 D 는 6 cm 정도만 떨어져 있으므로, 필라멘트가 눈으로부터 33 cm 정도 거리에서 초점을 맺는다면, 인터셉트 (입사광)의 초점 앞쪽 (+18.00 D)인지 뒤쪽 (−18.00 D)인지 확인하는 것이 중요하다. 움직임의 패턴은 비슷하지만, 눈금 보정은 슬리브를 위로 올려서 빛을 수렴시키는 검영기에서 다소 차이가 있다. 검사자가 Copeland형이 아닌 검영기를 가지고 있다면, 적절한 도표인지 조사해야 한다.[1]

실행 방법은 너무 많다. 몇 가지 예를 들어 보겠다.

실습 49: 정시 (Emmetropia)

모형안의 보정된 눈금을 영점에 맞춘다.

슬리브를 위로 올리고 모형안에서 5 cm 까지 가까워지도록 이동한다."망막"에 맺은 필라멘트의 상이 초점을 맺지 않았는지 확인한다.

슬리브를 천천히 나선형으로 아래로 내린다. 슬리브를 절반 정도 아래로 내렸을 때 필라멘트가 선명하게 초점을 맺는가? 이 상태를 도표에서 평면의 위치와 비교한다. 효과가 있을 것이다!

파트너나 도우미에게 교정안경을 착용하도록 하고 이 방법을 시도한다. 슬리브를 절반 정도 내렸을 때 상이 선명한가 (정시라고 가정할 때)?

실습 50: 고도 원시 (무수정체안) [High Hyperopia (Aphakia)]

이제 모형안에 −10.00 D 모형 구면렌즈를 넣는다.

슬리브를 올리고 모형안에서 5 cm 까지 가까워지도록 이동한 다음 시작한다. 필라멘트의 상이 초점으로부터 완전히 벗어난 것을 볼 것이다.

슬리브를 나선형으로 아래를 향해 내린다. 상이 아직도 흐린가?

이제 필라멘트의 상이 선명한 초점을 맺을 때까지 모형안에서 멀어지도록 뒤로 이동한다. 20 ~ 25 cm (9인치) 정도 거리에서 선명하게 초점이 맺어지는가? 끝점 (가장 선명하고 밝은 상)은 약간 애매한 상태가 주목될 것이다. 추정 중이기 때문에 걱정할 필요가 없다. 적어도 대략적인 굴절이상을 알 수 있다.

모든 경선에서 동일하게 초점이 맺는가? 끝점에서 검사거리를 측정하고 그림 9–4의 굴절력 눈금과 비교한다. 값이 비슷한가?

실습 51: 고도 근시 (High Myopia)

모형안에 +10.00 D 의 모형렌즈를 놓는다.

필라멘트 상이 초점을 맺은 상태를 찾는 실습을 반복한다. 슬리브를 올리고 모형안에 근접한 상태에서 시작한다. 검사자의 왼쪽 눈을 사용한다.

슬리브가 바닥에 닿을 때까지 나선형으로 아래쪽으로 낮춘다. 이제 입사광을 회전시키면서 뒤로 물러나기 시작한다. 나선형으로 회전시키면서 아래로 낮추는 동안 가깝게 유지하는 것이 중요하며, 슬리브를 바닥까지 내린 이후에 뒤로 물러난다. 모형안으로부터 30 ~ 35 cm (약 13인치) 거리에 있을 때, 입사광은 모형안의 각도 눈금이나 동공에 초점을 맺은 상태이지만, 망막의 필라멘트 상은 아직도 흐린 상태를 볼 것이다. 입사광의 초점은 고도 근시와 고도 원시를 분리시키는 점을 상기한다. 아직까지 필라멘트 상이 초점을 맺은 상태를 보지 못했으므로 원시는 아니다.

상이 선명할 때까지 뒤로 물러나기를 계속한다. 눈에서 40 ~ 45 cm (약 17인치) 거리에서 초점을 맺을 것이다. 모형안은 구면 굴절이상인가 아니면 난시성 굴절이상인가?

거리를 측정하고 추정치를 눈금과 비교한다.

실습 52: 원시성 난시 (Hyperopic Astigmatism)

두 개의 주경선이 있을 때 이 방법을 어떻게 수행하는지 보여주기 위해 난시의 한 가지 예를 시도하겠다.

−4.00 D 모형 구면렌즈와 −2.00 × 180의 모형 원주렌즈를 가입한다.

전과 동일하게 도표에서와 같이 이동한다. 슬리브를 올리고 매우 가까운 상태에서 시작한다.

나선형으로 천천히 입사광을 회전시키면서 슬리브를 낮추어야 하는 점을 기억한다. 검사자의 조절을 이완시킨다. 이것은 구면 비정시인가?

필라멘트의 상이 처음으로 선명한 초점을 맺었을 때 슬리브의 높이를 확인한다. 어느 경선에서 먼저 초점을 맺는가?

검사자가 5 cm 거리를 유지하는 동안, 슬리브가 가장 밑에 있을 때, 90° 경선에서 상이 먼저 초점을 맺어야 한다. 그림 9–4를 확인한다. 이 점에서 대략적인 굴절력은 얼마인가?

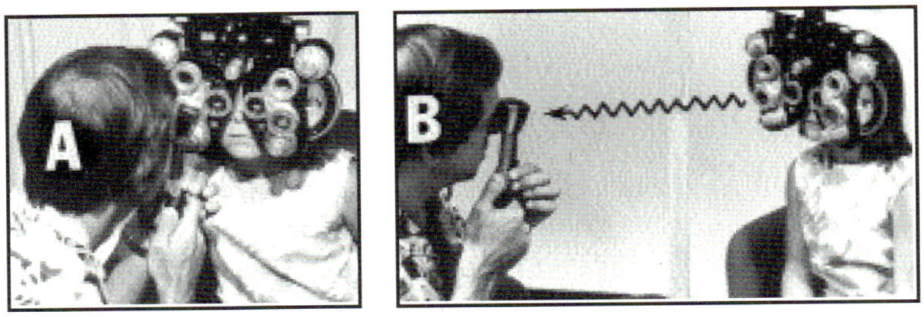

그림 9-5. 포롭터를 이용한 직상 (검안경검사) 검영법에서 초기 추정. (A) 5 cm 거리에서 시작한다. (B) 입사광을 회전시키면서 뒤로 움직인다. 검영기를 잡은 손의 위치를 주목한다.

이제 슬리브가 아래로 내려진 상태에서 뒤로 물러나면서 반대경선에서 초점을 맺은 상태를 찾는다. 15 ~ 18 cm (약 6 ~ 7인치)인지 확인한다.

눈금에서 이 시점의 굴절력은 약 +6.00 D 이상인 것으로 추측된다. 따라서 추정치는 다음과 같다: +4.00 D (180° 경선, 입사광 90° 방향) 및 +6.00 D (90° 경선, 입사광 180° 방향).

이를 플러스 원주형을 표기 전환하면: +4.00 +2.00 × 180.

이 추정값은 순검영값이라는 것을 명심하고, 모형안에 총검영값을 가입하고 중화점을 찾는다. 총검영값을 기록한다 (답은 아래에 있다[12]).

다른 구면 굴절이상과 난시성 굴절이상이 결합된 상태에서 추가로 연습할 수 있으며, 추정값을 모형렌즈의 굴절력과 비교한다. 조절이 이완되지 않으면, 필라멘트 상의 초점위치가 달라지고 이로 인해 검사 종료점이 변하게 되는 것을 명심해야 한다.

이번에는 파트너가 교정렌즈를 착용하지 않은 상태에서 다시 검영법을 실시한다. 파트너가 정시라면, 비정시자를 찾는다. 근시 또는 원시인가? 구면 굴절이상이거나 난시성 굴절이상인가? 주경선의 위치는? 대략적인 굴절력은 얼마인가? 그림 9-5는 이 기술을 설명한 것이다.

선형 측정법은 어렵고 추정값은 잘못될 수 있다 (특히 낮은 근시에서). 직상 검영법은 안내 매질이 흐릿하거나 반사광의 수차에 의해 검사하기가 어려울 때 올바른 방향을 잡기 위해 유용한 기술이다. 인터셉트 (입사광)는 고도근시와 고도원시를 분리시키는 유용한 기술임을 다시 강조한다.

이동 패턴의 눈금은 몇 개의 Copeland형 검영기 (B/L Optec)의 초점을 맞추는 방법을 조합하여 나타낸 것이라는 점을 기억하기 바란다. 모든 기기는 약간씩 다르다. 이 기술을 적용하려면

12) +5.50 +2.00 × 180

모형렌즈를 사용하여 검사자 스스로 보정된 눈금을 만들어야 한다.

일단 숙달되면 이러한 접근법이 실제로 유용하다는 것을 알게 된다. 이 방법이 숙달된 학생들은 모든 피검사자를 대상으로 반사광의 예비검사를 위해서 이 방법을 사용한다. 다른 사람들은 대부분의 비정시 (+2.00 D 에서 −3.00 D 범위)를 쉽게 파악하고 예비평가를 하지 않고서도 중화시킬 수 있기 때문에 직상 검영법이 가끔 도움이 된다고 한다.

직상 검영법을 사용하지 않는다면 이를 잊어버리게 될 것이다; 시간이 허락할 때 협조적인 피검사자를 대상으로 주기적으로 연습하는 것이 좋다. 검영기와 함께 패턴 (그림 9–4 참조)의 사본을 보관하여 필요할 때 사용한다.

추정 기술을 사용하면 렌즈를 사용하지 않고 집에서 검영법을 즐길 수 있다. 가족이나 누구든지 대상으로 연습할 수 있다; 이웃이나 새로운 상대를 대상으로 굴절이상을 추정한다. 아이들이나 개들도 특별히 좋은 대상이 된다.

유아나 어린이에게서 추정이 가장 필요하지만, 직상 검영법이 기대만큼 도움이 되지 않는다. 왜냐하면 그들은 보통 요구되는 검사거리와 측정과정에 협조적이지 못하기 때문이다. 아이들은 대부분 원시성이기 때문에, 보통 강화법 (그림 6–11 및 6–12) 또는 판부렌즈 (그림 9–6)를 사용하여 비정시 정도를 평가할 수 있다. 두 기술은 모두 검사거리를 유지할 수 있고 약간의 몸부림에도 큰 영향을 받지 않는다.

결국 추정 기술은 단순히 굴절이상을 대략적으로 결정하기 위한 지름길이라는 것을 기억해야 한다. 검사자는 가능한 중화값을 얻어서 추정값을 확인해야 한다.

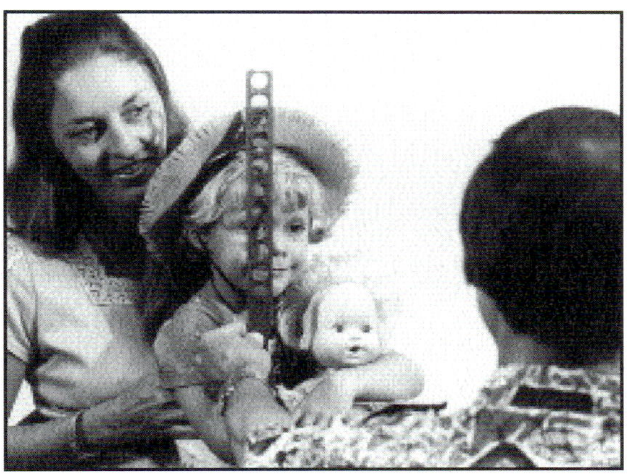

그림 9–6. 판부렌즈를 이용한 굴절이상의 추정. (A) 피검사자 (어린이)가 무서움을 느끼지 않는 거리에서 눈앞에 판부렌즈를 신속하게 움직이면서 반사광을 관찰한다. 여기서는 구면렌즈를 이용한 중화법을 사용한다 (그림 7–8).

신뢰도와 정확성 Reliability and Accuracy

검영법은 적절하게 눈금이 보정된 모형안에서 볼 수 있는 것과 같이 이상적인 조건에서 매우 정밀하고 정확하게 측정할 수 있는 광학적 기술이다. 안타깝게도 이러한 이상적인 조건이 굴절검사 실무에서는 거의 존재하지 않는다. 따라서 우리는 예측할 수 있는 오차의 양을 인정하고, 가능하다면 우리의 측정값을 확인하기 위해 피검사자에게 물어본다. 타각적 결과와 자각적 재확인의 차이점은 몇 가지 원인 (피검사자의 눈, 검사자의 기술 및 끝점의 해석 등)으로부터 발생한다. 이들 오차의 원인 중 일부는 제어할 수 있으며, 광학적인 근본 문제로 일어나는 것은 제어할 수 없다.

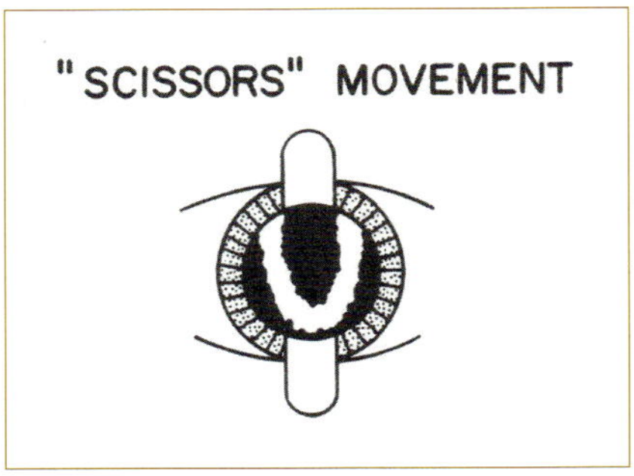

그림 9-7. 가위 움직임. 입사광이 동공을 가로지를 때, 가위 날이 열리고 닫히는 것처럼 보이는 두 개의 반사 띠를 보게 된다.

정상적인 눈 자체에서 구면수차 (그림 4-17 참조)와 부정 난시는 모두 동공이 커졌을 때 더욱 심해지는 다양한 정도의 광학적 교란을 생성한다. 이 교란의 대부분은 눈에 띄지 않지만 (특히 동공이 작을 때), 때때로 불규칙한 반사와 소용돌이 그리고 가위 움직임은 실제로 문제가 될 수 있다 (그림 9-7).

이러한 특이한 반사에 직면했을 때, 도상 검영법 (중화법)을 직상 검영법 (추정법)으로 바꾼다. 교란은 중화점 근처에서 가장 혼란스럽기 때문에, 렌즈를 빗나가게 하지 않고 축으로 가깝게 이동시켜서 시간을 절약할 수 있다. 가끔 (특히 원추각막이나 각막반흔이 있는 경우) 타각적인 방법은 효과가 없으며, 시행착오식 자각적 검사로 전환해야 한다.

색수차와 코마수차 (사광선의 구면수차)는 검사자가 제어할 수 없는 타각적 및 자각적 구면 굴절검사값의 차이를 만든다. 반면에 검사자는 보통 운무법과 조절을 자극하지 않는 타깃을 사용하여 조절 (섬모체 근육을 수축하여 수정체의 굴절력을 증가시키는 현상)을 제어할 수 있다. 조절을 제어할 수 없을 때 (예를 들어 어린이, 젊은 원시자 및 긴장하고 있는 사람과 같이), 구면굴절이상의 큰 오차를 막기 위해서 조절마비제가 필요할 수도 있다. 안타깝게도 이들 약물은 동공을 확대시켜서 다른 원인의 오차를 발생시킨다.

검사기술 자체, 특히 정렬상태 및 검사거리는 검영법의 정확성에 예측 가능한 영향을 미친다. 광학적 정렬이 잘못되면 사광속 난시가 발생하여 원주굴절력과 구면굴절력 (더 적은 정도의)이 왜곡된다. 피검사자가 검영기를 직접 바라보지 않는 한 검영기를 시축에 올바르게 맞출 수 없다. 조절마비제를 사용하지 않으면 조절 오류와 축동이 발생한다. 또한 산동이 되면 구면수차가 증가한다. 따라서 가능하면 조절마비제를 사용하지 않고 시축에 가깝게 정렬시켜야 한다. 동공이 커졌을 때에는 동공 중심에서 반사광을 관찰한다. 잘 알고 있듯이 검사거리의 오차나 이에 대한 허용오차 (총검영값을 순검영값으로 보정할 때)로 인해 구면굴절력을 잘못 판단할 수 있다.

끝점에 대한 주관적 해석의 오류는 특히 제어하기가 어렵고 때로는 인식하기조차 어렵다. 중화 또는 경선의 특성을 판단하기 위해서는 많은 경험이 필요하다. 피검사자가 검사결과를 수용하거나 거부하는지 반응을 분석하여, 검사결과의 정확성을 지속적으로 향상시킬 수 있다. 처음에 피검사자가 검사값을 통해 "큰 E 자 시표"를 읽지 못할 수도 있다. 모두에게 이러한 상황이 일어날 수 있기 때문에 실망할 필요는 없다.

경험이 쌓일수록 피검사자가 검사결과를 거부한 이유가 무엇인지 자신에게 물어본다. 1년 정도가 지난 후에는 말할 수 있을 것이다. "나는 구면굴절력을 과교정하는 경향이 있다." 또는 "나는 축을 정확하게 찾는 능력이 부족하다." 이러한 지식은 검사자의 신뢰도와 정확성을 향상시킬 것이며, 피검사자가 선택한 값이 측정값과 다를 때 피검사자의 선호도에 더 많은 (또는 더 적은) 가중치를 부여해야 하는지 알려준다. 때때로 우리는 매우 잘못된 검영 결과를 얻을 수 있으며, 이 오류의 원인을 분석하지 않는 경향이 있다. 완벽한 것은 아무 것도 없다.

자각적 및 타각적 굴절검사를 비교하여, 검영법의 정밀성 (반복성), 정확성 (오차가 없는), 그리고 편향 (특정 방향으로 오차가 있는 경향)을 분석할 수 있다.[2]

숙련된 검영법 전문가의 연구에 따르면, 구면굴절력보다 원주굴절력을, 왼쪽 눈보다 오른쪽 눈을 사용하여 더 정밀하고 정확하게 측정하는 것을 발견하였다. 편향에 대한 분석은 검영법에서 원시와 원주굴절력이 과대평가되고 근시는 과소평가되는 경향을 보였다. 숙련된 전문가의 통계학적 평가는 또한 흥미로운 정도의 가변성을 보였다. 어떤 검사자는 아주 정밀하지만 정확성이 없고, 다른 검사자는 정확하지만 정밀하지 않았다.

전반적으로 검영법은 원주축에 대하여 가장 정확하고, 원주굴절력은 적절하게 정확하며, 구면굴절력의 정확도가 가장 낮았다. 반대로 자각적인 재확인은 구면 굴절력에서 가장 좋고, 그 다음 원주굴절력, 그리고 원주축에 대해서는 좋지 않았다. 즉, 가장 정확한 측정은 타각적 원주축과 굴절력 및 자각적 구면굴절력이다. 이것은 검영법을 신중하게 실시하고, 피검사자의 자각적인 반응을 기반으로 정확하게 확인하는 것이 가장 신뢰할 수 있는 처방을 얻을 수 있음을 나타낸다.

마이너스 원주렌즈 검영법 Minus cylinder Retinoscopy

땅콩버터가 젤리와 함께 사용되는 것처럼 플러스 원주렌즈는 검영법을 보충하여 완전하게 만들어준다. 그러나 필요할 때 마이너스 원주렌즈를 사용할 수 있도록 기술을 수정할 수 있다 (그림 9–8).

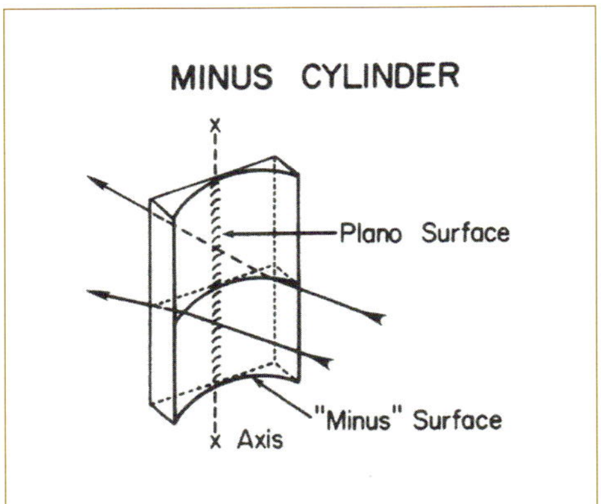

그림 9–8. 축이 수직으로 놓인 마이너스형 (평오목형) 원통. 오목한 (굴절력 경선) 면은 입사광을 발산시킨다. 평평한 (축 경선) 면은 굴절력이 없다. 그림 3–11과 비교하라.

마이너스 원주렌즈는 플러스 원주렌즈와 반대로 작용한다 (즉, 굴절력 경선을 따라 입사하는 광선을 발산시킨다). 마이너스 원주렌즈로 중화시킬 때에는 다가오는 원점을 역순으로 다루어야 한다. 먼저 구면렌즈를 이용하여 눈에서 가장 멀리 떨어진 원점을 중화시킨 후 마이너스 원주렌즈로 눈과 가장 가까이 있는 원점을 중화시킨다. 이들 구면경선과 원주경선은 표 7–1에 설명된 것과 반대이다. 그림 9–9 및 9–10은 두 가지 방법의 차이점을 설명한 것이다. 이 비정시 (복성 원시성 난시)는 두 가지 경우에서 모두 같지만, 경선은 아주 다르게 취급된다. 이것을 이해하기 위해서는 도표를 연구하고 비교해야 한다. 플러스 원주형과 마이너스 원주형으로 기록할 때 동일한 처방이 어떻게 나타나는지 주의한다.

검사자가 마이너스 원주렌즈만 가지고 있다면 어떻게 중화시켜야 할까? 마이너스 원주렌즈 사용법 (모형안 또는 시험테를 이용하는)은 다음의 순서로 구성된다:

이 단계를 플러스 원주렌즈법과 비교한다. 실습을 통해서 이 방법을 다루지 않을 것이지만, 관심이 있는 사람들을 위해서 반사광을 다루는 방법을 소개한 것이다.

이 방법을 플러스 원주렌즈법과 비교할 수 있다. 원주축을 확인할 때 (양쪽걸치기), 마이너스 원주렌즈를 가이드 선으로부터 멀어지도록 회전시킨다. 마이너스 원주렌즈법에 의한 원주굴절력의 확인은 다음과 같다: 1) 구면경선이 먼저 중화되면, 마이너스 원주렌즈가 너무 강하다. 2) 원주경선이 먼저 중화되면, 마이너스 원주렌즈가 너무 약하다.

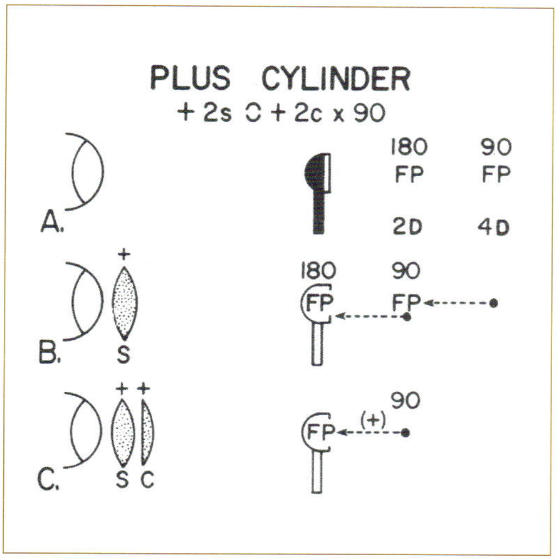

그림 9-9. 플러스 원주렌즈법. (A) 입사광 180° 방향 (90° 경선) (원점이 눈에 가장 가까운 경선)은 구면경선이다. 입사광 90° 방향 (180° 경선) (원점이 가장 먼 경선)은 원주경선이다. (B) 구면렌즈 (+2.00 D)는 가장 가까운 원점 (입사광 180° 방향)이 중화될 때까지 두 경선을 모두 이동시킨다. (C) 다음 플러스 원주렌즈 (+2.00 D)는 가장 먼 원점 (입사광 90° 방향)만 이동시켜 중화되도록 한다.

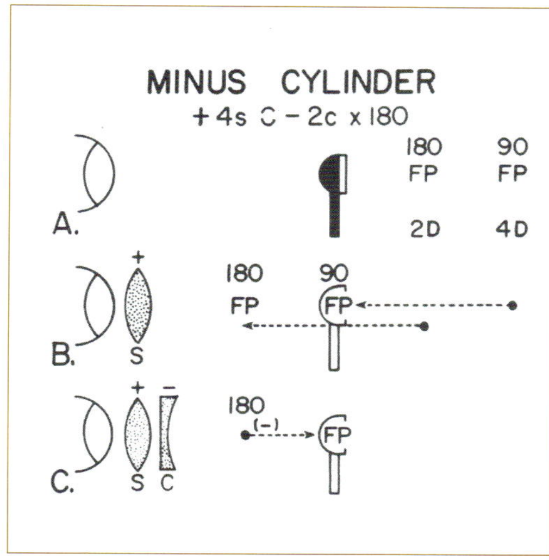

그림 9-10. 마이너스 원주렌즈법. (A) 입사광 90° 방향 (180° 경선) (원점이 눈에서 가장 먼 경선)은 구면경선이다. 입사광 180° 방향 (90° 경선) (원점이 가장 가까운 경선)은 원주경선이다. (B) 구면렌즈 (+4.00 D)는 가장 먼 원점 (입사광 90° 방향)이 중화될 때까지 두 경선을 이동시킨다. (C) 마이너스 원주렌즈 (−2.00 D)는 가장 가까운 원점 (입사광 180° 방향)만 이동시켜 중화되도록 한다.

POINT

마이너스 원주렌즈 사용법:

1. 검사거리에서 슬리브를 올리고 반사광을 평가한다.
2. 구면렌즈를 사용하여 모든 경선에서 반사광을 역행으로 만든다.
3. 한 경선이 중화될 때까지 경선을 비교하면서 구면굴절력을 감소시킨다 (마이너스 구면굴절력을 증가시킨다).
4. 반대편 경선을 중화하기 위해 마이너스 원주렌즈를 적용한다.
5. 두 경선의 반사광을 비교하기 위해 입사광을 회전시키면서, 조금씩 앞뒤로 움직인다. 필요하면 다시 확인한다.
6. 검사거리를 확인한다. 결과는 총검영값이다.
7. 구면굴절력에 대한 검사거리를 보정하여 순검영값을 얻는다.

POINT

간소화한 마이너스 원주렌즈법:

1. 양쪽 경선의 반사광이 동행이다 (복성 원시성 난시). 두 경선이 역행을 보일 때까지 플러스 구면굴절력을 증가시킨 후, 첫 번째 경선 (구면경선)이 중화될 때까지 플러스 굴절력을 감소시킨다. 그런 다음 반대경선에 마이너스 원주렌즈를 가입한다.
2. 한쪽 경선의 반사광이 동행이다 (단성 원시성 난시, 혼합 난시). 위의 (1)과 동일한 과정을 실시한다.
3. 두 경선의 반사광이 모두 동행이 아니다 (단성 근시성 난시, 복성 근시성 난시). 첫 번째 경선 (구면경선)이 중화될 때까지 마이너스 구면굴절력을 더한 후 반대경선에 마이너스 원주렌즈를 가입한다.

이 마이너스 원주렌즈 사용법과 연관된 문제점은 역행에서 중화점을 찾는 것이다. 동행으로부터 더 쉽게 중화점을 찾을 수 있다. 마이너스 원주렌즈가 내장된 포롭터를 사용할 때 더욱 유용한 방법은 나중에 설명할 것이며, 마이너스 원주렌즈를 이용하더라도 익숙한 중화기술을 따를 수 있다.

검사자는 "왜 시간을 낭비하면서 마이너스 원주렌즈 사용법을 언급하는가? 왜 바보 같은 짓을 하는가?"라고 질문할 수 있다. 좋은 질문이다.

전통적으로 마이너스 원주렌즈는 운무법[5]이라는 자각적 굴절검사법 (검영법을 대신하여 사용하는)에 필요하다. 많은 검사자는 검영법을 배운 이후에도 마이너스 원주렌즈의 광학을 더 편안하게 느낄 것이다 (비록 검영법이 운무법을 제거하지만). 확실히, 운무법의 원리는 유용하며, 13장에서는 검영법을 실시한 후 운무법을 사용할 것이다. 그러나 처음부터 자각적 방법을 사용하는 것은 항해술 없이 바다를 건너가는 것과 같다. 언젠가는 목적지에 도달하겠지만, 도중에 어디에 있는지 모른다. 도착했을 때에만 비로소 어디에 있었는지 짐작할 수 있다.

표기전환 Transposition

대부분의 안경렌즈는 마이너스 원주렌즈형 (후면에 오목한 원주면이 있음)으로 연마되기 때문에, 일부 검사자는 마이너스 원주렌즈로 검영법을 실시할 필요가 있다고 잘못 생각한다. 안경사는 쉽게 표기전환을 할 수 있다:

+2.00 +2.00 × 90 을 +4.00 −2.00 × 180 으로.

검사자는 표기전환을 알아야 하며, 이 메커니즘을 확실하게 이해하기 위해 그림 9−9 및 9−10의 처방을 다시 살펴보겠다.

대안이 없는 경우 마이너스 원주렌즈가 내장된 포롭터를 사용하려면 마이너스 원주렌즈에 익숙해져야 한다. 원래의 모든 기술을 뒤집을 때 혼동을 방지하는 가장 간단한 마이너스 원주렌즈법을 "더블클릭법"[3]이라 한다.

POINT

이 방법은 다음과 같다:

1) 새로운 구면굴절력을 만들기 위하여 기존의 구면굴절력과 원주굴절력을 더한다.

2) 원주굴절력의 부호를 바꾼다 (값은 동일하게 유지하고).

3) 축을 90° 회전시킨다.

그러면 -2.00 +2.00 × 90 이 plano -2.00 × 180 이 된다.

Copeland가 가르친 플러스 원주렌즈법을 선호하는 편견이 있음에도 불구하고 마이너스 원주렌즈가 내장된 포롭터는 마이너스 원주렌즈법이 가장 잘 적용될 수 있다.

마지막 장에서는 학습한 내용을 실제로 적용할 때 가장 좋은 방법에 대해 논의할 것이다.

참고문헌 (REFERENCES)

1. Weinstock SM, Wirtschafter JD. A Decision-Oriented Manual of Retinoscopy. Springfield, Ill: Charles C. Thomas; 1976:6,99.
2. Hyams L, Safir, A. Statistical concepts in refraction. Int Ophthalmol Clin. 1971;11:103-114.
3. Safir A, Hyams L, Philpot J, et al. Studies in refraction: I. The precision of retinoscopy. Arch Ophthalmol. 1970;84:49-61.
4. Hyams L, Safir A, Philpot J. Studies in refraction: II. Bias and accuracy of retinoscopy. Arch Ophthalmol. 1971;85:22-41.
5. Sloane AE, ed. Manual of Refraction. 2nd ed. Boston, Mass: Little, Brown and Co; 1970:117

10

마이너스 원주렌즈 검영법
Minus Cylinder Retinoscopy

"왜 마이너스 원주렌즈로 검영법을 실시하고 싶은가?!"
Jack Copeland

마이너스 원주렌즈로 중화점을 찾는 방법은 플러스 원주렌즈를 사용하여 중화점을 찾는 것과 비교적 다르지 않다. 중요한 것은 먼저 중화시킬 경선을 결정하는 것이다. 난시가 있는 경우, 항상 두 개의 주경선 즉, 구면경선과 원주경선이 존재한다. 저자는 항상 구면경선을 먼저 중화시키고 원주경선을 두 번째로 중화시킬 것을 권장한다.

마이너스 원주렌즈로 중화시키기 위한 접근 방식은 다음과 같다: 두 개의 주경선을 결정하고 어떤 경선이 더 큰 플러스 굴절력 또는 더 작은 마이너스 굴절력을 갖는지 분석한다. 이 경선은 구면경선이 될 것이다. 구면경선이 중화되면, 두 번째 경선 (역행을 보이는 경선)을 중화시킨다. 두 번째 경선에서 역행을 보이기 때문에, 중화가 발견될 때까지 검사하는 동일한 축에 마이너스 원주렌즈를 추가한다. 만일 두 번째 경선에서 동행이 보인다면, 단순하게 그 경선에서 구면렌즈로 중화시킨 다음, 90° 떨어진 경선을 원주렌즈로 중화시킨다. 두 개의 주경선은 항상 서로 90°를 이룬다. 난시가 있는 사람을 대상으로 검영법을 할 때 반사광을 처음 보게 될 모든 가능성은 다음과 같다:

첫째, 가능성을 숫자 선상에 있는 것처럼 생각한다. 마이너스 원주렌즈로 검사하기 때문에, 오른쪽에서 왼쪽으로 진행한다 (그림 10-1).

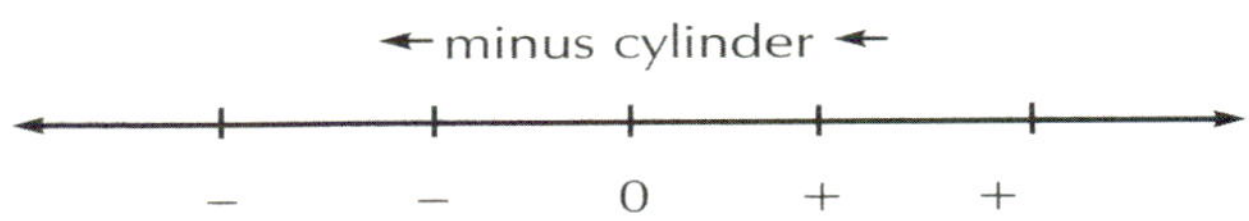

Refractive Error Classification	Principal Meridians	
	첫번째 경선(구면경선)	두번째 경선(원주경선)
CHA	1. + 동행이 더 심한 경선을 먼저 중화시킴	+
SHA	2. + 동행이 더 심한 경선을 먼저 중화시킴	0
SMA	3. 0 움직임이 없는 경선을 먼저 중화시킴 (포롭터에 0 D가 세팅된 상태)	–
CMA	4. – 역행이 더 약한 경선을 먼저 중화시킴	–
MA	5. + 동행 경선을 먼저 중화시킴	–

주: 첫번째 경선이 중화되었을 때 두번째 경선을 역행을 보일 것이다.

그림 10-1. 마이너스 원주렌즈를 사용하여 반사광을 중화시키는 도식적 접근법.

양주경선의 초기 분석 Initial Analysis of the two Principal Meridians

- 첫 번째 경선이 (+) (동행)이고 두 번째 경선이 (+) (동행)이면 복성 원시성 난시이다.
- 첫 번째 경선이 (+) (동행)이고 두 번째 경선이 0 (중화)이면 단성 원시성 난시이다.
- 첫 번째 경선이 0 (중화)이고 두 번째 경선이 (–) (역행)이면 단성 근시성 난시이다.
- 첫 번째 경선이 (–) (역행)이고 두 번째 경선이 (–) (역행)이면 복성 근시성 난시이다.
- 첫 번째 경선이 (+) (동행)이고 두 번째 경선이 (–) (역행)이면 혼합 난시이다.

마이너스 원주렌즈를 사용하여 중화시키는 접근법을 시작하기 전에 검영법의 기본 단계를 신속하게 복습하겠다. 피검사자로부터 66 cm (26인치) 떨어진 곳에 앉는다. Optec 360 선조형 검영기를 사용하는 경우 검영기의 슬리브를 위쪽으로 올리고 Welch Allynn을 사용하는 경우 슬리브를 아래쪽으로 내린다. 이것은 모두 평면거울 효과를 만들 것이다. 슬리브의 위치 (위 또는 아래)를 잘 모르는 경우, 손바닥을 검영기 앞쪽 15 cm (5 또는 6인치) 정도 떨어뜨린다. 투사된 광원은 얇거나 좁지 않으며 두껍거나 넓어야 한다. 포롭터에 "R" 렌즈를 넣거나 시험테에 +1.50 D 구면렌즈를 사용한다. "R" 렌즈는 검사자가 포롭터에 더 강한 렌즈를 내장시키도록 주문하지 않은 경우 +1.50 D 구면렌즈와 동일하다. 일부 검사자는 "R" 렌즈를 사용하지 않고 최종 구면굴절력에서 +1.50 D 를 뺀다.

주경선의 결정: 동행이 나타나면 플러스 구면굴절력을 더하거나 플러스 방향으로 이동하고, 역행이 나타나면 마이너스 구면굴절력을 더하거나 마이너스 방향으로 이동한다. 먼저 포롭터에 내장된 구면렌즈나 시험렌즈세트를 사용하여 구면경선을 중화시킨다. 두 번째 경선 (첫 번째 경선에서 90° 떨어져 있음)을 중화시키기 전에 첫 번째 경선이 확실하게 중화되었는지 확인한다. 그런 다음 두 번째 경선은 검사하고 있는 동일한 경선에 원주렌즈의 축을 설정하여 중화시킨다.

중화를 확인하는 세 가지 방법이 있다.

1. **안쪽으로 움직였다 바깥쪽으로 움직인다.** 구면경선이 중화되었다고 느낀다면, 검영기를 13 인치 (33 cm) 정도 거리가 되도록 모형안을 향해 앞쪽으로 움직이고 동행을 관찰한 다음, 뒤쪽으로 물러나면서 26인치 (66 cm)보다 더 멀리 39인치 (99 cm) 정도로 이동하여 역행을 관찰한다.
2. **"값이 맞는지" 확인한다.** 예제: 실제로 +1.00 D 구면렌즈를 가입하고 중화를 관찰했다면, +2.00 D 구면렌즈를 가입하고 반사광을 관찰하면 역행을 보게 된다. 그런 다음 평면렌즈를 가입하면 동행을 보게 된다. 즉, 중화 굴절력의 한계를 설정하기 위해서 높은 쪽과 낮은 쪽을 교대로 확인한다. 이것은 특히 포롭터를 사용할 때 도움이 될 것이다. 피검사자가 이 한계를 벗어난다면, 피검사자의 반응을 신뢰할 수 없다는 것을 알게 된다.
3. **검영기 슬리브의 위치를 반대로 한다.** Optec 360 선조명 검영기를 사용하여, 슬리브를 올렸을 때 중화되었다면, 슬리브를 내렸을 때에도 중화될 것이다. 슬리브 위치를 역전시켜서 어떠한 종류의 움직임이 보이면, 슬리브를 위쪽으로 올린 상태에서 반사광을 다시 분석한다. 검영기의 슬리브를 아래로 낮추어서 오목거울 효과가 생성되고, 슬리브를 위로 올렸을 때 동행이 관찰되면 이제 슬리브를 내렸을 때 역행이 관찰된다. 즉, 모든 움직임이 반전된다.

만약 슬리브를 올렸을 때 중화되었다면, 슬리브를 내렸을 때에도 중화될 것이다. Welch Allyn 검영기로 오목거울 효과를 얻기 위해 슬리브를 올리고, Welch Allyn 검영기에서 슬리브를 내렸을 때 중화를 얻었다면, 슬리브를 올렸을 때에도 중화를 얻을 것이다. 중화를 검증하는 네 번째 방법은 펀트킥 (공을 떨어뜨린 후 땅에 닿기 전에 차기; Drop back and punt)이라 부른다. 중화가 관찰되면 검영기의 슬리브 위치를 역전시키고 39인치 (99 cm) 정도로 뒤쪽으로 물러나고 동행을 관찰한다. 중화를 검증하기 위한 세 가지 검사를 사용하여 구면경선이 중화되었는지 확인한다. 그렇지 않고 구면경선이 적절히 중화되지 않았다면, 구면경선에서 교정되지 않은 굴절력만큼 난시 교정도수가 부족할 것이다.

구면경선이 중화된 이후, 검영기의 슬리브를 회전시켜서 항상 첫 번째 경선에서 90° 떨어져 있는 두 번째 경선을 중화시킨다. 두 번째 경선은 원주경선이다. 검사하고 있는 축이 중화될 때까지 같은 축에 원주렌즈를 가입하고, 구면경선에서 했던 것과 동일한 방법으로 중화를 검증하기 위한 세 가지 검사를 수행한다.

모형안과 시험렌즈를 사용한 실습 예제: 마이너스 원주렌즈로 중화점 찾기

실습에서 사용되는 모형안은 영국 제품으로 Western Ophthalmics (제품 안내서 번호 WO-109, 46쪽)에서 구입할 수 있다. 모형안의 뒷부분을 밖으로 잡아당겨 "제로"상태로 설정한다. 26인치 (66 cm) 거리에서 모형안 앞쪽에 렌즈를 끼우지 않고 중화가 되는지 확인한다. 이 모형안은 +1.50 D 검사거리 보정렌즈를 사용하지 않고 실습할 수 있도록 제작되었다. 모형안이 "영점"세팅에서 중화되지 않으면, 다음과 같이 조정한다. 여전히 동행을 보이면, 중화될 때까지 모형안의 뒷부분을 약간 바깥으로 민다. 역행을 보이면, 중화될 때까지 모형안의 뒷부분을 안쪽으로 당긴다.

중화를 확인하기 위해 세 가지 검사를 사용한다:

1. 모형안을 향해 안쪽으로 이동하여 동행을 관찰하고 바깥쪽으로 물러나서 역행을 관찰한다.
2. 값이 맞는지 확인하기 위해, 모형안 앞에 +0.50 D 구면렌즈를 가입하여 역행을 관찰한다. 그런 다음 렌즈를 제거하고 모형안 앞에 −0.50 D 구면렌즈를 가입하여 동행을 관찰한다. 그런 다음 렌즈를 제거한다.
3. 검영기의 슬리브 위치를 역전시킨다. 슬리브를 올렸을 때 중화되었다면, 슬리브를 내렸을 때에도 중화될 것이다 (Optec 360 선조형 검영기를 사용하는 경우). Welch Allyn 검영기를

사용할 때에는, 슬리브를 내렸을 때 중화되었다면 슬리브를 올렸을 때에도 중화될 것이다.

검영기의 슬리브를 역전시키면 오목거울 효과를 생성하여, 슬리브가 평면거울 효과를 생성할 때 관찰되는 것과 정확히 반대의 움직임을 볼 수 있다는 점을 기억해야 한다. 중화의 반대는 중화이다. 보통 이런 종류의 모형안은 0.25 D ~ 0.50 D 정도로 벗어날 수 있다. 다음의 예제를 실습하는 동안, 우연히 모형안의 뒤쪽이 부딪혀서 변경되는 경우를 대비하여 세팅 상태를 기록해 놓는다.

실습 1: 복성 원시성 난시

중화된 상태의 모형안 앞쪽의 제일 안쪽 슬롯에 −1.50 D 구면렌즈와 −1.50 × 90 의 원주렌즈를 끼운다. 이러한 모형 렌즈는 굴절이상을 발생시키기 위해 사용된다. 이제 이러한 렌즈가 모형안에 가입된 것을 잊고 +1.50 D 보정렌즈를 사용하지 않고 검영법을 시작한다. 모형안은 "R" 렌즈나 +1.50 D 보정렌즈를 사용하지 않고 검사할 수 있도록 눈금이 보정된 사실을 기억해라.

검영법을 시작할 때 두 주경선을 설정한다. 이들 경선은 입사광 180° 방향과 입사광 90° 방향이 될 것이다. 두 주경선은 깨짐 현상, 밝기 현상 및 비틀림 현상을 사용하여 검영기의 입사광이 반사광과 정렬되도록 하여 결정한다. 양쪽 경선에서 동행이 나타나지만, 입사광 180° 방향 (90° 경선)보다 입사광 90° 방향 (180° 경선)에서 동행이 더 강하게 보이는 것을 주목한다. 마이너스 원주렌즈를 사용할 때 동행이 더 심한 입사광 90° 방향을 먼저 중화시킨다는 점을 명심한다. 먼저 +1.00 D 단계로 구면렌즈를 가입하면서 입사광 90° 방향이 중화되도록 한다. +1.00 D 구면렌즈를 가입했을 때 여전히 동행을 보인다. +2.00 D 를 가입했을 때에도 동행을 보인다. +3.00 D 를 가입하면 중화를 보인다. +3.50 D 를 가입하면 역행을 보인다. 그러므로 +3.00 D 가 가입된 상태로 되돌아갈 필요가 있다. 이것은 +3.00 D 구면렌즈가 중화를 위한 올바른 렌즈인지 확인하는 한 가지 방법이다 ("값대로 하는 것이 옳다"). 모형안을 향해 안쪽으로 움직여서 동행을 관찰하고, 다음으로 검사거리를 26인치 (66 cm) 이상 멀어지도록 뒤로 이동하여 역행을 관찰한다. 검영기의 슬리브 위치를 역전시키고 평면거울 효과와 오목거울 효과에서 모두 중화를 관찰한다.

이제 구면경선을 중화시켰으며 중화를 확인하는 방법으로 중화상태를 다시 확인했기 때문에, 모형안에 구면렌즈를 그대로 두고 검영기의 슬리브를 회전시켜서 입사광이 180° 방향에 놓이도록 한다. 이때 역행이 보일 것이다. 역행을 보기 힘들다면, 검영기의 슬리브를 역전시키고 동행을 관찰한다. 이것은 평면거울 효과에서 보는 것이 역행이라는 것을 확인해 줄 것이다. 구면렌즈로 중화점을 찾을 때와 같은 방법으로, 검사하고 있는 축과 동일하게 1.00 D 단계의 마이너스 원주렌즈를 가입한다. −1.00 D 원주렌즈의 축을 180° 방향으로 놓는다: 그러면 약간 역행을 보일 것이다. −2.00 D 원주렌즈의 축을 180° 방향에 가입하면 동행이 나타날 것이다 ("값대로 하는 것이 옳다"). 그러므로 선택된 렌즈는 −1.50 × 180 이며, −1.00 D 와 −2.00 D 사이에 있다. −1.50 × 180 의 원주렌즈를 모형안에 그대로 놓고 중화를 확인하기 위한 다른 두 가지 방법을 진행한다: 약 13인치 (33 cm) 거리가 되도록 안쪽으로 움직여서 동행을 관찰하고 26인치 (66 cm) 검사거리를 지나쳐서 39인치 (99 cm) 거리로 멀리 이동하여 역행을 관찰한다. 그런 다음 26인치 (66 cm) 검사거리로 이동하여 검영기의 슬리브를 역전시켜서 평면거울 효과와 오목거울 효과에서 모두 중화를 관찰한다. 최종 처방은 +3.00 −1.50 × 180이 될 것이다.

실습 2: 단성 원시성 난시

모형안의 중화 상태를 확인한 다음 제일 안쪽 슬롯에 −1.50 D 원주렌즈의 축을 90° 방향으로 넣는다.

이 모형 렌즈는 굴절이상을 만들기 위한 것이다. 이제 모형 렌즈가 모형안에 가입된 것을 잊고 +1.50 D 보정렌즈를 사용하지 않고 검영법을 시작한다. 모형안은 "R" 렌즈나 +1.50 D 보정렌즈를 사용하지 않고 검사할 수 있도록 눈금이 보정된 사실을 기억해라.

검영법을 시작하면서 먼저 두 주경선 방향을 결정한다. 이들 경선은 180°와 90° 경선이 될 것이다. 두 주경선은 깨짐 현상, 밝기 현상 및 비틀림 현상을 사용하여 검영기의 입사광이 반사광과 정렬되도록 하여 결정한다. 하나의 경선 (입사광 90° 방향, 180° 경선)에서 동행이 나타날 것이고 90° 경선 (입사광 180° 방향)은 움직임이 없거나 중화를 보일 것이다. 그러므로, 이 예제에서는 먼저 180° 경선 (입사광 90° 방향)을 중화시키고자 한다. 이 상태는 +1.50 D 구면렌즈를 사용하여 중화시킬 수 있다. 먼저 180° 경선에서 중화를 검증하기 위한 세 가지 검사를 실시한다. +1.50 D 구면렌즈를 사용하여 중화시킬 수 있다. 180° 경선에서 중화를 검증하기 위한 세 가지 검사를 수행한 후, 원주경선 (90° 경선)을 중화시키기 위해 슬리브를 180° 방향으로 회전시키고 검사를 진행한다. 90° 경선 (입사광 180° 방향)에서 역행이 나타날 것이므로, 중화를 보일 때까지 마이너스 원주렌즈의 축을 180° 경선에 가입한다. 그런 다음 중화를 확인하기 위한 세 가지 검사를 수행하여 중화를 검증한다. 최종 처방은 +1.50 −1.50 × 180이 될 것이다.

실습 3: 단성 근시성 난시

중화 상태가 확인된 모형안의 제일 안쪽 슬롯에 +1.50 D 원주렌즈의 축을 90° 방향으로 넣는다. 이 모형렌즈는 굴절이상을 만들기 위해 사용된다. 이제 이러한 렌즈가 모형안에 가입된 것을 잊고 +1.50 D 보정렌즈를 사용하지 않고 검영법을 시작한다.

검영법을 시작하면서 두 주경선 방향을 결정한다. 이들 경선은 90°와 180° 경선이 될 것이다. 입사광이 90° 방향일 때 역행을 볼 것이고 180° 방향일 때 중화를 볼 것이다. 먼저 90° 경선 (입사광 180° 방향)의 중화를 확인한다. 평면 렌즈로 중화될 것이다. 원주경선을 검사하기에 앞서, 180° 경선에서 중화를 확인하기 위한 세 가지 검사를 수행한다. 그런 다음 마이너스 원주렌즈의 축을 입사광의 방향과 동일하게 90° 경선에 가입하고 중화점을 찾는다. −1.50 × 90 의 원주렌즈로 중화될 것이다. 중화를 확인하기 위한 세 가지 검사를 수행한다. 최종 처방은 Plano −1.50 × 90이 될 것이다.

실습 4: 복성 근시성 난시

중화상태가 확인된 모형안의 제일 안쪽 슬롯에 +1.50 D 구면렌즈와 +1.50 D 원주렌즈의 축을 90° 방향으로 넣는다. 이 모형렌즈는 굴절이상을 만들기 위해 사용된다. 이제 모형 렌즈가 모형안에 가입된 것을 잊고 +1.50 D 보정렌즈를 사용하지 않고 검영법을 시작한다.

검영법을 시작할 때 먼저 두 주경선 방향을 결정한다. 이들 경선은 90°와 180° 경선이 될 것이다. 두 주경선에서 모두 역행을 볼 것이다. 먼저 역행이 가장 약한 경선을 중화시킨다. 입사광이 180° 방향일 때이며 (90° 경선) −1.50 D 구면렌즈로 중화될 것이다. 입사광 90° 방향 (180° 경선)으로 진행하기 전에 입사광 180° 방향 (90° 경선)에서 중화를 확인하기 위해 세 가지 검사를 수행한다.

이제 입사광 180° 방향 (90° 경선)은 −1.50 D 구면렌즈로 중화되었으며, 이 렌즈를 슬롯에 그대로 놓고, 90° 방향에서 원주렌즈로 중화점을 찾는다. 역행을 보이기 때문에, 중화가 보일 때까지 마이너스 원주렌즈의 축을 90° 방향에 가입한다. 더 많은 마이너스 원주굴절력을 가입하면 동행이 보이기 시작한다. 중화를 검증하기 위한 세 가지 검사를 수행한다. 최종 처방은 −1.50 −1.50 × 90이 될 것이다.

실습 5: 혼합 난시

중화상태가 확인된 모형안의 제일 안쪽 슬롯에 −1.50 D 구면렌즈와 +2.50 D 원주렌즈의 축을 90° 방향으로 넣는다. 이 모형렌즈는 굴절이상을 만들기 위해 사용된다. 이제 이러한 렌즈가 모형안에 가입된 것을 잊고 +1.50 D 보정렌즈를 사용하지 않고 검영법을 시작한다.

검영법을 시작할 때 먼저 두 주경선 방향을 결정한다. 이들 경선은 90°와 180° 경선이 될 것이다. 입사광이 90° 방향 (180° 경선)일 때 역행을 보고 입사광이 180° 방향 (90° 경선)일 때 동행을 볼 것이다. 먼저 구면렌즈로 동행을 보이는 180° 방향의 입사광 (90° 경선)을 중화시킨다. 180° 방향의 입사광은 +1.50 D 구면렌즈로 중화될 것이다. 입사광을 90° 방향으로 회전시키기 전에 180° 방향에서 중화를 확인하기 위해 세 가지 검사를 수행한다. 입사광이 90° 방향일 때 역행을 보이기 때문에, 마이너스 원주렌즈의 축을 90° 방향에 가입한다. 이 경선은 −2.50 × 90의 원주렌즈로 중화될 것이다. 다시 중화를 검증하기 위한 세 가지 검사를 반복한다.

최종 처방은 +1.50 −2.50 × 90이 될 것이다.

이전의 실습에서, 우리는 간소화를 위해 90° 경선과 180° 경선을 사용했다. 그러나 실제로 사람의 눈을 검영할 때에는 두 주경선이 어느 경선에도 놓일 수 있다. 두 주경선은 항상 서로 90° 떨어져 있다는 것만 기억해라. 그래서 하나의 경선이 10°에 있다면 다른 경선은 100°에 있을 것이다. 또한 우리의 눈은 보통 대칭이라는 사실을 명심해라. 예를 들어, 한쪽 눈의 난시축이 90° 방향이라면, 보통 다른 눈의 난시축도 90° 방향일 것이다. 그리고 한쪽 눈이 180° 방향이면, 보통 다른 눈도 180° 방향일 것이다. 한쪽 눈의 난시축이 코 방향이라면, 보통 다른쪽 눈도 코 방향일 것이다. 그리고 한쪽 눈의 난시축이 귀쪽에 있다면, 보통 다른쪽 눈도 귀쪽에 있을 것이다. 난시축이 한쪽 눈은 90° 방향이고 다른쪽 눈은 180° 방향일 수도 있는가? 그럴 수도 있다. 그러나 확실한지 두 번 확인해야 한다. 피검사자가 백내장 수술을 하고 인공수정체렌즈를 삽입했을 때 이러한 경우가 나타날 수 있다.

실제 사람의 눈을 검영할 때, 피검사자가 가림판을 보면서 조절이 자극되는 것을 피하기 위해 양쪽 눈앞에 "R" 렌즈를 가입한다. 이것은 피검사자가 조절마비제를 투여하지 않았을 때 특히 중요하다. 피검사자에게 글씨가 없는 적록필터를 주시하도록 한다. 이것은 보통 검영법을 실시할 때 볼 수 있는 백색 반사광을 제한할 것이다. 그러므로 큰 "E" 문자나 백색 주시점을 사용하지 않고 피검사자에게 절대로 검영기의 빛을 바라보지 않도록 주지시켜야 한다. 이것은 눈부심을 유발하고 반사광을 관찰하기 어렵게 만든다.

입사광을 피검사자의 눈에 정렬시키는 것이 매우 중요하다. 그러므로 검사자의 오른쪽 눈으로 피검사자의 오른쪽 눈을 검영하고, 검사자의 왼쪽 눈으로 피검사자의 왼쪽 눈을 검영해야 한다. 검사자의 한쪽 눈이 좋고 다른 눈은 약시이거나 맹이라면 어떻게 할까? 그렇다면 검사자의 좋은 눈을 사용하여 피검사자의 각 눈을 관찰한다. 적절하게 정렬되지 않으면, 실제 존재하지 않는 약간의 난시를 유발할 수 있다. Purkinje 반사라고 하는, 검영기로부터 투사되는 작은 백색점에 주의를 기울여서 정렬상태를 유지할 수 있다. 두 개의 조그만 백색 반사점이 보이면, 두 개의 점이 중앙에서 겹쳐질 때까지 수평이나 수직으로 움직인다. 이 상태를 얻으면, 검사자가 피검사자 눈의 반사와 적절하게 정렬된다 (그림 5-7 참조).

현재 착용하고 있는 안경으로 교정시력이 20/20인 피검사자를 대상으로 검영법을 실습할 수 있다. 간단하게 피검사자의 시력이 20/20인지 확인하고, 피검사자의 안경처방을 확인한다. 검영 결과가 피검사자의 안경처방과 정확하게 일치하거나 비슷해야 한다. 우리가 배우는 모든 기술과 마찬가지로, 충분한 실습을 통해 검영법을 숙련시킬 수 있다.

11

오목거울 검영법
Concave Mirror Retinoscopy

"보기만 해도 많은 것을 볼 수 있다"
"Yogi" Berra

앞에서 자주 헷갈리는 역행 반사를 평가하는 데 도움이 되는 오목거울 검사법을 설명하였다. 여기서 숙련된 학생을 위해 확장된 검사기술을 소개한다.

피검사자가 고도근시일 때 역행을 관찰하는 것이 어려운 경우가 많다. 피검사자 동공의 안쪽이나 바깥쪽으로 검영기의 불빛을 흔들어도, 입사광이 피검사자의 동공을 절반 정도 가로지를 때까지 관찰될 수 있는 역행이 발생하지 않는 경우가 있다. 역행을 더욱 쉽게 관찰하려면 검영기의 슬리브 높이를 역전시킨다. 즉, 슬리브의 위치를 오목거울 효과가 나타나도록 역전시킨다. Copeland형 검영기는 슬리브를 아래로 내린다. 오목거울 위치에서 동행 반사를 볼 때, 평면거울 위치에서 보았던 움직임은 정반대의 움직임, 즉 역행이었다는 것을 알 수 있다. 그런 다음 동행이 중화를 보일 때까지 마이너스 렌즈를 가입한다. 다시 말하면, 슬리브를 오목거울 위치에 놓으면 평면거울 위치에서 보는 것과 정반대로 보일 것이다. 따라서 평면거울 위치에서 반사광이 동행으로 관찰되었으면, 오목거울 위치에서는 역행이 될 것이다. 또한 평면거울 효과에서 중화가 관찰되었으면 오목거울 효과에서도 중화가 관찰된다 (슬리브 위치의 광학적인 내용은 그림 2-4 및 2-5 참조).

실습 1: 오목 거울 위치에서 동행을 관찰: 단성 근시 (simple myopia)

Western Ophthalmics (WO-109)와 같은 모형안의 뒷부분을 밀어서 안축의 길이가 긴 근시를 만들기 위해 -3.00 D 눈금에 맞춘다. 정상적인 검사거리 (26인치, 66 cm)를 유지한다. 첫째 평면거울 위치에서 반사광을 관찰한다 (Optec 360 검영기는 슬리브를 올리고 Welch Allyn 검영기는 슬리브를 내린다). 역행은 헷갈려 보인다는 것을 명심해라. 이제 검영기의 슬리브를 반대로 하여 오목거울 효과로 만들고 동행을 관찰한다. 동행 반사광이 중화될 때까지 마이너스 구면굴절력을 가입한다 (평면거울 위치에서 동행을 중화시키기 위해 실시하는 것과 반대). 먼저 90° 경선(입사광 180° 방향)을 중화시키고자 선택했으면, 두 번째로 180° 경선 (입사광 90° 방향)을 중화시켜서 난시가 있는지 확인한다. 이 예제에서는 모든 경선이 -3.00 D 구면렌즈로 중화되므로, 굴절이상은 단성 근시이다.

실습 2: 고도 단성 근시 (high simple myopia)

모형안을 검사거리에서 중화가 나타나도록 설정한다. 일반적으로 0 눈금으로 설정한다 (10장, 모형안과 시험렌즈를 이용한 실습 예제에서 모형안을 적절하게 설정하는 방법을 참조한다). 모형안에서 가장 안쪽의 슬롯에 +5.50 D 구면렌즈를 가입한다. 이 모형렌즈는 굴절이상을 발생시키기 위해 사용된 것이다. 이제, 모형안에 가입된 렌즈는 잊고 검영법을 시작한다. 먼저 평면거울 위치에서 반사광을 관찰한다. 역행이 보이겠지만, 이 정도의 심한 역행은 관찰하는 것이 힘들기 때문에, 검영기의 슬리브를 오목거울 위치로 바꾸어서 동행을 관찰한다. 이것은 평면거울 위치에서 역행이 관찰되는 것을 의미한다. 슬리브를 오목거울 위치로 바꾸는 특별한 경우에서, 동행이 관찰되면 마이너스 렌즈가 추가되어야 하는 점을 기억해야 한다. 그러면 모형안은 -5.50 D 구면렌즈로 중화될 것이다.

실습 3: 단성 근시성 난시 (simple myopic astigmatism)

모형안을 검사거리에서 중화가 나타나도록 설정한다. 일반적으로 0 눈금으로 설정한다. 모형안에 +3.00 × 90의 원주렌즈를 놓는다. 두 주경선 방향을 결정하기 위해 검영법을 시작한다. 두 주경선은 90°와 180° 방향일 것이다. 평면거울 위치에서 입사광이 90° 방향일 때 180° 경선은 역행, 입사광이 180° 방향일 때 90° 경선은 움직임이 없는 중화를 보인다. 입사광이 90° 방향

(180° 경선)일 때 역행으로 보이지 않으면, 검영기의 슬리브를 오목거울 위치로 변경하면 동행이 보일 것이다.

만일 마이너스 원주렌즈를 사용한다면, 먼저 입사광 180° 방향 (90° 경선)을 중화시킨다. 이 경선은 평면렌즈로 중화될 것이다. 입사광 90° 방향에서 두 번째 경선인 180° 경선을 중화시키기 전에, 세 가지 검사를 수행하여 중화를 확인한다. 입사광 90° 방향 (180° 경선)에서 역행을 관찰할 수 있다 (평면거울 위치에서). 역행을 관찰하는 것이 어렵다면, 검영기의 슬리브를 오목거울 위치로 변경하면 동행이 보일 것이다. 마이너스 원주렌즈의 축을 90° 방향에 놓고 중화가 나타날 때까지 원주굴절력을 추가한다. 이 예제는 −3.00 × 90의 원주렌즈로 중화가 나타날 것이다. 최종 처방은 plano −3.00 × 90.

만일 플러스 원주렌즈를 사용한다면, 입사광 90° 방향 (180° 경선)에서 역행은 평면거울 위치에서 관찰하기 어려울 수 있으므로, 검영기의 슬리브를 오목거울 위치로 변경하면 동행이 관찰될 것이다. 오목거울 위치에서 동행이 관찰되면 마이너스 구면렌즈를 가입하여 중화를 만든다. −3.00 D 구면렌즈를 가입하면 중화가 나타날 것이다. 입사광을 180° 방향에 놓고 진행하기 전에, 세 가지 검사를 실시하여 중화를 확인한다. 입사광 180° 방향 (90° 경선)은 평면거울 위치에서 동행이 보일 것이다. 180° 방향에 플러스 원주렌즈의 축을 놓고 중화가 나타날 때까지 원주굴절력을 추가한다. 이 경선은 +3.00 × 180의 원주렌즈로 중화될 것이다. 최종 처방은 −3.00 +3.00 × 180.

실습 4: 복성 근시성 난시 (compound myopic astigmatism)

모형안을 검사거리에서 중화가 나타나도록 설정한다. 일반적으로 0 눈금으로 설정한다. 모형안에 +1.50 +1.50 × 90의 모형렌즈를 놓는다. 두 주경선 방향을 결정하기 위해 검영법을 시작한다. 90° 방향과 180° 방향에서 모두 역행을 보일 것이다. 역행을 관찰하는 것이 어려우면, 검영기의 슬리브를 오목거울 위치로 변경하면 동행이 보일 것이다. 중화점을 찾기 위해 마이너스 구면렌즈를 추가한다.

만일 마이너스 원주렌즈를 사용한다면, 먼저 입사광 180° 방향 (90° 경선)을 중화시킨다. 평면거울 위치에서 역행을 관찰하기 어려우면, 간단히 검영기의 슬리브를 오목거울 위치로 변경하면 동행이 보일 것이다. 중화가 나타날 때까지 −1.50 D 구면렌즈를 추가한다. 두 번째 경선인 입사광 90° 방향 (180° 경선)을 중화시키기 전에, 세 가지 검사를 수행하여 입사광 180° 방향 (90° 경선)에서 중화를 확인한다. 입사광 90° 방향 (180° 경선)에서 평면거울 위치라면 여전히 역행이 보일 것이므로, 슬리브를 오목거울 위치로 변경하여 동행을 관찰한다. 90° 경선에 마이너스 원주렌즈의 축을 놓고 중화가 나타날 때까지 원주굴절력을 추가한다 (−1.50 × 90). 최종 처방은 −1.50 −1.50 × 90.

만일 플러스 원주렌즈를 사용한다면, 먼저 입사광 90° 방향 (180° 경선)에서 중화점을 찾는다. 입사광 90° 방향 (180° 경선)은 평면거울 위치에서 역행으로 보이거나, 검영기의 슬리브를 오목거울 위치로 변경하면 동행으로 보인다. 오목거울 위치에서 마이너스 구면렌즈를 가입한다. −3.00 D 구면렌즈를 가입하면 중화가 나타날 것이다. 입사광을 180° 방향에 놓고 진행하기 전에, 세 가지 검사를 실시하여 90° 방향 (180° 경선)에서 중화를 확인한다. 입사광 180° 방향 (90° 경선)은 평면거울 위치에서 동행이 보일 것이다. 180° 경선에 플러스 원주렌즈의 축을 놓고 중화가 나타날 때까지 원주굴절력을 추가한다 (+1.50 × 180). 최종 처방은 −3.00 +1.50 × 180.

이 모든 예제에서, 평면거울 위치로 검사할 때 동행이 나타나면 플러스 구면렌즈를, 역행이 나타나면 마이너스 구면렌즈를 추가하는 것을 기억하고 있다. 그러나 오목거울 위치에서는 반대이다. 즉, 동행일 때 마이너스 구면렌즈를 가입하고 역행일 때 플러스 구면렌즈를 가입한다. 평면거울 위치에서 반사광이 중화를 보이면, 오목거울 위치에서도 중화를 보일 것이다.

12

굴절수술 후 검영법
Retinoscopy After Refractive Surgery

"성공은 마지막이 아니다"
Winston Churchill

검영법은 처음 도입된 이후 변화가 거의 없다. 그러나 각막굴절 수술의 발전은 수술 후 새로운 반사를 보여준다. 가능한 새로운 기술의 필요성은 우리가 현재의 능력과 검영법을 재평가하도록 한다. 굴절수술이 시행된 피검사자의 시술 이후 검영기의 반사는 절차, 피검사자 및 수술 후 부작용에 따라 오해할 소지가 매우 크다. 우리는 과거에 RK와 PRK 그리고 심지어 PK (각막이식술; penetrating keratoplasty)에서도 이러한 상황을 본적이 있다.

LASIK 수술은 특이한 반사를 보여준다. 수술 방법과 기구, 레이저, 시술의사 및 피검사자 각막의 차이 등에 의해 다양한 결과를 낳는다. 레이저 시술부위의 광학부는 플랩의 위치나 부착과 같이 각막의 크기와 지리적 위치가 다양하다. 설상가상으로 광학부의 배치가 피검사자의 시축과 일치하지 않을 수 있다. 이러한 모든 변수들이 서로 어우러져 우리에게 무수히 많은 다양성을 가진 반사를 제공한다.

수술 후 초기, 특히 첫 주에는 이러한 변수들이 하루종일 또는 날마다 변동된다. 이것은 굴절검사자로서 우리의 일을 훨씬 더 흥미롭고 동시에 실망스럽게 만든다. 우리는 피검사자를 위해 어떠한 방법이 수행되었는지 끊임없이 인식할 필요가 있다. 여기서 우리의 논의는 LASIK에 국한되지만, 이 원리는 수술 후 어떠한 각막에도 적용될 수 있다.

수술 후 처음 며칠 동안, 어떤 종류의 양호한 망막반사나 방향의 표시가 없을 수 있다. 앞이나 뒤로 이동하는 것은 가치가 없는 것으로 판명될 수 있다. 종종 우리가 찾고자 하는 궁극적인 질문인 반사광의 움직임이 두세 개의 뚜렷한 영역에서 나타날 수 있다. 세심한 주의를 기울이지 않으면 속아 넘어갈 수 있다.

알다시피, 의심스러울 경우 동공 중심부의 반사에 집중해야 한다. 이 원리는 각막수술 이후의 피검사자에게서 특히 중요하다. 동공 중심에서 중화에 접근할 때 동공 주변부에서 나타나는 동행 또는 역행 반사를 보고 혼동할 수 있다. 중화지점 (중화 반사)을 주의 깊게 관찰한다. 중심부를 지나치면 한 경선은 더 넓어지고 다른 경선은 더 좁아지는 "가위움직임"과 구분되는 이상한 반사가 보일 수 있다. 이것은 "절단기효과"처럼 나타날 수 있다. 따라서 약간의 동행이 보일 때 동공중심을 관찰하고 중화를 판단한다.

레이저 시술 후 처음 30일이 가장 불만스러운 것으로 입증되었다. 그러나 이러한 상황은 보통 일시적이기 때문에 침착할 필요가 있다. 부종이 가라앉을수록 반사광이 선명해지고 해석하기 쉬워진다. 각막의 중심부와 처치 부위에 집중해야 한다. 각막 주변부의 가장자리에서 나타나는 상당히 다양하게 변화하는 반사를 무시한다. 이러한 추가적이거나 반대의 움직임에 혼동하지 말고, 중심부에서 나타나는 반사에 집중한다.

또 다른 어려움은 플랫하게 처치된 부위에서 발생하는 표면 반사이며, 이것은 안저반사를 해석하는 데 방해가 된다. 이러한 반사가 성가실 경우, 간단하게 옆으로 움직여서 반사가 동공 중심으로부터 벗어나도록 한다 (그림 12-1).

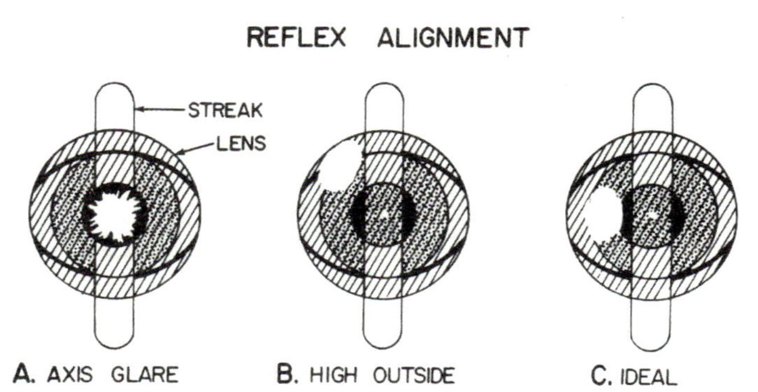

그림 12-1. 포롭터에서 렌즈의 반사 (빗금친 부분이 렌즈). (A) 축에 반사가 있을 때 눈부심이 발생한다. (B) 렌즈 위쪽의 반사는 검사자의 위치가 너무 높은 상태를 나타낸다. (C) 이상적인 상황은 동공 옆에 반사가 있을 때이다. 동공 중앙에 Purkinje 상이 보인다 (반사의 크기는 분명하게 보이도록 축소시켰다).

핵심은 중앙의 시술부위만 집중하는 것이다. 바깥 테두리의 반사에 속지 않도록 한다. 마지막으로 인내심을 가져라. 각막이 치유되고 검사자의 기술이 향상될수록 더욱 쉬워질 것이다. 행운을 빈다!

13

굴절검사법의 소개
Introduction to Refraction

"매우 자주, 피검사자들은 이 시련을 두려워한다. 긴장을 풀고 편안한 마음으로 친절하게 대하라: 정확한 결과가 보장될 것이다."
Jay M. Enoch, PhD

"굴절검사"는 타각적 측정 (검영법)과 자각적 검증 과정을 모두 의미한다.

이제 검영법의 요점을 이해했으므로 배운 내용을 사용하여 시작할 수 있다. 먼저, 모형안으로부터 포롭터로 매끄럽게 전환할 수 있도록 몇 가지 지침을 제시하겠다. 그런 다음 검영법을 마치고 피검사자가 검사결과를 수용하는지 측정하는 방법을 고려할 것이다.

임상 검영법 Clinical Retinoscopy

검영법은 자각적 검사를 위한 출발점을 제공하지만, 이제는 손으로 렌즈를 가입하는 대신에 포롭터를 사용할 것이다.

포롭터 The Refractor

일반적으로 포롭터[13)]를 사용하여 검영법을 실시한다. 이 기기는 피검사자의 눈앞에서 회전할 수 있는 디스크에 시험렌즈세트 (그림 5-5 참조)의 모든 렌즈와 부속품이 내장되어 있다. 스프링 장치로 균형을 조절할 수 있는 암에 피검사자의 이마가 조절식 이마받침대에 닿도록 피검사자 앞에서 포롭터가 매달려있다.

포롭터는 세 가지 그룹의 디스크를 갖는다. 각 디스크는 구면렌즈, 원주렌즈 및 부속렌즈 (가림판 및 +1.50 D 보정렌즈를 포함하여)를 위한 것이다. 렌즈는 −19.00 D ~ +17.00 D 범위의 구면굴절력과 6.00 D (+ 또는 −) 범위의 원주굴절력이 0.25 D 단위로 배열되어 있다. ±3.00 D 의 보조 핸들로 강한 구면굴절력을 변화시킬 수 있다. 크로스 실린더 장치의 손잡이를 가볍게 움직여서, 제자리에 고정시키고, 독서용 시표카드를 독서봉에 매달고, 동공간거리와 수평상태를 조정할 수 있다. 최후방 렌즈에서 각막까지의 정점간거리도 제한된 범위에서 조절할 수 있다. 렌즈 디스크는 각각의 거리에 대해 정점거리가 보정되어 있다.

대부분의 검사자들은 확실한 이유로 플러스 원주렌즈가 내장된 포롭터를 선호한다. 이 포롭터를 이용할 수 없다면, 이번 장의 끝에 설명한 마이너스 원주렌즈가 내장된 포롭터를 사용한 검영법 지침을 참조하라. 시작하기 전에 포롭터를 능숙하게 다룰 수 있어야 한다. 이렇게 하면 많은 실수를 줄일 수 있다 (그림 13-1). 양옆의 바깥쪽 가장자리에 있는 큰 바퀴는 구면굴절력을 조정한다. 아래로 돌리면 플러스 방향으로, 위로 돌리면 마이너스 방향으로 움직인다. 원주렌즈 조절장치 (굴절력 및 축)는 가운데 근처에 위치한다. 굴절력은 제어장치 근처의 창에 나타나며, 검정색은 플러스 굴절력이고 빨간색은 마이너스 굴절력을 나타낸다.

포롭터는 피검사자의 피로와 불편함을 줄여서 정확성이 향상되도록 하지만, 정점간거리를 측정하고 제어하는 것이 어렵다. 어린이와 특정 장애인은 포롭터를 사용하여 검영법을 수행할 수 없으나, 가능하다면 사용할 수 있도록 만들 수 있다. 높은 굴절이상 값의 처방 (예를 들어 정점간거리 측정이 중요한 무수정체안)을 확인하고, 흔하지 않은 처방 (사난시 또는 일반적이지 않은 난시, 부등시, 프리즘 등)이 허용될 수 있는지 확인하기 위해 시험테를 별도로 구비해야 한다. 그러나 이는 일반적으로 굴절검사를 위한 것은 아니다.

13) 이 American Optical Refractor에 대한 등록 상표는 일반적으로 굴절계를 나타내는 일반적인 용어로 언어 (Kleenex 및 Jello와 함께)에 스며들었다.

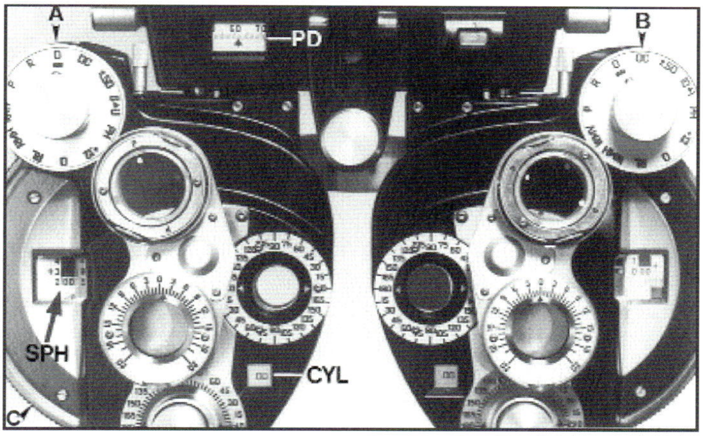

그림 13-1. 검사자가 바라본 포롭터. 우측의 보조렌즈 선택 다이얼(A)이 "O"로 세팅되어 관찰구가 개방되었음을 의미한다. 좌측의 다이얼 (B)에서 "OC"는 관찰구가 가려졌음을 나타낸다. 우측의 구면굴절력 조정 다이얼 (C)은 +2.00 D (SPH)로 세팅되었다. 원주굴절력 (CYL)은 0이다. 원주굴절력을 나타내는 숫자가 검정색이면 플러스 원주렌즈가 내장된 포롭터이다. 숫자가 붉은색이면 마이너스 원주렌즈가 내장되어 있다. 동공간거리 및 수평상태 조정 장치는 위쪽에 있다 (American Optical Co. 제공).

피검사자를 의자에 편하게 앉히고 피검사자의 눈을 검사자의 눈높이에 맞춘다. 포롭터의 모든 굴절력을 0으로 맞춘 다음 이마를 받침대에 대고 개방된 관찰구를 통해 피검사자의 눈을 볼 수 있도록 준비한다. 속눈썹이 계측기에 닿을 수 있지만 안쪽과는 닿지 않아야 렌즈를 돌리면서 측정할 수 있기때문에 속눈썹 길이와 일치하도록 정점간거리가 최소가 되도록 조정한다.

기기의 PD를 피검사자의 PD에 맞춘다 (또는 각막반사가 관찰구 중앙에 위치하는지 확인한다). 높이를 조정하고 기기를 고정시킨다.

주시 및 운무 Fixation and Fogging

피검사자의 눈을 움직이지 않고 조절을 이완시키기 위해, 검영법을 수행하면서 피검사자의 눈을 확인할 필요가 있다. 일반적으로 피검사자는 원거리에 놓인 조절을 유발하지 않는 타깃 즉, 미세한 세부사항 (조절을 자극하는)이 없는, 쉽게 볼 수 있는 타깃을 주시하도록 한다. 불빛은 일반적으로 낮은 상태에서 가장 적합한 주시장치를 제공한다. 펜라이트 (너무 작지 않은), 상업용 장치 또는 아무 것도 사용할 수 없는 경우 투사된 E 시표 (20/400 크기)를 사용한다. COT의 Dave Norath는 문자가 없이 투사된 적록필터 조명을 사용한다. 이처럼 조절자극이 없는 좋은 타깃은 초보자가 혼동할 수 있는 백색광 반사가 제거된다.

피검사자는 직접 또는 거울을 사용하여 광학적 무한대 (6 m 또는 20피트) 거리에 있는 타깃을 보도록 하여, 눈에 도달하는 파면이 평행이 되도록 한다 (그림 3-1C 참조). 피검사자에게 눈의 긴장을 풀고 편안하게 타깃을 바라보도록 요청한다. 조절을 더욱 방해하기 위해 주시안에 운무렌즈를 놓을 수 있다. "운무"는 입사광선이 망막 앞에 초점을 맺을 때 인식되는 흐린 이미지를 나타낸다. 입사광선이 수렴하도록 플러스 굴절력을 추가하여 운무상태를 만든다. 예를 들어 피검사자가 정시인 경우 +2.00 D 구면렌즈는 원거리 물체가 2.00 D 운무되도록 만든다 (상은 망막 앞 2.00 D 거리에 초점을 맺는다). 마찬가지로 2.00 D 근시인 사람은 평면렌즈로 원거리에 대해 똑같이 운무될 것이다. 이유를 이해할 수 있는가?

눈은 조절에 의해 운무된 흐린 상을 선명하게 볼 수 없다. 조절이 작용하면 초점이 더 앞으로 이동되어 흐림이 증가된다. 조절을 이완시켜야 눈이 가장 선명한 상을 얻을 수 있다. +1.50 D 운무렌즈는 시력을 대략 20/100 또는 20/200으로 감소시키므로 좋은 선택이 된다.

일반적으로 오른쪽 눈을 먼저 측정하기 때문에 왼쪽 (주시하는) 눈이 약 1.50 D 정도 흐려지도록 한다. 이전 원거리 교정굴절력을 알고 있는 경우 왼쪽 눈의 교정굴절력에 +1.50 D 구면굴절력을 더한 값을 왼쪽 눈에 놓는다 (예를 들어 피검사자의 교정굴절력이 +2.00 D 인 경우 +3.50 D 로 올린다). 처방을 모르면 그냥 추측한다. 피검사자가 원거리 교정안경을 착용한 적이 없다면 +1.50 D 를 가입하고 시작한다. 이 굴절력이 창에 나타날 때까지 왼쪽의 구면굴절력 조정 휠을 돌리면서, 피검사자에게 시표가 흐릿하게 보일 것이라고 설명한다.

위치 및 정렬 Positioning and Alignment

피검사자의 약간 오른쪽에 앉은 상태에서 검사자의 오른쪽 눈으로 피검사자의 오른쪽 눈을 측정한다. 왼쪽 팔은 검사거리를 측정하면서 렌즈를 돌린다 (그림 13-2). 피검사자는 왼쪽 눈으로

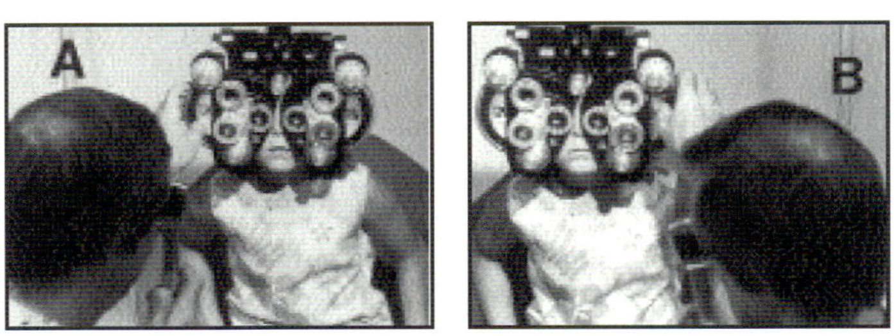

그림 13-2. 양손을 이용한 검영법. (A) 오른쪽 눈: 오른쪽 손으로 검영기를 잡고 오른쪽 눈으로 검사한다. 왼쪽 팔은 검사거리를 측정하며 렌즈를 교환한다. (B) 왼쪽 눈: 모든 위치가 반대이다. 왼쪽 손으로 검영기를 잡고 왼쪽 눈으로 검사한다. 오른쪽 팔은 검사거리를 측정하며 렌즈를 교환한다.

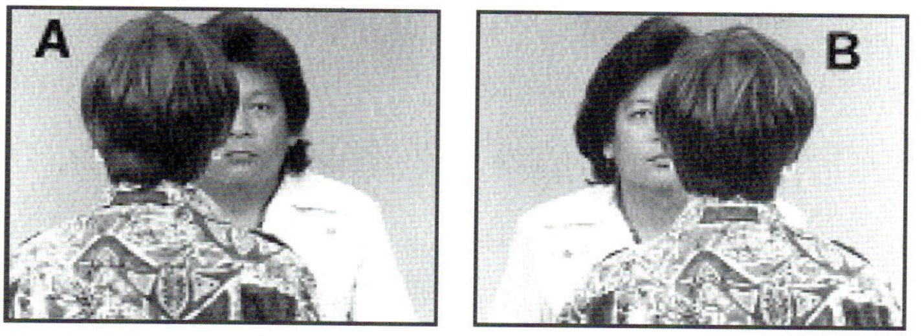

그림 13-3. 정렬상태를 보기 위해 포롭터를 제거한 모습. (A) 오른쪽 눈의 검영법: 피검사자는 왼쪽 눈으로 검사자의 오른쪽 귀의 옆을 통해 타깃을 바라보도록 한다. (B) 왼쪽 눈의 검영법: 피검사자는 오른쪽 눈으로 검사자의 왼쪽 귀의 옆을 통해 타깃을 바라보도록 한다. 검사자는 충분히 옆으로 비켜 앉아서 피검사자의 주시를 방해하지 않도록 해야 한다.

흐린 시표를 주시한다.

피검사자의 왼쪽 눈 (주시안)의 시선이 검사자의 오른쪽 귀 바로 옆을 지나가도록 하면 오른쪽 눈이 검영기에 맞게 (수평 및 수직으로) 정렬된다. 왼쪽 눈을 검사할 때에는 위치를 바꾸어서 피검사자의 오른쪽 눈 (주시안)의 시선이 검사자의 왼쪽 귀 바로 옆을 지나가도록 한다 (그림 13-3).

약시나 기타 장애가 있는 경우가 아니면 양쪽 눈으로 검영기를 사용할 수 있는 능력을 개발해야 한다. 그래야만 피검사자의 주시를 방해하지 않으면서 검영기와 포롭터를 다루는 동안 정렬을 유지할 수 있다. 위에서 정렬상태를 바라본 모습이다 (그림 13-4).

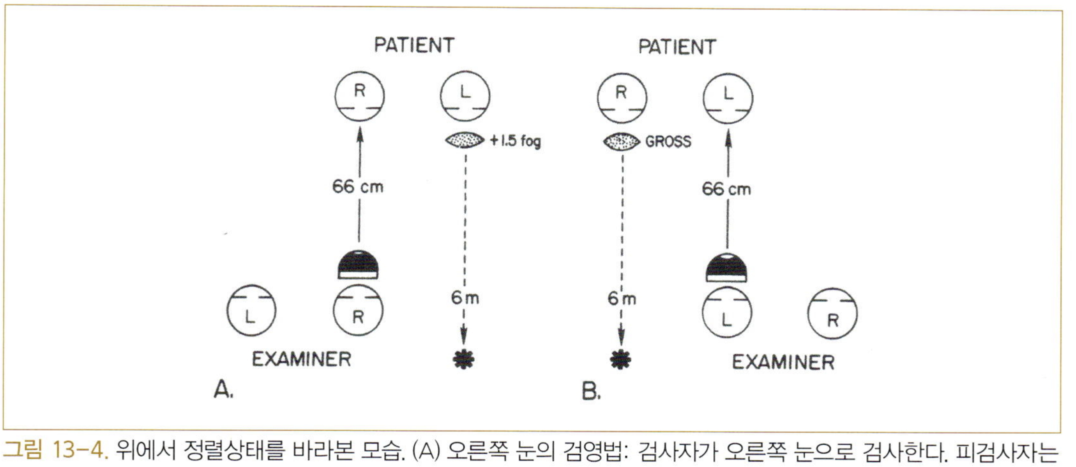

그림 13-4. 위에서 정렬상태를 바라본 모습. (A) 오른쪽 눈의 검영법: 검사자가 오른쪽 눈으로 검사한다. 피검사자는 왼쪽 눈으로 운무렌즈를 통해 원거리 타깃을 주시한다. (B) 왼쪽 눈의 검영법: 검사자는 피검사자의 왼쪽으로 약간 이동하고 왼쪽 눈으로 검사한다. 피검사자는 오른쪽 눈으로 총검영값이 가입된 상태에서 원거리 타깃을 주시한다.

오른쪽 눈의 검사를 마치면 피검사자는 보통 1.50 D 정도의 운무상태인 총검영값을 통해 타깃을 보고 있다는 점에 주의한다. 나중에 자각적 굴절검사를 할 때 이 운무상태를 활용할 것이다.

이제 왼쪽 눈으로 검영기를 이동시키면 이전에 가입된 +1.50 D 운무렌즈는 검사거리의 보정렌즈가 된다.

광학적 정렬 Optical Alignment

학생들은 렌즈의 반사로 인해 포롭터를 사용하는 검영법이 부분적으로 어렵다는 것을 알게 된다. 결과적으로 초보자들은 무의식적으로 이러한 반사를 피하기 위해 옆으로 너무 멀리 이동한다. 실제로 반사를 볼 수 있어야 하지만, 위치를 약간 이동하여 반사가 렌즈 중심에서 살짝 벗어나도록 해야 한다. 포롭터 렌즈는 Purkinje 상을 종종 흐리게 만들기 때문에 (그림 5-7A 참조), 이러한 렌즈 반사를 사용하여 정렬상태를 얻어야 한다. 렌즈 반사는 동공과 렌즈의 측면 가장자리 사이에 있어야 한다 (그림 13-5).

검영법 Retinoscopy

이제 모든 것을 정렬하고 오른쪽 눈을 검사할 준비가 되었다. 주시용 전구와 검영기를 켜고 실내조명등을 끈다. 항상 포롭터에 장착된 전등이나 야간 안내등을 켜서 실내가 완전히 어둡지 않

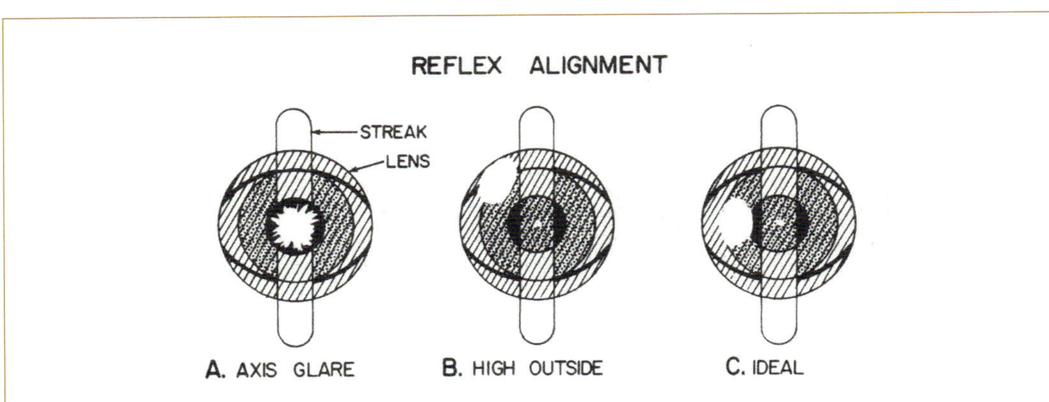

그림 13-5. 포롭터에서 렌즈의 반사 (빗금친 부분이 렌즈). (A) 축에 반사가 있을 때 눈부심이 발생한다. (B) 렌즈 위쪽의 반사는 검사자의 위치가 너무 높은 상태를 나타낸다. (C) 이상적인 상황은 동공 옆에 반사가 있을 때이다. 동공 중앙에 Purkinje 상이 보인다 (반사의 크기는 분명하게 보이도록 축소시켰다).

도록 한다. 절대 완전한 어둠 속에서 수행하지 말아야 한다. 어렵고, 서툴고, 어쩌면 위험할 수도 있다.

배운 것처럼 검사거리 보정렌즈를 사용하지 않고 오른쪽 눈을 검사한다. 보정렌즈를 사용하는 경우 표면이 더러워지고 두 개의 표면반사가 생성될 수 있기 때문이다. 반사광을 조사한다. 모든 경선에서 동행이 보이도록 만든다. 구면 굴절이상인가 아니면 난시성 굴절이상인가? 구면경선을 중화시킨 다음 원주 축과 굴절력을 결정한다. 경선 방향을 다시 확인하고 검사거리에서 구면굴절력을 다시 확인한다. 검사가 끝났을 때 이 총검영값은 운무렌즈 역할을 한다.

오른쪽 눈이 주시하고 있는 동안 왼쪽 눈으로 이동하고 다시 검사를 시작한다. 왼쪽 눈을 마쳤을 때 양쪽 눈이 모두 1.50 D 정도 운무상태이다. 순검영값을 계산하고 나중에 자체 분석을 위해 기록한다.

경험이 축적되면 양쪽 눈을 검사하고 결과를 기록하는 지점에 도달하기까지 1분이나 2분 이내가 소요될 것이다. 이제 최종 확인검사를 위한 준비가 되었다.

자각적 굴절검사 Subjective Testing

자각적 굴절검사에서 피검사자에게 어떤 렌즈가 가장 잘 보이는지 묻는다. 광학적인 측면을 뒤로하고 망막상의 품질, 광수용체의 완전성, 대뇌 뒤쪽으로 가는 신경 경로 그리고 후두엽 피질의 반응을 포함하는 새로운 볼 게임을 시작한다. 통합 회로는 자극을 분석하고 피질하 중계를 통해 “더 나은” 응답으로 조화를 이루는 다수의 말단 기관에 대한 반응을 조정한다.

우리는 현재 지능, 감정, 피로 및 조절이 모두 시각적 자극의 감지 및 인식과 별개의 역할을 하는 통합된 피검사자를 다루고 있다. 가능한 한 다른 측면들이 가하는 간섭을 줄여야 한다. 쉬운 선택의 틀을 잡기 쉽도록 간단한 질문을 사용하여 피검사자를 편안하게 하고 협조를 얻는다. 피검사자가 무엇을 선호하는지 알고 싶을 뿐이며, “맞거나 틀린 답이 없기 때문에” 피검사자가 “실수할 수 없다”고 설명하고, 검사를 시작하는 것이 도움이 될 것이다.

피검사자들은 보편적으로 검사 과정에 대한 불안을 경험하며, 때로는 아주 좋은 이유가 있다. 일부 성급하고 덜 민감한 검사자는 너무 빨리 굴절검사를 수행한다. 피검사자들은 협력하고 적절하게 대응하기를 원하지만, 의사 결정이 매우 어려울 때가 있다. 피검사자를 조르면 더 혼란스러워하고 (가끔 공황이나 적개심을 가짐), 사실상 쓸모가 없는 반응을 조장한다.

검영법을 수행한 것과 동일한 순서로 굴절검사 결과를 확인한다. 먼저 구면굴절력, 그 다음 원주 축과 굴절력을 확인한다. 피검사자가 가장 잘 볼 수 있는 더 강한 플러스 굴절력 (또는 가장 약한 마이너스 굴절력)를 찾는다. 피검사자가 시력표 상단의 20/50부터 하단의 20/20까지 5개의 선이 있는 투사된 문자 시력표를 보도록 하는 것이 좋다.

구면 굴절력의 확인 Refining the Sphere

보통 오른쪽 눈을 먼저 검사하지만, 과거력이나 굴절검사 이전 시력검사에서 양안의 시력이 같지 않은 것으로 의심되는 경우, 항상 시력이 더 좋은 눈을 먼저 검사한다.

피검사자는 총검영값을 통해 시표를 보기 때문에 1.50 D 정도 운무상태 (플러스 굴절력 과잉상태)가 되어야 한다. 검사결과가 정확한 편이라면, 구면굴절력을 0.25 D 단계로 6번 클릭하여 감소시키면 상이 망막을 향해 뒤쪽으로 이동할 것이다. 실무에서 "흐려짐" 또는 "더 나음"이 의미하는 상태를 보여주면서 검사를 단계적으로 실시하면 더욱 정확할 것이다. 이것은 피검사자가 잘못된 결정 (이로 인해 잘못된 안경을 구입해야 함)에 대한 두려움을 누그러뜨릴 수 있도록 도와주면서 피검사자를 격려하는 일종의 게임과 같은 검사과정을 만든다. 부록 I 에서 주로 사용하는 단어로 "게임"과 같이 검사하는 과정을 찾아볼 수 있다.

정보가 필요할 때까지 피검사자에게 무엇을 보거나 읽을 수 있는지 묻지 않으면 시간을 절약할 수 있다. 구면굴절력을 확인하는 동안 이 렌즈가 "더 좋은지" 또는 "더 좋지 않은지" 여부만 알면 된다.

단계적으로 운무를 줄이면 피검사자는 각 단계마다 더 잘 보아야 한다. 끝점은 "더 좋지 않다"라고 할 때이다. 검영법이 능숙해질수록, 피검사자가 선택하는 구면굴절력은 검사자의 검사값 즉, 끝점이 마지막 운무렌즈를 제거했을 때와 일치하는 것을 알게 될 것이다. 피검사자가 검사자의 검사값에 동의하지 않을 때, 검사결과가 틀렸다고 안전하게 가정할 수 있다. 피검사자가 원하는 (더 잘 볼 수 있다고 하는) 구면굴절력을 제시하고, 나중에 검사값과 어떻게 다른지 확인한다. 검사값이 플러스 방향으로 더 높은지 아니면 마이너스 방향으로 더 낮은지 확인한다.

피검사자들은 굴절검사법의 강사 역할을 하기 때문에, 항상 주의를 기울이고 겸손하게 대하여야 한다.

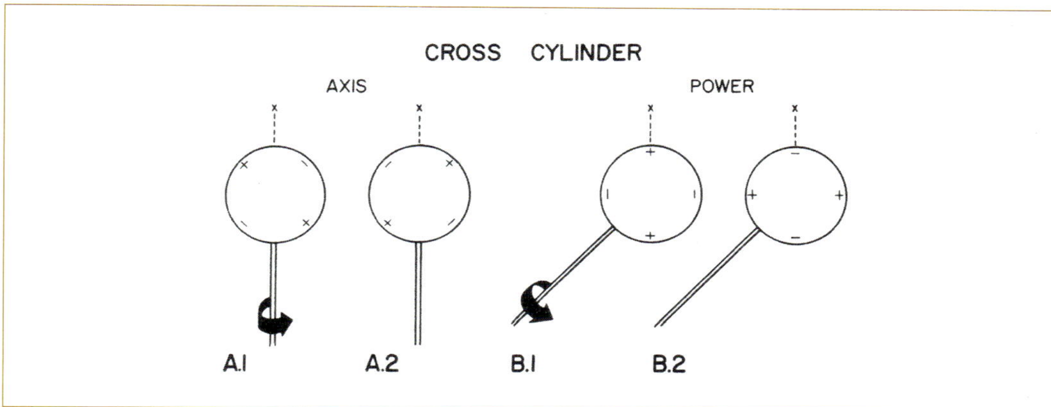

그림 13-6. 원주축과 굴절력의 정밀 확인. 축을 확인하는 경우, 손잡이를 교정 원주렌즈의 축과 일치시킨다. 플러스 원주축이 교정 원주렌즈의 축에서 양쪽으로 45° 벗어나도록 뒤집는다 (A.1, A.2). 굴절력을 확인하는 경우, 손잡이가 교정 원주렌즈의 축에서 양쪽으로 45° 벗어나도록 뒤집는다 (B.1, B.2). 플러스 원주축과 마이너스 원주축이 교대로 교정 원주렌즈의 축과 일치하도록 한다. 피검사자의 선호에 따라 교정 원주렌즈의 굴절력을 바꾼다.

원주 굴절력의 확인 Refining the Cylinder

일반적으로 잭슨 크로스실린더 즉, 한 경선은 (−) 굴절력이 있고 다른 경선은 (+) 굴절력이 있는 구원주렌즈를 사용하여 난시를 정밀 검사한다. 일반적으로 +0.25/−0.25 또는 +0.50/−0.50의 크로스실린더렌즈를 사용하여 난시교정 축과 굴절력을 세밀하게 조정한다. 원주축은 손잡이(포롭터의 경우 회전손잡이)에서 양옆으로 45° 떨어진 곳에 놓여 있다 (그림 13−6). 플러스 축은 흰 점, 마이너스 축은 붉은 점으로 표시된다.

손잡이를 돌려서 크로스실린더렌즈를 뒤집어서 피검사자에게 두 개의 (흐린) 상을 보여주고, 그 흐릿한 상태를 비교하도록 한다. 크로스실린더 검사의 마지막은 "비슷하게 좋지 않다"라고 응답할 때이다.

먼저, 축을 검사한다: 크로스실린더 렌즈의 손잡이를 난시교정 플러스 원주렌즈의 축과 일치시켜서 플러스 원주축이 한쪽으로 45° 벗어나도록 한다 (그림 13−6A1). 그런 다음 손잡이를 회전시켜서 플러스 원주축이 반대쪽으로 오도록 한다 (그림 13−6A2). 피검사자는 두 개의 상을 비교하여 어느 것이 덜 흐릿하게 보이는지 확인한다. 더 선명하게 보인다고 할 때, 플러스 원주축의 위치를 확인하고 교정 원주렌즈의 축을 플러스 원주축 방향으로 돌린다. (난시교정 마이너스 원주렌즈를 사용할 때에는 교정 원주렌즈의 축을 마이너스 원주축 방향으로 돌린다). 그런 다음 핸들을 새로 조정된 교정 원주축에 다시 일치시키고 검사를 반복한다. (처음에 교정 원주렌즈를 회전시키는 양은 피검사자의 반응과 난시의 크기에 따라 다르다. 아마 난시가 1.00 D 인 경우 회전량은 10°이며, 굴절력이 높을수록 회전량은 상대적으로 적어진다. 끝점 근처에서는 회전량을 더 적게 한다.) 두 위치에서 동일하게 흐려지면 교정 원주굴절력을 정밀 확인하는 단계로 이동한다. 의심스러울 경우 피검사자에게 익숙한 축을 선택한다.

다음으로, 굴절력을 검사한다: 손잡이를 돌려서 교정 원주렌즈 축에서 45° 벗어나도록 한다. 손잡이를 회전축으로 하여 렌즈를 뒤집으면 플러스 원주축과 마이너스 원주축이 교대로 교정 원주렌즈의 축과 일치한다. 플러스 원주축이 교정 원주렌즈의 축에 놓였을 때 (그림 13-6B.1) 상이 더 선명하게 보이면 플러스 원주굴절력을 증가시킨다. 마이너스 원주축이 교정 원주렌즈의 축에 놓였을 때 (그림 13-6B.2), 상이 더 선명하게 보이면 플러스 원주굴절력을 감소시킨다. 피검사자의 선호에 따라 교정 원주렌즈의 굴절력을 바꾼다. 끝점은 "동일하게 흐리다"고 하는 시점이다. 확실하지 않을 때는 원주렌즈의 굴절력을 낮게 선택한다.

임상 순서 The Clinical Sequence

전형적인 크로스실린더 검사순서를 살펴보겠다. 명확하게 이해할 수 있도록 그림과 같은 시험테를 사용하겠다. 구면굴절력을 정확하게 확인한 후 피검사자의 눈에 Plano +1.00 × 90을 가입했다고 가정한다. 왼쪽 눈을 가린다 (그림 13-7).

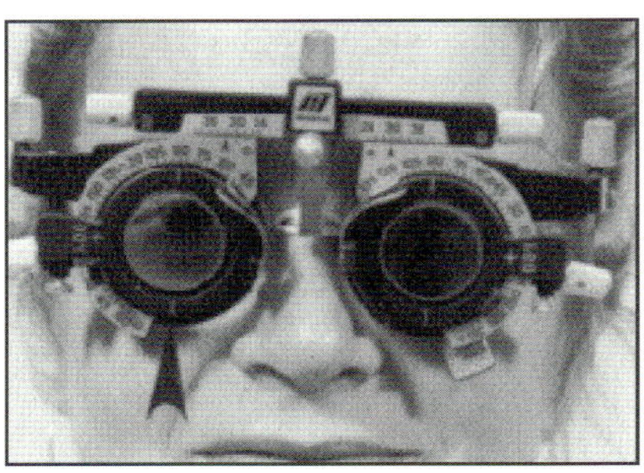

그림 13-7. 원주축과 굴절력을 확인하기 전, 시험테에 Plano +1.00 × 90이 가입된 상태.

교정 원주축을 미세하게 확인하기 위해 크로스실린더의 손잡이를 교정 원주렌즈의 축과 일치시킨다. 플러스 원주축이 한쪽에서 다른쪽으로 위치하도록 손잡이를 축으로 뒤집은 다음 피검사자에게 어떤 위치에서 상이 더 선명했는지 묻는다 (그림 13-8A).

피검사자가 두 번째 위치에서 상이 더 선명하게 보인다고 하는 경우 (그림 13-8B), 교정 원주렌즈의 축을 흰점 즉, 시계방향으로 돌려서 80° 방향에 놓이도록 한다. 검사를 반복하고, 지금 "둘 다 똑같이

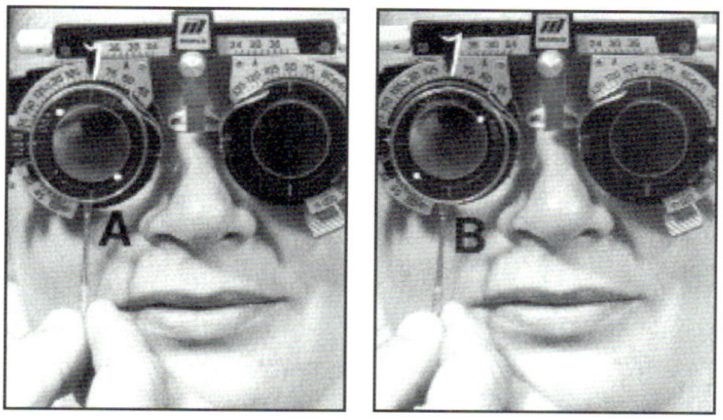

그림 13-8. 교정 원주축 확인. 손잡이를 90° 방향에 놓는다. (A) 흰점 (플러스 원주축)이 교정 원주렌즈의 축에서 어느 한쪽으로 45° 벗어나도록 놓는다. (B) 손잡이를 축으로 크로스실린더 렌즈를 뒤집으면 흰점 (플러스 원주축)이 반대쪽으로 벗어난다.

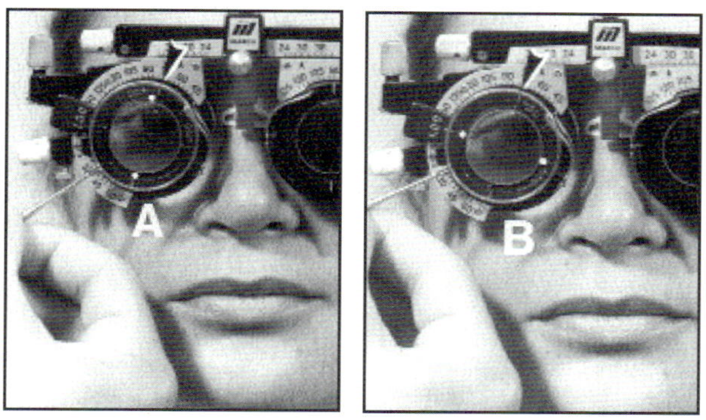

그림 13-9. 교정 원주굴절력 확인. 손잡이를 교정 원주렌즈의 축 (80°)에서 45° 벗어나도록 놓는다. (A) 흰점 (플러스 원주축)이 교정 원주렌즈의 축에 있을 때 플러스 굴절력이 증가한다. (B) 손잡이를 축으로 크로스실린더 렌즈를 뒤집으면 흰점 (플러스 원주축)이 반대쪽으로 벗어나며 [빨간 점 (마이너스 원주축)이 교정 원주렌즈의 축에 놓이며], 플러스 굴절력이 줄어든다.

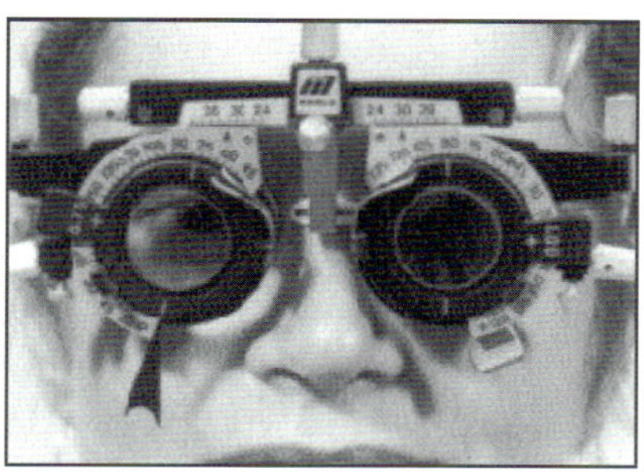

그림 13-10. 교정 원주축과 굴절력을 확인한 후, Plano +0.75 × 80 이 가입된 상태.

좋지 않다"라고 할 때 멈춘다. 이것은 교정 원주축이 80°일 때 좋다는 것을 의미하며, 따라서 검사결과를 Plano +1.00 × 80으로 수정한다.

이제 크로스실린더 렌즈의 손잡이를 이 축 (80°)에서 45° 벗어나도록 회전시키고 굴절력을 확인한다. 플러스 원주축을 80° 방향에 놓고 손잡이를 축으로 크로스실린더를 뒤집는다. 어느 위치가 더 좋은지 묻는다 (그림 13-9A).

피검사자는 플러스 원주굴절력이 더 적은 2번 위치 (그림 13-9B)를 선호한다. 교정 원주굴절력을 0.25 D 감소시키고 (+0.75 D가 되도록) 검사를 반복한다. 지금 "둘 다 똑같이 흐리다"라고 할 때 멈춘다.

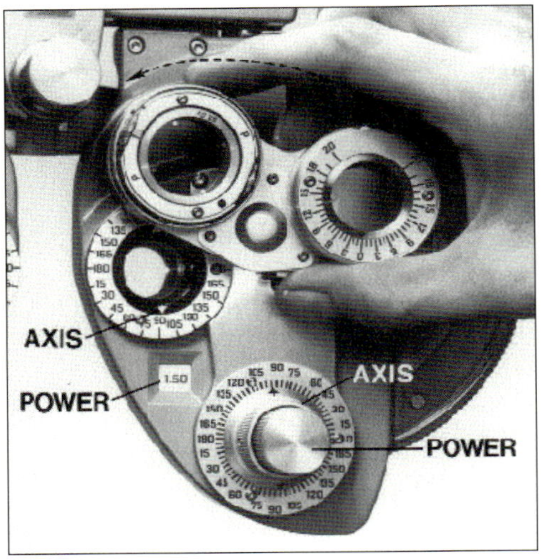

그림 13-11. 터렛 (포탑)을 돌려서 크로스실린더를 제 위치로 가져온다. 동심 노브 (아래)는 교정 원주렌즈의 축과 굴절력을 제어한다. 관찰구 아래의 창에 원주굴절력이 표시된다.

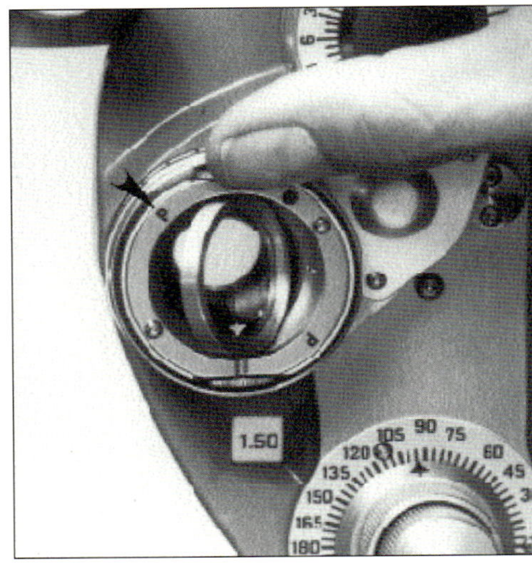

그림 13-12. 축을 확인하기 위해 크로스실린더를 뒤집는다. 크로스실린더의 핸들 (엄지 손잡이)은 교정 원주축과 일치한다. “P”는 교정 원주축에서 45° 벗어나 있다.

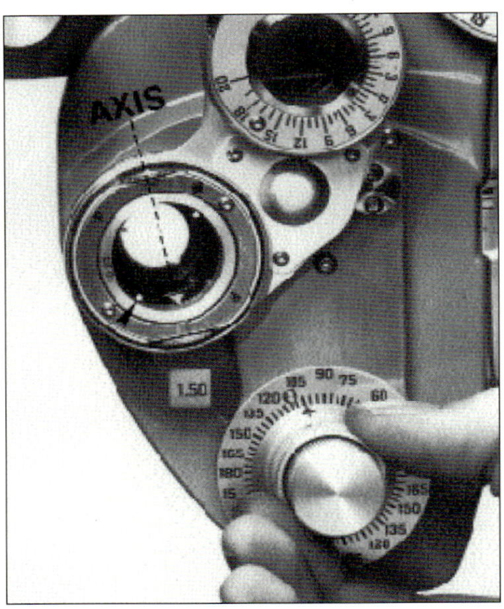

그림 13-13. 교정 원주축의 조정. 손잡이를 이용하여 교정 원주축의 위치를 조정한다. 크로스실린더는 교정 원주축과 함께 자동으로 회전한다.

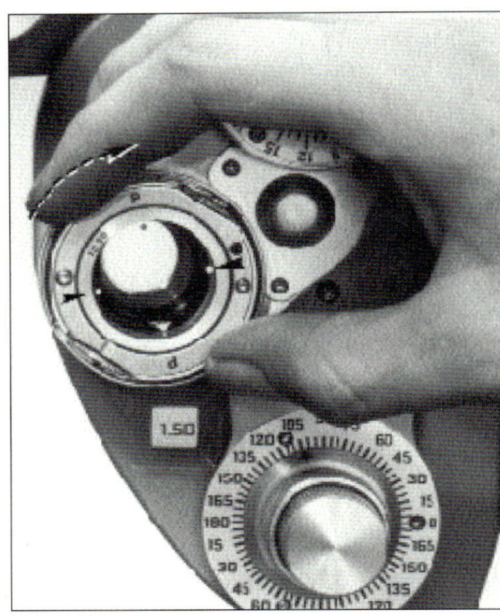

그림 13-14. 크로스실린더를 회전시켜서 교정 원주굴절력을 확인하기 위한 위치로 맞춘다. 이제 크로스실린더의 반전 손잡이가 교정 원주축에서 45° 벗어나 있다. “P” 마크 (빨간 점이나 흰 점)가 교정 원주축과 일치한다.

피검사자의 선호에 따라 교정 원주렌즈의 축을 10° 회전시키고 원주굴절력을 0.25 D 줄인다(그림 13-10). 일반적으로 고객과 마찬가지로 피검사자의 선택이 항상 옳기 때문에 고객이 선택한 렌즈를 제공한다.

그림 13-11 ~ 13-14는 포롭터에서 크로스실린더를 사용하는 모습이다 (American Optical Co. 제공). 이 크로스실린더렌즈를 이용하여 검사를 수행하는 방법은 부록 I의 작동 2에 나와 있다.

원주굴절력을 정밀하게 확인하는 데 필요한 "등가구면굴절력"[1]이라는 추가 개념이 있다. 이것은 원주굴절력을 변경할 때 바뀌는 난시 상의 디옵터값 중간지점을 의미한다. 등가구면굴절력을 유지하기 위해서는 원주굴절력을 변경할 때 구면굴절력을 보정해야 한다. 원주굴절력을 0.50 D 이상 변경할 때, 크로스실린더에 의한 상이 망막 앞뒤에 걸쳐있는 상태를 유지시키려면, 이 양의 절반에 해당하는 부호가 반대인 구면굴절력을 보정한다. 예를 들어 플러스 원주굴절력을 0.50 D 줄이면, 원주굴절력 확인을 반복하기 전에 구면굴절력을 +0.25 D 증가시킨다.

원주굴절력을 확인한 다음 구면굴절력을 다시 한번 확인한다. 이 시점에서만 피검사자에게 어떻게 보이는지 묻고, 시력을 기록한다.

이제 오른쪽 눈을 가리고, 왼쪽 눈에 대해 모든 과정을 반복한다.

양안 균형 Binocular Balance

지금까지 각 눈의 최대 교정시력을 별도로 측정했다. 이제 좌우안의 시력이 대략 같으면, 양안시 상태에서 시력이 균형을 이루는 끝점을 확정하고자 한다. 양안을 약간 운무시키고 (0.75 D 정도), 각 눈을 교대로 가리면서 흐려진 시표를 비교하도록 한다. 더 선명하게 보이는 눈에 0.25 D 운무굴절력을 더하고 다시 시표를 비교하도록 한다. 끝점은 "동일하게 흐리다"이다. 더 선명하게 보이는 눈에 0.25 D 운무굴절력을 더했을 때 더 선명한 눈이 바뀌면, 우위안이 더 잘 보이도록 한다. 보통 양안은 0.25 D 이내에서 균형을 이룰 것이다. 분명히 눈이 약시이거나 질환이 있는 경우 오해의 소지가 있다. 절대로 균형을 이루기 위해 시력을 낮추어서는 안 된다.

양안균형을 위한 운무굴절력을 단계적으로 제거할 때 피검사자가 이러한 조건에서 플러스 방향으로 0.25 D 를 더 받아들이는 것을 알 수 있다. 종종 이색검사가 양안 구면굴절력을 정밀하게 확인하는 데 도움을 준다. 피검사자는 이제 단안시 조건보다 한 줄 정도 더 잘 읽을 것이다.

부록 1의 단계 3에서 이를 설명하는 방법을 알려줄 것이다.

표 13-1. 나이에 따른 가입도: 정시자가 40 cm 거리에서 독서하기 위해서 요구되는 평균 가입도.

나이	가입도
45	+0.75
50	+1.25
55	+1.75
60	+2.00
65	+2.25
70	+2.50

근거리 시력 Near Vision

피검사자는 이제 원거리가 완벽하게 교정되었다. 나이가 40세 이상이고, 원시이거나 근거리시력과 관련하여 어떠한 증상이 있다면, 근거리에서 굴절검사를 실시해야 한다.

검사실의 불을 켜고 문자 차트를 제거한다. 독서봉을 내리고 대부분의 피검사자를 검사하기에 가장 적합한 거리인 40 cm (16인치) 거리에 시표 카드를 놓는다. 포롭터 몸체를 안쪽으로 모으고 (또는 PD를 조정하고) 피검사자에게 읽을 수 있는 가장 아랫줄을 읽도록 한다. 이것은 포롭터에 가입된 원용 교정굴절력을 기록하는 동안 조절을 자극시킨다.

피검사자가 맨 아랫줄을 쉽게 읽을 수 없으면, 양쪽 눈앞에 나이에 따른 예상가입도 (표 13-1)의 절반값을 가입한다. 그런 다음 양쪽 눈앞에서 구면굴절력을 0.25 D 단계로 동시에 증가시키면서, 시력이 더 좋은지 여부를 묻는다. 끝점은 "더 이상 좋아지지 않는다"이다.

원거리와 근거리에서 구면굴절력의 차이를 계산하고 이 값을 근용 가입굴절력으로 기록한다 (예를 들어 원용 교정도수가 +0.50 D 구면굴절력이고 근용 교정도수가 +2.00 D 구면굴절력이라면, 가입도는 +1.50 D 이다. 부록 1, 단계 4 참조).

필요 이상의 높은 가입도는 피해야 한다. 이유는 디옵터 굴절력이 명시범위의 원점을 제한하기 때문이다. 예를 들어 가입도 +2.00 D 는 50 cm 보다 더 멀리 있는 사물이 흐려 보이고, 가입도 +3.00 D 는 33 cm 이상을 흐려 보이게 한다.

여기 유용하게 사용할 수 있는 요약 내용이 있다.

POINT

굴절검사 순서도:

I. 검영기로 우안을 검사한다 (좌안은 타깃을 주시한다).
검영기로 좌안을 검사한다 (우안은 타깃을 주시한다).

II. A. 우안의 구면굴절력을 다시 확인한다 (좌안은 가린다).
우안의 원주축과 굴절력을 다시 확인한다 (좌안은 가린다).
우안의 시력을 기록한다 (좌안은 가린다).

B. 좌안의 구면굴절력을 다시 확인한다 (우안은 가린다).
좌안의 원주축과 굴절력을 다시 확인한다 (우안은 가린다).
좌안의 시력을 기록한다 (우안은 가린다).

III. 양안을 운무시키고 균형을 맞춘다 (좌우안의 시력이 동일한 경우).
양안의 구면굴절력을 다시 확인한다.
각 눈의 원거리 교정굴절력을 기록한다.

IV. 근거리를 위한 양안 가입도.
가입도를 기록한다.

처방 The Prescription

이러한 검사결과를 현성 (건성) 굴절검사 (조절마비제를 사용하지 않고 실시한 검사, 보통 M이라고 표현한다) 값으로 기록한다. 피검사자에게 조절마비제를 투여했다면 대문자 C로 표시한다. 이러한 굴절검사값을 검영값과 비교한다.

위와 같이 검영법과 자각적 정밀 확인은 굴절검사법으로 정의되며, 굴절검사 전문가가 수행할 수 있다. 처방서가 피검사자에게 주어지는 경우, 이것은 굴절검사가 되고 대부분의 주에서 의사나 옵토메트리스트가 발행한다.

지금 검사된 내용을 바탕으로 하고 있는 일이야말로 굴절검사의 진정한 예술이다. 처방서를 작성하거나 작성하지 않을 수 있다. 대부분의 낮은 굴절이상 (구면굴절력이나 원주굴절력이 1 D 보다 적은 경우)은 반드시 교정되어야 하는 것은 아니다. 처방서를 작성할 때, 일반적으로 피검사자의 증상, 이전 처방내용 및 안경의 유형, 안근의 균형상태, 직업 등에 따라서 굴절검사 결과가 수정될 수 있다.

"만족도를 향상시키는 것이 어렵다" 그렇기 때문에 굴절이상을 발견했다고 단순하게 처방하는 것을 조심해야 한다. 안경의 가격은 돈보다 더 비싸고, 불필요한 처방은 피검사자가 아니라 하더라도 검사자에게 해를 끼칠 것이다.

다음 3가지 이유로 안경 처방을 가장 중요하게 생각해야 한다: 1) 피검사자가 사물을 더 잘 볼 수 있도록 돕기 위해 (그들이 원하는 경우); 2) 피검사자가 더 편안하도록 돕기 위해 (처방전이 증상을 없애줄 수 있는 경우); 그리고 3) 피검사자의 외모가 더 잘 보이도록 돕기 위해 (안경이 사시를 교정해주거나 안검하수를 가리는 경우 등). 처방이 이러한 기준 중 하나를 충족시킬 수 있다고 합리적으로 기대할 수 있는 경우에만, 검사자의 노력이 높게 평가될 것이라는 확신을 가지고 처방할 수 있다.

황금률 Golden Rules

필요한 경우가 아니면 안경을 처방하지 말라 (위 참조). 시력이나 증상이 현저하게 개선되지 않는 한 처방을 바꾸지 말라. 한 번에 너무 크게 (1 D 이상) 변화시키지 말라.

자각적 굴절검사의 요약 Subjective Summary

자각적 굴절검사를 위한 자신만의 방법을 개발하고, 시간이 지나면 다양한 유형의 피검사자와 가장 잘 소통할 수 있는 방법을 찾을 수 있다. 정돈된 순서로 대화하고 행동해야 할지 모른다는 것은 초기에 큰 장애물이 된다. 부록 1에서 도움이 될 수 있는 간단한 굴절검사 과정을 확인할 수 있다.

이러한 역설을 기억해라: 자각적 굴절검사에 많은 시간을 할애할수록 정확도가 떨어진다. 짧고 간단하게 진행한다. 피검사자를 편안하게 하고 피검사자는 실수가 없다는 점을 상기시킨다. 평정심을 길러야 한다. 20/200 수준의 두뇌에서 20/20의 굴절검사 결과를 얻을 수 없다.

특별한 상황 Special Circumstances

조절마비 Cycloplegia

일반적으로 구면수차와 불규칙 반사를 피하기 위해 동공을 확대시키지 않은 상태에서 검영법을 시행한다. 조절이 활성적이어서 조절마비제를 사용해야 하는 경우 (어린이나 원시의 경우), 동공 가장자리의 반사를 피하고 중심부 반사를 관찰해야 한다. 조절마비제가 조절을 이완시키기 때문에, 피검사자에게 검영기나 검사자의 귀를 주시하도록 하여 정렬상태를 개선하거나, 주시 상태를 개선하기 위해 흥미로운 근거리 물체를 사용할 수도 있다. 청소년기 원시자는 조절마비 상태에서 더 많은 플러스 굴절력을 받아들일 것이다. 이렇게 처방된 렌즈는 일반적으로 조절마비 효과가 사라졌을 때 시력을 흐리게 한다. 일반적으로 우리는 피검사자가 좀더 생리적인 상황으로 회복되었을 때 검사결과를 받아들일 수 있는지 확인하기 위해 나중에 다시 굴절검사를 수행한다 (조절마비후 검사; post-cycloplegic)라고 함).

휴대용 검영법 Portable Retinoscopy

수술실에 있는 무수정체안이나 사시가 있는 유아 또는 요양원의 노령자들에게 검영법용 판부렌즈 (그림 13-15)는 매우 편리하게 사용할 수 있다. 시험렌즈세트를 들고 다니지 않고 주머니에 한 벌의 판부렌즈를 휴대할 수 있다. 판부렌즈를 사용하는 경우 구면렌즈 검영법을 실시한다. 포롭터가 없지만 구면렌즈 검영법보다 더 높은 정확도가 필요한 경우, 특별히 강한 교정굴절력의 Halberg 클립을 피검사자의 안경에 덧붙이고 검영법을 수행한다 (예 무수정체안의 경우) (그림 13-23 참조).

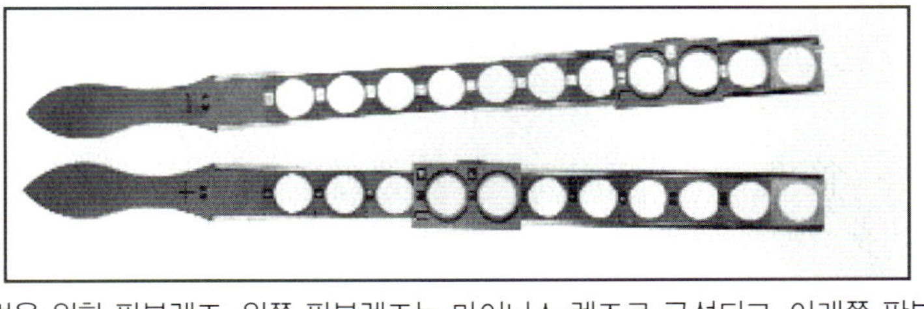

그림 13-15. 검영법을 위한 판부렌즈. 위쪽 판부렌즈는 마이너스 렌즈로 구성되고, 아래쪽 판부렌즈는 플러스 렌즈로 구성되어 있다. 각각 10개의 구면굴절력 (1.00 D ~ 10.00 D 까지)과 슬라이딩 보조렌즈 (0.50 D 및 10.00 D)가 있다. 이것은 평면부터 10.50 D 까지 0.50 D 단계로 제공하고, 11.00 D ~ 20.00 D는 1.00 D 단계로 제공한다 (Western Ophth-almics, WO-180).

마취상태에서 강한 플러스 교정굴절력이 요구되는 피검사자를 검사하는 경우 (선천성 백내장 제거술 이후의 유아는 +23.00 D 이상이 필요할 수 있음), Enoch은 정점간거리를 기반으로 하는 간단하고 정확한 검영법을 고안했다.[3]

어린이 검영법 Retinoscopy with Children

대부분의 검사자는 아이들을 잘 다루지 못한다. 그들의 예측 불가능성과 협조 부족은 우리의 평정심을 잃게 만들 수 있다. 일단 아이가 울기 시작하면 검영법이 중단될 수밖에 없다. 눈을 감게 되면 아무런 해결 방법이 없고 꾸지람을 주면 상황이 더 악화된다 (그림 13-16 ~ 13-22).

어린이의 검영법에서 성공은 울지 않도록 예방하는 것이다. 아이들은 수류탄처럼 폭발성이 있기 때문에 조심스럽게 대해야 한다. 거리를 유지하고 친해지기 전까지 너무 편안해지지 않도록 한다. 천천히 움직이고, 안심할 수 있는 목소리를 내며, 재미있고 시끄러운 장난감을 많이 가지고 있어야 한다. 아이에게 무엇을 할 것인지 알려주고, 먼저 부모나 검사자에게 검영법 (또는 안약 투여 등)을 시연한다.

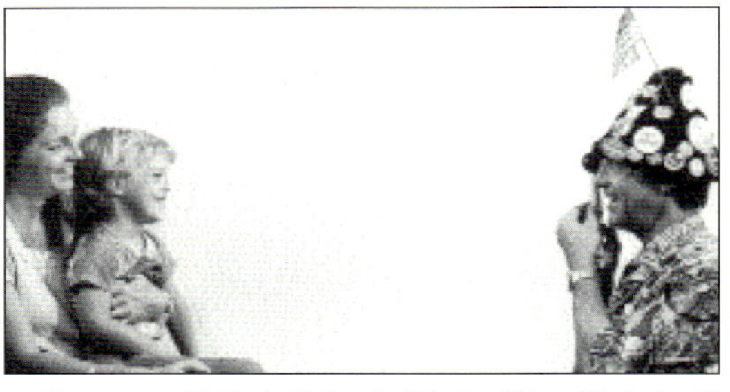

그림 13-16. 반사의 점검. 거리를 유지하고 친해지도록 노력한다. 필요하면 1 m 거리에서 중화점을 찾는다. 장난감과 광대 모자는 아이를 편안하게 하는 데 도움이 된다.

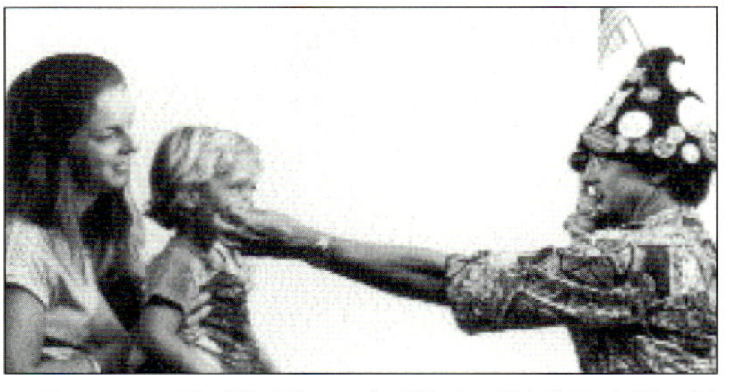

그림 13-17. 휴대용 렌즈. 아이들이 불안해하면 렌즈를 손으로 들고 사용한다. 주시용 타깃을 입으로 고정시킨다.

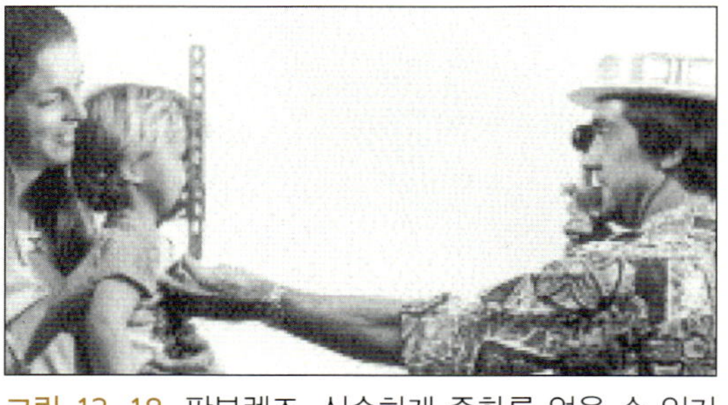

그림 13-18. 판부렌즈. 신속하게 중화를 얻을 수 있기 때문에 값을 매길 수 없다. 어떤 아이들은 이것을 주걱으로 착각할 수 있으므로 조심스럽게 보여준다.

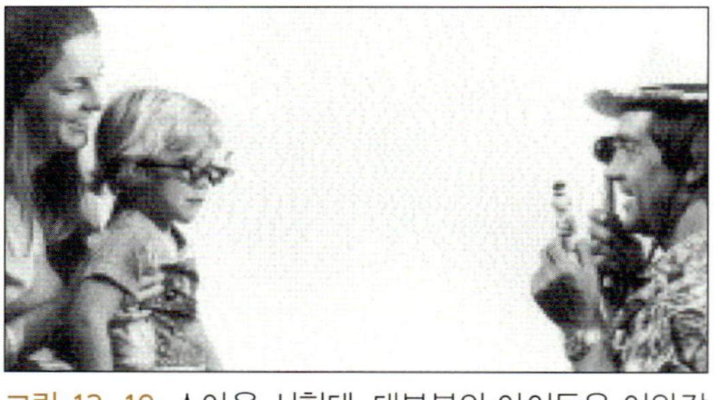

그림 13-19. 소아용 시험테. 대부분의 아이들은 이와같이 편안하고 가벼운 시험테를 받아들일 것이다. 이 시험테는 일반적으로 난시도가 높아서 실제로 정확한 검사(양쪽걸치기)가 요구되는 경우에 사용한다.

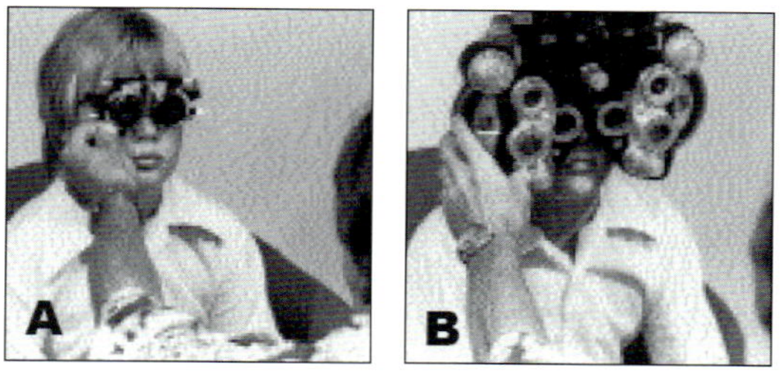

그림 13-20. 6세 이후에는 시험테 (A)를 사용하지 않는다. 요즘 많은 어린이들은 포롭터 (B)를 좋아한다. 흔히 "우주비행사가 착용하는 쌍안경" 또는 "우주 스캐너"라고 비유하면 좋아한다.

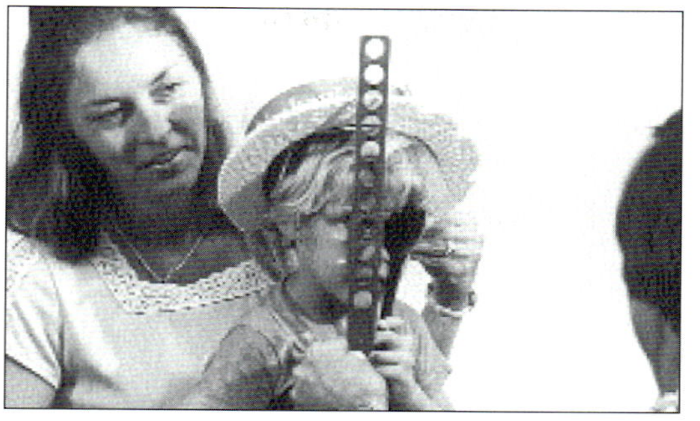

그림 13-21. 사시. 편위안의 검영법을 실시할 때 어머니가 어린이의 우위안을 가려서 시선이 정렬상태를 유지하도록 한다.

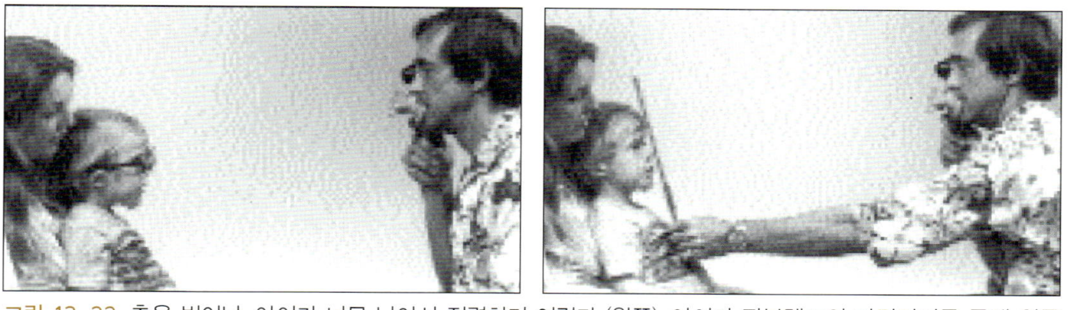

그림 13-22. 축을 벗어남. 아이가 너무 낮아서 정렬하기 어렵다 (왼쪽). 아이가 판부렌즈의 가장자리를 통해 위를 올려보도록 하여 반사를 막을 수 있다 (오른쪽).

그림 13-23. Halberg 클립. 피검사자가 안경을 착용한 상태에서 검영법을 실시한다. 클립에 렌즈가 들어 있다.

주시 Fixation

4~5세까지의 아이들은 부모의 무릎에 앉히는 것이 더 편하다. 보통 조절마비제를 사용하기 때문에, 근거리 주시용 타깃을 사용할 수 있다. 자유로운 손이나 입을 사용하여 주시용 장난감을 고정시킨다. 나이가 많은 아이들은 일반적으로 혼자 앉고, 부모는 검사실의 끝에 앉는다. 아이가 주시상태를 유지하도록 엄마의 손가락을 세도록 할 수 있다. 어떤 검사자는 애니메이션 장난감이나 심지어 영상을 사용하기도 한다.

다양한 추정기술을 사용하여 렌즈를 사용하지 않고서도 필요한 모든 것을 자주 얻을 수 있다는 것을 기억하라.

어린이를 대상으로 검영법을 시도할 수 있다. 냉정함을 유지하면 매우 만족스러운 결과를 얻을 수 있다. 시간이 지나면 잃는 것보다 더 많이 얻게 될 것이다. Copeland는 이 주제에 관해 검사자들이 검토해야 할 훌륭한 논문을 썼다.[4]

다른 기술들 Other Tricks

입사중화 Incident Neutral

입사중화라는 용어는 망막에 검영기 광선이 초점을 맺을 때 만들어지는 적색 반사를 가리킨다 (우리가 중화 상태에서 볼 수 있는 불시적으로 반사광의 움직임이 없는 상태와 반대).[5] 검사거리에서 밝은 주황색의 망막반사가 보일 때까지, 슬리브를 중간지점 (입사광이 동공에 초점을 맺는 지점)보다 약간 위쪽에 놓일 때까지 낮추어서, 입사중화를 만들 수 있다. 이 반사를 이용하여 일반적으로 산동 상태에서 역조명으로 매질을 연구한다. 적색 바탕에 검은색으로 나타나는 백내장, 유리체 부유물 또는 각막혼탁 등을 확인하기 위한 좋은 방법이다. 파트너를 대상으로 실습하기 바란다.

안경착용 검영법 Retinoscopy Over Glasses

피검사자의 안경 앞에 보정렌즈를 가입하고 처방을 확인할 수 있다 (그림 6-9 참조). 피검사자가 아주 높은 굴절력의 교정안경을 착용할 때, Halberg 클립 (안경에 끼울 수 있는 소형 시험테)을 교정안경에 끼우고 검영법을 실시하여, 시간을 절약하고 정점간거리에 대한 문제를 피할 수 있다. 이 방법은 또한 판부렌즈를 사용하는 것보다 더 높은 정확도를 얻을 수 있기 때문에, 포롭터를 가져갈 수 없는 요양원이나 기타 다른 장소에서도 유용하다 (그림 13-23).

난시가 심한 피검사자가 새로운 안경을 착용했을 때 왜곡으로 불편함을 호소하는 경우, 보정렌즈를 통해 양쪽걸치기 (그림 8-9 참조)를 통해 원주축이 정확한지 확인할 수 있다. 이렇게 하여 눈앞에 놓인 교정 원주렌즈의 정확한 위치를 확인할 수 있다.

마이너스 원주렌즈 포롭터 Minus Cylinder Refractors

마이너스 원주렌즈가 내장된 포롭터에서 플러스 원주렌즈 검영법을 적용하려면 더블클릭법(double-click method)을 사용한다. 언제나 동행 움직임을 친숙하게 사용할 수 있도록, 원주렌즈를 기계적으로 바꾼다.

여기에서 그 방법을 소개하겠다:

1. 평소와 같은 방식으로 구면굴절력을 정밀하게 확인한다. 이렇게 한 이후에는 원주경선에서 동행이 남아 있을 것이다.
2. 교정 원주렌즈의 축을 원주경선과 수직을 이루는 경선에 놓는다.
3. 구면경선과 원주경선을 모두 조정하여 동행 상태를 중화시킨다. 정확한 경선에서 +0.25 D 원주굴절력을 생성하기 위해서는, +0.25 D 구면굴절력과 함께 −0.25 D 마이너스 원주굴절력을 가입한다.

따라서 −0.25 D 원주굴절력을 변경할 때마다 +0.25 D 구면굴절력을 가입한다. 이것은 원주렌즈의 효과를 적절한 경선에서 플러스 원주렌즈 효과로 바꾼다. 더블 클릭법을 사용할 때, 마이너스 원주렌즈 규칙에 따라 원주축과 굴절력을 세밀하게 조정한다. 자각적 굴절검사에서 크로스실린더에 의한 축 검사는 적색점 (마이너스축)을 따르고 (더 선명할 때 교정원주축을 적색점 쪽으로 회전시킴), 굴절력 검사는 더 선명할 때 교정원주축과 적색점이 일치하면 마이너스 원주굴절력을 증가시키고, 백색점이 일치하면 플러스 원주굴절력을 증가시킨다.

더블 클릭법은 얼핏 복잡해 보이지만, 실제로는 몇 분 안에 반사를 중화시킬 수 있는 간단한 방법이다. 난시 반사가 중화될 때까지 마이너스 원주굴절력을 가입하고 플러스 구면굴절력을 가입한다. 오류를 방지하려면 먼저 포롭터의 굴절력 표시창을 보고 검사결과를 직접 기록한 다음 플러스 원주형으로 전환시킨다.

기타 팁 Miscellaneous Tips

일반적인 어려움을 해결하기 위한 최종 견해는 다음과 같다:

- 반사가 바뀌는 것이 보이면, 피검사자가 조절하고 있다. 이 상태를 제어할 수 없으면 멈춘 다음 조절마비제를 사용한다.
- 0.25 D 난시의 존재 또는 축 위치가 확실하지 않으면 무시한다. 대부분의 피검사자들은 작은 난시를 감지할 수 없다.
- 반사광이 너무 희미하게 보이면, 더 가까운 지점 (대략 25 cm)으로 이동하여 중화시킨 다음, 검사거리를 보정하거나 아니면 검영기의 전압을 증가시키거나 산동시킨다.
- 검영법 도중에 반사광이 사라지면 렌즈에 김이 서리는지 확인한다. 차가운 방에 있는 피검사자의 체온이 높으면 렌즈에 김이 서릴 수 있다. 이러한 현상은 보통 포롭터가 따뜻해지기 이전의 아침에 발생한다. 일반적으로 정점간거리를 약간 증가시키면 도움이 된다.
- 산동된 경우, 동공 중심부에서 반사광의 움직임을 관찰해야 한다.
- 반사광이 움직이지 않는 것처럼 보이면, 일반적으로 굴절이상이 높다. 슬리브를 아래로 내리고 (동행으로 반전시켜서 역행을 확인) 높은 마이너스 굴절력으로 반사광의 움직임을 확인한다. 근시가 아닌 경우, 동행이 보일 때까지 높은 플러스 굴절력을 가입한다.
- 반사가 가위로 잘린 것처럼 보이면, 정렬 상태를 확인하고 (축을 벗어났는가?), 혹은 피검사자를 향해 앞으로 이동한다 (단순히 역행이었는가?). 직상 검영법을 시도하고, 이 추정값을 적용하여 자각적 평가를 실시한다. 모든 방법이 실패하면, 각막곡률측정값을 확인하여 마이어 상이 왜곡되었는지 확인한다 (원추각막일 수 있다).

자신감이 생기면 피검사자가 착용하는 안경의 원주축과 포롭터의 원주축을 동일하게 설정하고 먼저 반대경선 (구면경선)을 검사하여 시간을 절약할 수 있다. 마찬가지로, 피검사자가 크로스실린더로 확인한 원주축과 굴절력에 만족한다면, 검영법으로 난시축을 확인하는 데 시간을 낭비할 필요가 없다.

대부분의 경우 피검사자가 굴절검사 결과를 신속하게 정밀 확인할 수 있도록 기준 시점의 측정값을 제공하기 위해 검영법을 사용한다는 점을 기억하라. 피검사자가 자각적 굴절검사에 협조할 수 없는 경우를 제외하고, 일반적으로 매우 정확할 필요는 없다. 우리는 스스로를 도울 수 없는 피검사자의 5% 정도를 도울 수 있도록 정확도를 향상시키는 방법을 배운다.

예민한 성인을 검사할 때, 신속하게 "야구장검영법 (대략적인 검사값을 얻는 방법)"을 수행한 다음 절약된 시간에 세밀하게 자각적 확인검사를 실시하여 시간을 가장 잘 활용할 수 있음을 알게 될 것이다.

검영법 결과를 현성 굴절검사와 지속적으로 비교함으로써 검사기술이 더 빠르게 개선될 것이며, 다양한 상황에서 정확도를 평가하는 법을 배우게 될 것이다. 자기 분석을 통해 자신감을 키울 수 있다. 즉, 측정값을 신뢰할 때와, 피검사자의 반응을 신뢰할 때를 알게 될 것이다.

이제 즐겁게 웃으면서 검영법을 수행하기 바란다 (그림 13-24).

검영법은 그랜드 피아노와 비슷하다. 당신이 "젓가락 행진곡"을 뛰어넘어서, Rachmaninoff 피아노 협주곡까지 나아가는지 여부는, 노력 여하에 달려 있다.

"배울 가치가 있는 유일한 것은 다 알고 나서야 배운다."
Harry S. Truman

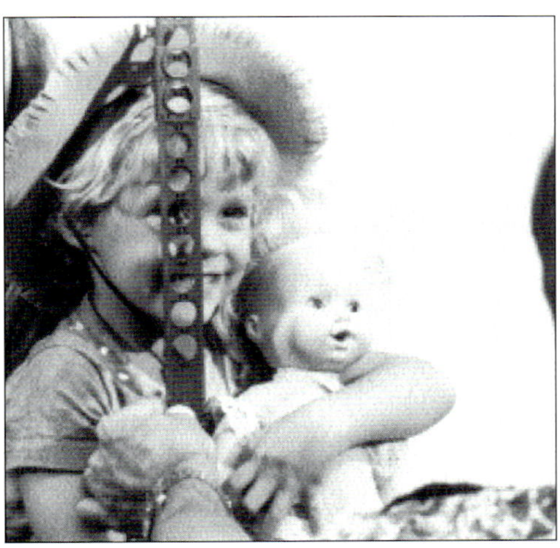

그림 13-24. 웃으면서 검영법을 즐긴다!

참고문헌 (REFERENCES)

1. Isenstein C. Clinical application of the conoid of Sturm. In Sloan AE, ed. Manual of Refraction. 2nd ed. Boston, Mass: Little, Brown and Co; 1970:73.

2. Michels DD. Vision Optics and Refraction, A Clinical Approach. St. Louis, Mo: CV Mosby; 1970:231,238.

3. Copeland JC. The refraction of children with special reference to retinoscopy. Int Ophthalmol Clin. 1970;3:959–970.

4. Enoch JM. A rapid, accurate technique for retinoscopy of the aphakic infant or child in the operating room. Am J Ophthalmol. 1974;78:335–336.

부록 1

빠른 굴절검사
Speedy Refraction

방법 1_ 검영법 Retinoscopy

피검사자는 포롭터에 앉아 있고 양안이 개방되어 있다. 오른쪽 눈에는 렌즈가 없고 왼쪽 눈은 1.50 D 의 운무렌즈를 통해 멀리 있는 빛을 주시한다[14].

검사자: "이제 눈을 편안히 하고 흐린 불빛을 바라보세요."

검사자는 우안으로 피검사자의 우안을 검사한다 (피검사자는 좌안으로 원거리에 있는 타깃을 주시한다). 검영기를 좌안으로 옮기고 검사한다 (이제 우안은 총검영값을 통해 1.50 D 운무상태에서 타깃을 주시한다).

검사자: "빛은 여전히 흐리게 보일 것입니다. 편안한 마음으로 바라보세요."

검사자는 좌안으로 피검사자의 좌안을 검사한다 (피검사자는 우안으로 타깃을 주시한다). 이제 양안에 1.50 D 운무렌즈가 가입되었을 것이다. 원거리에 있는 주시용 타깃의 불빛을 끄고 문자 시력표 (20/50에서 20/20까지)의 조명을 켠다.

14) "운무렌즈"는 버전스 (플러스) 굴절력을 증가시키는 렌즈로 언급된다. 운무시킬 때 구면굴절력을 플러스 방향으로 증가시킨다. 구면굴절력을 마이너스 방향으로 감소시켜 운무를 제거한다.

방법 2_ 운무상태의 자각적 굴절검사 Fogging Subjective

단계 1: 구면 굴절력 확인

좌안을 가린다 (우안은 1.50 D 운무된 상태이다).

검사자: "이제 몇 개의 문자를 보여 주겠습니다. 하지만 여전히 흐리게 보일 것입니다. 그렇지요?"

피검사자: "네, 맞아요. 흐리게 보입니다!"

검사자: "한 번에 조금씩 더 선명하게 보이도록 하겠습니다."

운무상태를 4단계로 빠르게 제거한다 (지금은 0.50 D 운무상태이다).

검사자: "지금은 좀 더 선명하게 보입니까?"

피검사자: "네 맞아요!"

한 단계 운무를 제거한다 (이제 0.25 D 운무상태이다).

검사자: "더 좋아졌나요?"

피검사자: "네 맞아요."

검사자: "이제 다음에는 더 좋아졌나요?"

한 단계 운무를 제거한다 (이제 운무상태가 제거되었다).

피검사자: "네, 좋아졌어요."

검사자: "좋습니다. 이제 다음이 더 좋아요? 아니면 똑같은가요?" ("작아지거나 어두워지거나 멀어지는 것 같아요?")

한 단계 더 바꾼다 (−0.25 D 과교정 상태이다).

피검사자: "아니요. 더 좋지 않아요."

한 단계 되돌린다. 여기서 멈춘다.

단계 2: 교정 원주렌즈의 축과 굴절력 확인

단계 2-1: 교정 원주축 확인 (크로스실린더의 플러스 및 마이너스 경선을 교정 원주렌즈의 축에서 45° 벗어나도록 놓는다):

검사자: "이제 두 개의 렌즈를 보여 드리겠습니다. 그 중 하나를 선택하면 됩니다. 둘 다 좋지 않습니다. 흐리게 보일 겁니다. 하나가 다른 것보다 더 좋은지 확인하세요.", "이것이 첫 번째입니다 (1초 정도 보여준다) 그리고 (렌즈를 뒤집는다) 이것이 두 번째입니다."

더 선명하게 보인다고 응답한 상태에서 교정 원주렌즈의 축을 크로스실린더의 백색 점 (플러스 축경선)을 향해 회전시켜서 축을 정확하게 확인한다. 종료점은 똑같이 흐려 보인다고 할 때이다.

검사자: "이제 똑같이 흐려 보입니까?"
피검사자: "네, 둘 다 흐려 보입니다."

단계 2-2: 교정 원주굴절력 확인 (크로스실린더의 플러스 또는 마이너스 축을 교정 원주렌즈의 축과 일치시킨다).

검사자: "이제 두 가지 중 더 좋지 않은 상태를 선택합니다. 하나가 다른 하나보다 더 선명한지 확인하세요. 지금이 1번입니다." (1초 정도 멈춘다) "그리고 (렌즈를 뒤집는다) 이것이 2번입니다."

교정 원주굴절력을 플러스 방향으로 증가시키거나 마이너스 방향으로 감소시켜서 피검사자가 선호하는 상태로 조정한다. 종료점은 똑같이 흐려 보인다고 할 때이다 (불확실한 경우 굴절력이 더 낮은 상태를 선택한다). 크로스실린더렌즈를 제거한다.

단계 2-3: 최종 확인

검사자: "읽을 수 있는 가장 작은 시표를 읽어보세요?"
피검사자: "T…Z…V…"
검사자: "좋습니다.!"

구면굴절력을 다시 확인한다 (특히 교정 원주굴절력이 0.50 D 이상 바뀌었을 때). 이제 우안을 가리고 좌안을 개방한다. (좌안은 1.50 D 운무된 상태이다). 좌안에 대해 전체 과정을 반복한다.

단계 3: 균형 검사

이제 우안을 개방한다. 양안에 최적의 원거리 교정굴절력이 가입되어 있다.

검사자:"이제 양안으로 매우 선명하게 볼 수 있습니다. 그렇지요?"
피검사자: "네! 맞아요!"

이제 양손을 이용하여 양쪽 눈앞의 구면굴절력을 동시에 바꾼다.
검사자: "지금보다 조금 흐린 상태를 만들겠습니다....."

한 단계 운무시킨다 (0.25 D 운무상태).

검사자: "더 흐리게 보입니다...."

한 번 더 운무시킨다 (0.50 D 운무상태).

검사자: "더 흐리게 보입니다...."

한 번 더 운무시킨다 (0.75 D 운무상태).

검사자: "이제 아주 흐리게 보입니다. 맞죠?"
피검사자: "왜 이렇게 흐리게 보입니까?"

휴대형 가림판으로 양안을 교대로 가린다.

검사자: "이제 양쪽 눈이 똑같이 흐리게 보이는지 확인하세요. 오른쪽 눈이 더 흐립니까? (가림판으로 오른쪽 눈을 가린다) 왼쪽 눈이 더 흐립니까?"

더 "선명한" 쪽에 +0.25 D 구면굴절력을 더하여 균형을 맞출 때까지 반복한다. 끝점은 동일하게 흐려 보이는 상태이다.

검사자: "이제 더 잘 보이도록 조정하겠습니다."

양안의 운무상태를 한 단계 제거한다 (이제 0.50 D 운무상태).

검사자: "약간 더 좋아졌나요?"

양안의 운무상태를 한 단계 제거한다 (이제 0.25 D 운무상태).

검사자: "더 좋아졌나요? 이제 다음은 더 좋아지는지 아니면 지금과 동일한지 확인하세요?"

양안의 운무 상태를 한 단계 줄인다 (이제 운무렌즈가 없는 상태). 의심스러운 경우 플러스 쪽으로 선택한다. 일반적으로 양안시 상태에서는 +0.25 D 를 더 받아들이는 경향이다. 이제 최대 플러스 굴절력으로 원거리 균형상태를 얻었다. 양안시 상태에서 끝점은 적록검사로 확인할 수 있다.

단계 4 : 근거리 자각적 굴절검사

이 검사는 40대 이상 (원시라면 30대)의 피검사자 또는 근거리에서 불편한 증상을 갖고 있는 피검사자를 대상으로 시행한다. 검사실의 전등을 켜고 16인치 (40 cm) 거리에 근거리 검사용 시표를 놓고 포롭터 헤드를 폭주상태로 조정한다.

피검사자: "이제 시표를 잠깐 보세요." ("읽을 수 있나요?")

이 시점에서 원거리 처방도수를 기록하는 동안 피검사자의 조절이 자극된다. (피검사자는 가입도가 없는 상태이다.) 양손을 이용해서 양안 앞에 렌즈를 동시에 바꾼다. "나이에 따른 가입도"의 절반 정도를 가입한다.

검사자: "이제 글씨가 더 잘 보입니까?"

구면굴절력을 0.25 D 단계로 증가시키면서 확인한다.
"이제 더 선명한가요? ("더 잘 보이는지 확인하세요?")

끝점은 더 이상 선명해지지 않을 때이다. 이 시점이 중요하다. 가입도가 너무 많이 가입되지 않도록 주의한다!

검사자: "이제 맨 아랫줄을 읽어보세요."

피검사자가 읽는 동안 가입도를 기록한다.

종료: 전체 소요시간은 3분에서 6분 정도이다.
주의: 이 과정은 짧다. 따라서 피로가 적고 정확도가 높다. 피검사자에게 시표를 읽도록 요청하는 경우는 거의 없다. 피검사자에게 의미하는 내용을 가르쳐서 굴절검사가 게임이 되도록 한다. 운무와 균형은 통합되었다.
평가: 검사자는 모든 피검사자에게 조절이 동일하게 작용되는 처방을 제공할 수는 없다. 특히 조절이 균등하지 않은 약시와 같은 경우 드물지만 가입도가 다르게 제공될 수 있다.

부록 2

Optec 360 검영기의 유지보수

시간이 지남에 따라 검영기의 거울은 물론 렌즈와 전구에 미세한 먼지가 쌓여서 뿌옇게 변할 것이다. 이러한 현상은 눈에 들어가는 투사된 빛의 양을 줄여서 망막 반사를 희미하게 만든다. 게다가 이러한 현상은 거울의 조리개를 가려서 관찰하는 망막 반사광을 더 희미하게 만든다. 그러므로 반사를 관찰하는 것이 점점 더 어려워진다.

그러므로 검영기를 주기적으로 청소하여 성능이 제대로 작동되도록 깨끗한 상태로 유지해야 한다. 직접 시도하기 바란다. 이 내용을 읽고 있다면 그만큼 관심을 갖고 있다. 잘 할 수 있다.

Copeland-Optec 360 Streak 검영기를 분해하고, 세척하고 다시 조립하는 방법을 살펴보겠다. 검영기 중에서 대표적인 유명한 모델을 선택했지만 다른 기기들도 원리는 비슷하다.

몇 가지 도구와 용품이 필요하다. 표준 팁이 있는 작은 안경용 드라이버, 중간 크기의 표준 드라이버 및 Philips 드라이버를 준비한다 (일부 검영기는 나사머리가 혼합되어 있으므로 적절하게 일치하는 드라이버를 사용한다). 또한 렌즈세척용 천 (카메라 렌즈용 종이타입이 아닌 플라스틱 안경렌즈용 수건), 알코올 솜 몇 개, 티슈 몇 장, 면봉 및 깨끗한 작업공간이 필요하다. 45분에서 한 시간 가량의 시간이 필요하다. 연습할수록 속도가 더 빨라질 것이다. 이제 시작하겠다.

분해 Disassembly

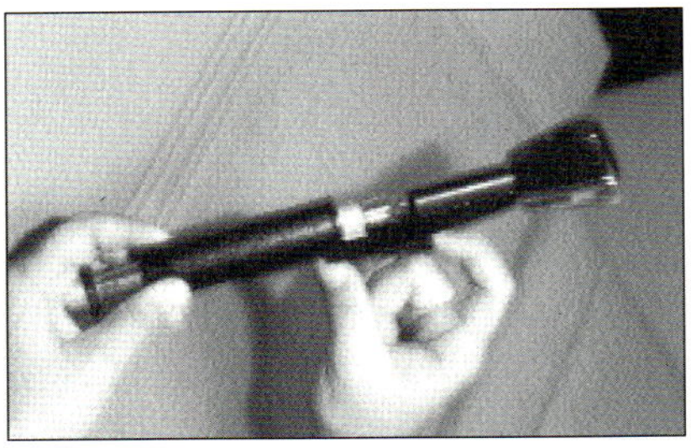

그림 A-1. 슬라이드 지지대를 조심스럽게 들어올린다.

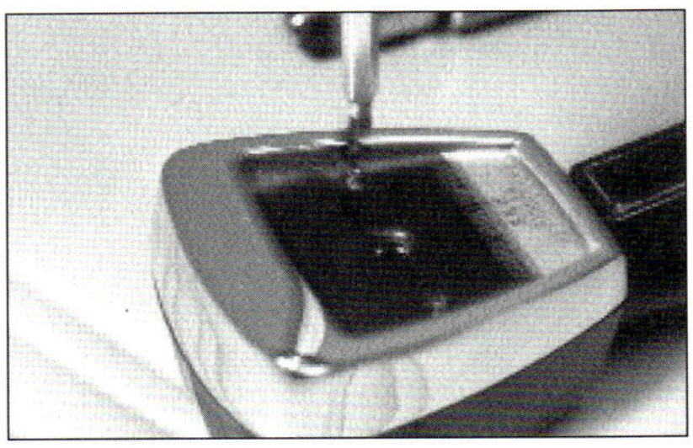

그림 A-2. 얼굴쪽 면의 나사를 제거한다.

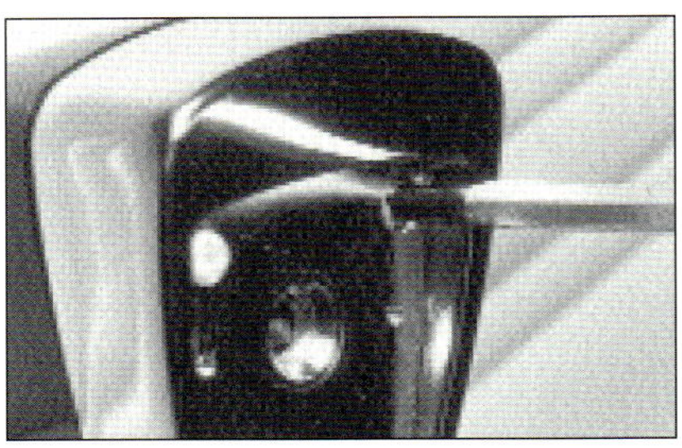

그림 A-3. 헤드부분의 나사를 제거한다.

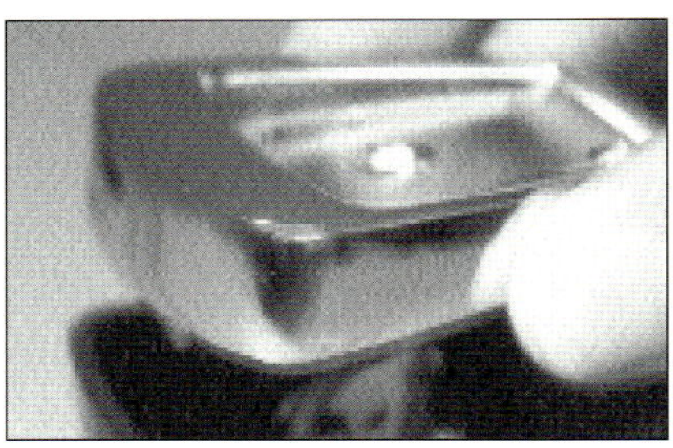

그림 A-4. 크롬 소재의 헤드 부분을 들어 올려서 분리한다.

1단계: 슬라이드 지지대를 조심스럽게 들어 올려서 배터리/조명 하우징 장치를 제거한다. 배터리/조명 하우징 부품을 손잡이의 아랫부분에서 밀어낸다 (그림 A-1)

2단계: 알루미늄 면판에 있는 두 개의 작은 나사를 제거한다. 잃어버리지 않도록 안전한 장소에 보관한다 (그림 A-2).

3단계: 헤드 부분에 있는 4개의 나사를 푼다. 나사가 끝까지 나오지 않을 수 있지만 모두 완전하게 풀렸는지 확인한다 (그림 A-3). 크롬 부분을 조심스럽게 들어 올려서 분리시킨다 (그림 A-4).

4단계: 배터리 튜브의 상단에 있는 평평한 스프링 텐셔너를 찾는다 (그림 A-5). 작은 드라이버를 이용하여 얼굴쪽 면으로부터 제거한다.

5단계: 배터리 튜브의 상단에 있는 렌즈를 잃어버리지 않도록 주의하면서, 헤드 유닛의 플라스틱 부분에서 배터리/라이트 튜브를 들어올린다 (그림 A-6). 배터리 튜브의 바닥을 조심스럽게 위로 향하게 하고 렌즈가 손에 떨어지도록 한다 (그림 A-7).

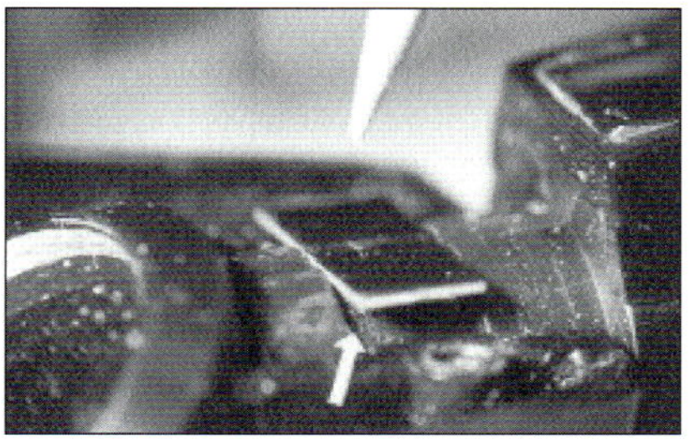

그림 A-5. 배터리/라이트 튜브의 상단에 있는 스프링 텐셔너.

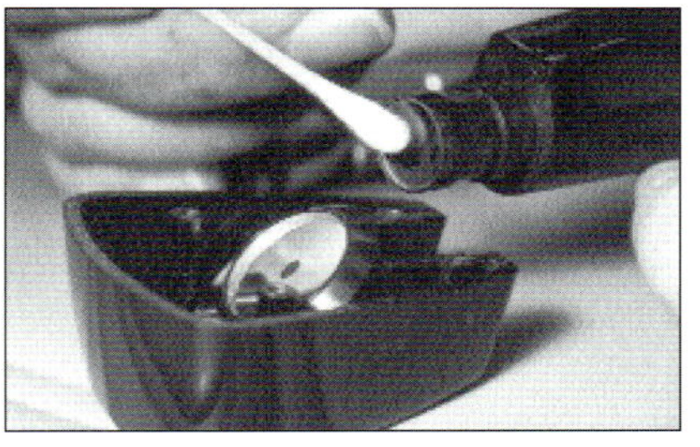

그림 A-6. 배터리/라이트 튜브의 상단에 있는 렌즈를 보호한다.

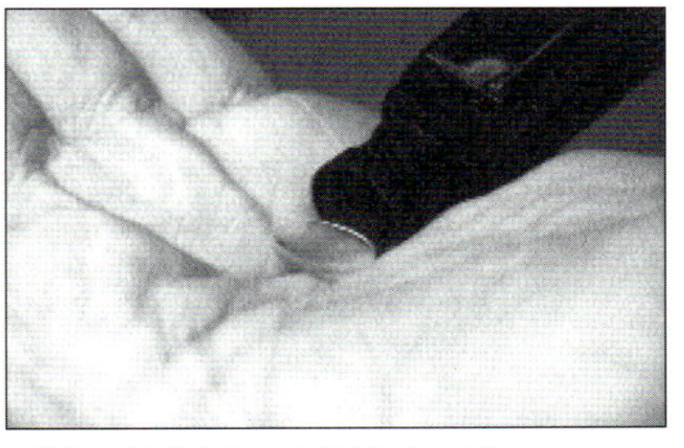

그림 A-7. 렌즈를 손으로 받는다.

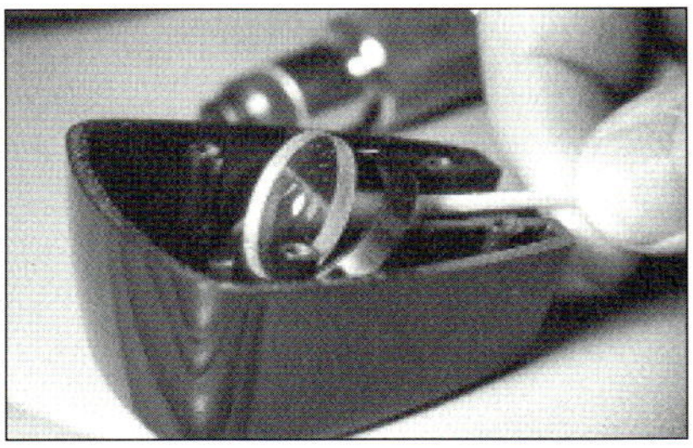

그림 A-8. 거울을 제거한다.

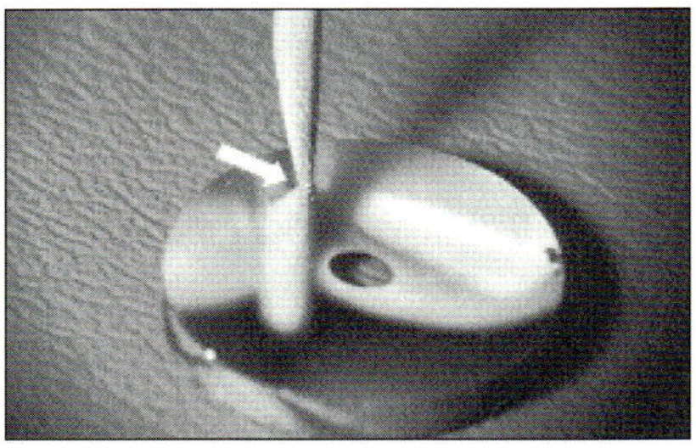

그림 A-9. 거울의 전면. 상이 접촉된 상태를 주목한다 (화살표).

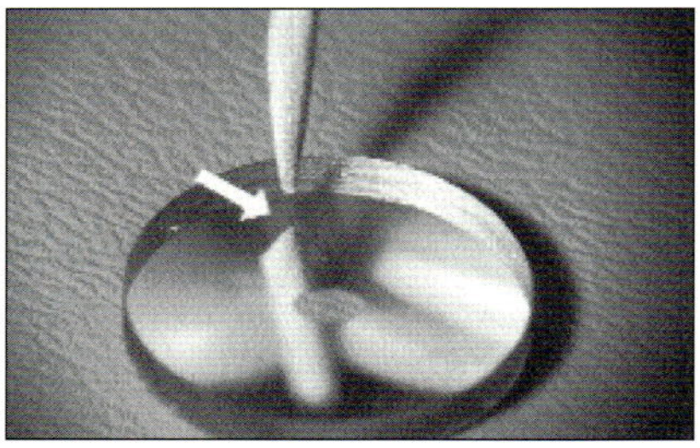

그림 A-10. 거울의 후면. 상이 접촉되지 않은 상태를 주목한다 (화살표).

6단계: 이제 가장 중요한 부분인 거울을 다룬다. 거울을 조심스럽게 들어 올려서 뺀다 (그림 A-8)! 거울은 전면과 후면에 거울면이 있다. 전면의 거울면이 아래로 향하거나 피검사자를 향한다 (그림 A-9). 거울의 후면은 검사자를 향한다. 차이점을 구분할 수 있는가? 뭉뚝한 물체를 거울에 놓는다. 반사된 상이 맞닿으면 전면이다 (피검사자를 향하는 면). 물체와 반사상 사이에 약간의 틈이 있다면 후면이다 (검사자와 마주보는 면)(그림 A-10). 마술과 같다!

7단계: 모든 부분을 청소한다. 알코올솜을 사용하여 헤드 부품의 절반 뒷부분 플라스틱과 크롬 소재의 부분, 배터리/라이트 튜브 및 면판을 깨끗하게 닦는다. 새로운 알코올솜을 사용하여 거울의 양쪽 면을 닦는다. 전면을 먼저 닦고 후면을 나중에 닦는다. 렌즈 천을 사용해서 표면을 부드럽게 닦아 건조시킨다. 배터리/라이트 튜브 렌즈를 동일한 알코올솜으로 닦을 수 있다. 크롬 배터리/라이트 하우징과 램프를 닦는다. 전구에 지문이 남지 않고 조명 램프가 제대로 장착되었는지 확인하고 하우징의 양쪽 끝이 나사로 잘 고정되었는지 확인한다.

이제 조립할 시간이다.

조립 Re-Assembly

1단계: 거울면 (전면)이 아래를 향하고 후면 (유리면)이 검사자를 향하도록, 거울을 헤드 유닛의 검은색 절반 부분에 놓는다. 지문이 남지 않도록 한다. 거울 중앙에 있는 타원형 "창"이 위아래로 똑바로 정렬되어 있는지 확인해야 한다 (그림 A-11). 그렇지 않은 경우 위치를 조정하기 위해 거울을 제거하지 말아야 한다. 대신 면봉을 잡고 거울의 가장자리 주위를 닦는다. 검사자를 향하는 거울의 후면이 유리면인지 확인한다. 면봉의 나무부분을 사용하여 타원형 창을 수직으로 정렬하기 위해 필요한 방향으로 전체 거울의 가장자리 주위를 회전시킨다.

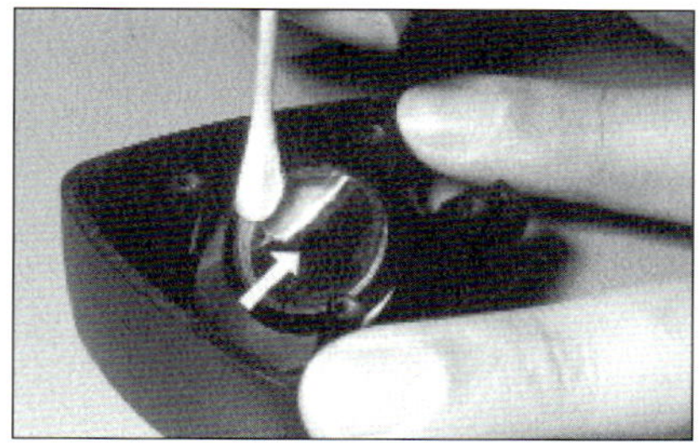

그림 A-11. 거울을 제자리에 놓는다. 전면을 "건드리지 않고" 타원형 창을 수직으로 놓는다 (화살표).

2단계: 작은 플라스틱 배터리/라이트 튜브 렌즈를 제자리에 놓는다. 튜브를 약 50° ~ 60° 위를 향하도록 하고 검은색 플라스틱 헤드 유닛에 다시 놓는다 (그림 A-12). 이 조립품을 작업대에 올려놓는다. 거울이 제자리에 있고, 배터리/라이트 튜브 안에 렌즈가 있으며, 두 부품을 함께 맞춰야 한다.

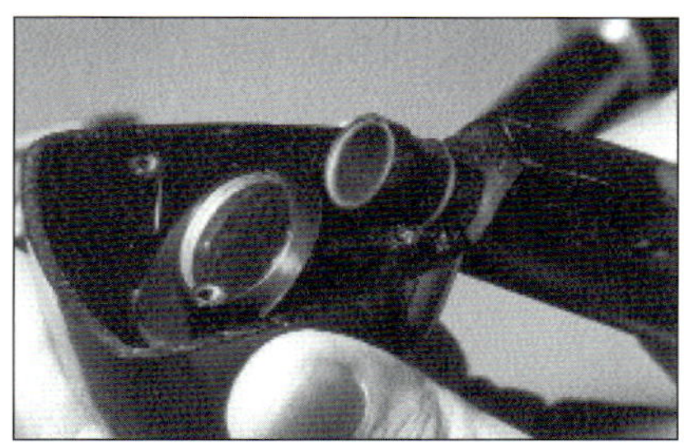

그림 A-12. 렌즈를 배터리/라이트 튜브에 놓고 튜브를 헤드에 놓는다.

3단계: 약간 평평한 금속 스프링 텐셔너를 찾는다. 나사 구멍 사이의 렌즈 바로 아래에 있는 배터리/라이트 튜브의 가운데에 놓는다 (그림 A-13).

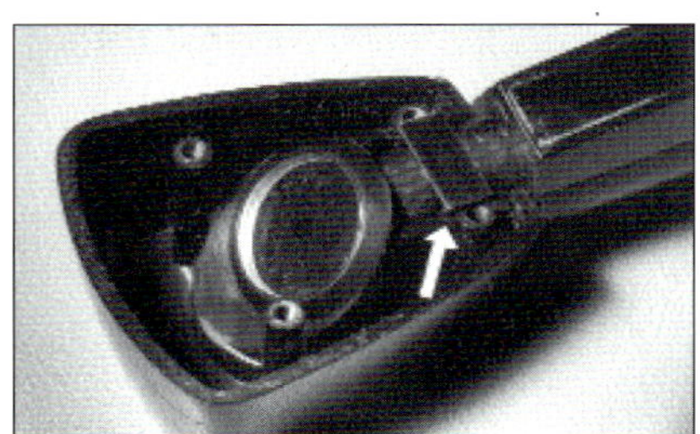

그림 A-13. 스프링 텐셔너를 나사구멍 사이의 중앙에 놓는다.

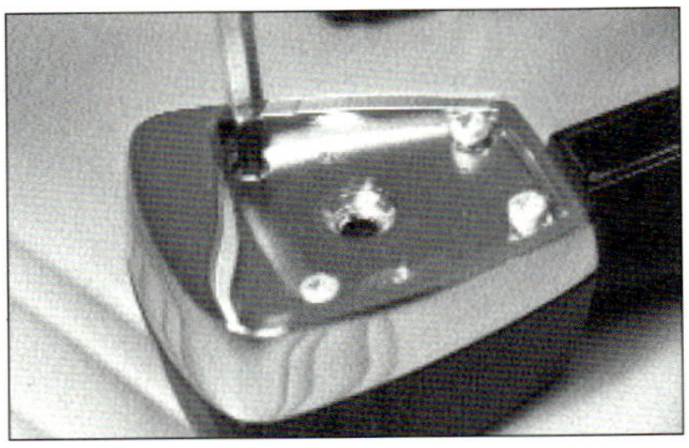

그림 A-14. 나사를 조이기 전에 모두 제자리에 있는지 확인한다.

4단계: 나사 없이 헤드 유닛의 크롬 부분 절반을 제자리에 부드럽게 놓는다. 제자리에 놓고, 4개의 나사를 모두 나사구멍에 끼운다. 나사를 즉시 조이지 않아야 한다. 먼저 나사가 제자리에 떨어질 때까지 각각 시계 반대방향으로 돌린다. 이 상태를 느낄 수 있다. 나사가 제자리에 들어가면 절반만 조인다. 4개의 나사를 모두 조이기 전에 절반 정도만 들어간 상태에서 조인다 (그림 A-14). 쉽게 벗겨지거나 부서질 수 있는 플라스틱에 나사를 조이고 있다는 것을 기억해야 한다. 나사를 단단하게 조여야 한다. 빈틈없이 너무 세게 조일 필요는 없다.

5단계: 면판을 2개의 작은 나사로 제자리에 놓는다. 제자리에서 단단하게 고정될 때까지 조인다.

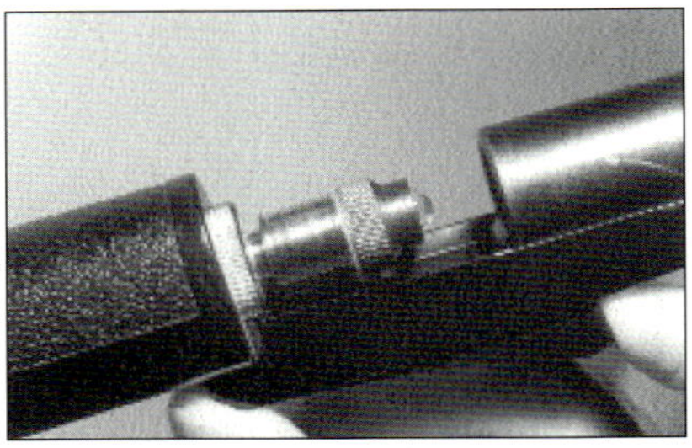

그림 A-15. 배터리 하우징을 전구와 함께 제자리에 놓는다.

6단계 : 배터리 하우징을 검영기의 제자리에 놓는다 (그림 A-15).

축하한다! 이제 정식으로 검영기의 유지관리 기술자가 되었다! 조금 더 연습하면 수월하게 작업할 수 있을 것이다. 검영기를 수리하기 위해 전문 기술자의 도움을 받을 필요가 없다. 더욱 신속하고 효율적으로 유지하고 관리할 수 있다.

모든 사진 제공: Andrew Yuen, BA, CRA.

THE RETINOSCOPY BOOK 검영법 실무

2024년 4월 10일 초판 발행

저 자 John M. Corboy
역 자 마기중(을지대학교 안경광학과)
구본엽(신성대학교 안경광학과)
류동규(신성대학교 안경광학과)
최윤정(을지대학교 안경광학과)
발행인 윤 진 영
발행처 도서출판 대학서림
주 소 03076 서울시 종로구 혜화로 2길 8
전 화 02) 763-1220, 744-2811
팩 스 02) 744-1210
등 록 1965. 1. 20
번 호 1-88
정 가 18,000원

ISBN 978-89-6940-327-8 93510

www.daihaks.com